よくわかる 高齢者歯科学

編集主幹
佐藤 裕二
植田 耕一郎
菊谷 武

編集委員
小笠原 正
小見山 道
髙井 良招
竹島 浩
戸原 玄
内藤 徹

永末書店

著者一覧

編集主幹

佐藤裕二	昭和大学歯学部 高齢者歯科学講座 教授
植田耕一郎	日本大学歯学部 摂食機能療法学講座 教授
菊谷 武	日本歯科大学 口腔リハビリテーション多摩クリニック 院長

編集委員 （五十音順）

小笠原 正	よこすな歯科 院長
小見山 道	日本大学松戸歯学部 クラウンブリッジ補綴学講座 教授
髙井良招	朝日大学 名誉教授
竹島 浩	明海大学歯学部 病態診断治療学講座 高齢者歯科学分野 教授
戸原 玄	東京医科歯科大学大学院 医歯学総合研究科 摂食嚥下リハビリテーション学分野 教授
内藤 徹	福岡歯科大学 総合歯科学講座 高齢者歯科学分野 教授

筆者 （五十音順）

阿部仁子	日本大学歯学部 摂食機能療法学講座 准教授
安部倉 仁	広島大学病院 口腔維持修復歯科 咬合・義歯診療科 講師
有川量崇	日本大学松戸歯学部 衛生学講座 教授
飯田 崇	日本大学松戸歯学部 クラウンブリッジ補綴学講座 准教授
池邉一典	大阪大学大学院 歯学研究科 顎口腔機能再建学講座 有床義歯補綴学・高齢者歯科学分野 教授
石田 瞭	東京歯科大学 口腔健康科学講座 摂食嚥下リハビリテーション研究室 教授
市川哲雄	徳島大学大学院 医歯薬学部研究部 口腔顎顔面補綴学分野 教授
糸田昌隆	大阪歯科大学 医療保健学部 口腔保健学科 教授
井上 誠	新潟大学大学院 医歯学総合研究科 摂食嚥下リハビリテーション学分野 教授
猪原 健	医療法人社団敬崇会 猪原歯科・リハビリテーション科
大岡貴史	明海大学歯学部 機能保存回復学講座 摂食嚥下リハビリテーション学分野 教授
岡田芳幸	広島大学大学院 医系科学研究科 障害者歯科学 教授
柏﨑晴彦	九州大学大学院 歯学研究院 口腔顎顔面病態学講座 高齢者歯科学・全身管理歯科学分野 教授
川上滋央	岡山大学学術研究院 医歯薬学域 口腔・顎・顔面機能再生制御学講座 咬合・有床義歯補綴学分野 客員研究員
北川 昇	昭和大学歯学部 高齢者歯科学講座 客員教授
呉本晃一	大阪歯科大学歯学部 欠損歯列補綴咬合学講座 非常勤講師
玄 景華	朝日大学歯学部 口腔病態医療学講座 障害者歯科学分野 教授

越野 寿	北海道医療大学歯学部 口腔機能修復・再建学系 咬合再建補綴学分野 教授
小林琢也	岩手医科大学歯学部 補綴・インプラント学講座 摂食嚥下・口腔リハビリテーション学分野 教授
小松知子	神奈川歯科大学歯学部 全身管理医歯学講座 障害者歯科学分野 准教授
小宮山彌太郎	ブローネマルク・オッセオインテグレイション・センター 院長
近藤尚知	岩手医科大学歯学部 補綴・インプラント学講座 補綴・インプラント学分野 教授
阪口英夫	医療法人永寿会 陵北病院 副院長
菅 武雄	鶴見大学歯学部 高齢者歯科学講座 講師
鈴木史彦	奥羽大学歯学部 口腔外科学講座 歯科麻酔学分野 准教授
角 保徳	国立長寿医療研究センター 歯科口腔先進医療開発センター センター長
竹内一夫	愛知学院大学歯学部 高齢者・在宅歯科医療学講座 准教授
龍田恒康	明海大学歯学部 病態診断治療学講座 口腔顎顔面外科学分野I 准教授
田中陽子	日本大学松戸歯学部 障害者歯科学講座 講師
田村暢章	明海大学歯学部 病態診断治療学講座 高齢者歯科学分野 講師
津賀一弘	広島大学大学院 医歯薬保健学研究科 先端歯科補綴学研究室 教授
豊下祥史	北海道医療大学歯学部 口腔機能修復・再建学系 咬合再建補綴学分野 准教授
中山渕利	日本大学歯学部 摂食機能療法学講座 准教授
西脇恵子	日本歯科大学附属病院 言語聴覚士室 室長
野本たかと	日本大学松戸歯学部 障害者歯科学講座 教授
服部正巳	愛知学院大学 名誉教授
花岡洋一	北海道医療大学歯学部 特別講師
平野浩彦	東京都健康長寿医療センター歯科口腔外科 部長
弘中祥司	昭和大学歯学部 スペシャルニーズ口腔医学講座 口腔衛生学部門 教授
牧野路子	福岡歯科大学 総合歯科学講座 訪問歯科センター 准教授
松田謙一	大阪大学大学院 歯学研究科 臨床准教授
水谷慎介	九州大学大学院 歯学研究院附属 OBT 研究センター 准教授
皆木省吾	岡山大学学術研究院 医歯薬学域 口腔・顎・顔面機能再生制御学講座 咬合・有床義歯補綴学分野 教授
水口俊介	東京医科歯科大学大学院 医歯学総合研究科 高齢者歯科学分野 教授
村田比呂司	長崎大学大学院 医歯薬学総合研究科 歯科補綴学分野 教授
山崎 裕	北海道大学大学院 歯学研究院 口腔健康科学分野 高齢者歯科学教室 教授
渡邉 恵	徳島大学病院 歯科そしゃく科 講師

iv

序

　1990 年代に高齢者歯科学を冠する講座が、東北大学、日本歯科大学、鶴見大学、東京医科歯科大学に作られ、高齢者歯科学に関する大学教育が本格化した。教科書としては、1981 年に渡辺郁馬先生による『老年歯科』が出版され、2000 年には Pederson と Loe による教科書の翻訳が『高齢者歯科学』として渡辺 誠先生の監修で出版された。2003 年には植松 宏先生、稲葉 繁先生、渡辺 誠先生を編集者とする『高齢者歯科ガイドブック』が出版され、長きにわたり教科書として広く使用されてきた。その後、2015 年に日本老年歯科医学会の協力で森戸光彦先生を主幹として『老年歯科医学』が出版され、多くの大学で教科書として採用され、専門医の教科書としても使用されている。

　2017 年 4 月に、歯科医師国家試験出題基準（平成 30 年度版）と歯学教育モデル・コア・カリキュラム（平成 28 年度改訂版）が発表され、高齢者歯科学の教育のさらなる充実が必要となってきた。教育現場からの「わかりやすく、コンパクトで、最新の情報を網羅した教科書」が必要であるという声に応えるために、現役の高齢者歯科学教育担当者を中心として、自分達が講義しやすい教科書を目指して編纂した。

　以下のような特徴をもつ。
・フルカラーによる、図表・写真を多く使った、一目でポイントがわかる内容。
・重要語句、重要英単語、試験頻出個所などを太字で記載し、要点がわかりやすい。
・学生が興味をもてる最新の情報をコラムとして掲載。
・各種試験を想定したオリジナル問題を「臨床例題」として掲載。
・高齢者に特有な疾患に絞った解説。
・高齢者分野に重要な「発音」や「栄養」の項目を充実。
・フレイル・オーラルフレイル、口腔機能低下、オーラルディアドコキネシスなどの、新しい概念や検査についても解説。

　本書が学部学生の教育だけではなく、高齢者歯科学をまとまった形で学んでこなかった方々や、最新の情報を知りたい方々にとっても、増えつつある高齢者への対応や訪問歯科診療の現場でも役立つことを願っている。

　最後に、本書の完成にご尽力頂いた永末書店編集部の関係諸氏に深く感謝の意を表す。

2018 年 1 月
編集者 一同

目次

総論 Ⅰ章
高齢者歯科医学概論 2

1 高齢者歯科（医）学の範疇 2

1）高齢者歯科医学（老年歯科医学） 2
（1）老年学　2　（2）老年医学　2

2 口腔保健とヘルスプロモーション 2

1）口腔保健とヘルスプロモーション 2
2）健康日本 21 3
3）全身と口腔の健康 4

3 高齢者の特性 5

1）高齢者の特徴 5
2）老年症候群・フレイル 5
（1）老年症候群　5　（2）フレイル　6
3）高齢者の薬物動態 8

4 高齢者の心理学 10

1）精神機能 10
（1）心　10　（2）知能　10　（3）認知　11　（4）性格　11
2）個性と適応 11
3）中途障害の心理 11
4）死の受容 13

5 高齢者の行動科学 14

1）行動科学の特性と阻害要因 14
（1）行動科学とは　14　（2）行動科学の特性（高齢者の心理学・社会学的側面の特性）　14
（3）行動科学の阻害要因（高齢者に特有な心理の要因）　14
2）コミュニケーション形成とその阻害要因 14
（1）コミュニケーション形成　14　（2）コミュニケーション形成の阻害要因　15
3）社会参加とコミュニティ・オーガニゼーション 15
（1）社会参加　15
4）受療パターン 16
（1）厚生労働省　2014（平成 26）年 患者調査から　16　（2）高齢化による受療パターン（在宅医療）への影響　17

6 高齢者の疫学 18

1）高齢者の全身疾患 18
（1）高齢者で増加する疾患　18　（2）高齢者に特有の疾患　18
2）死因と寝たきり状態 18
（1）高齢者の死亡原因　19　（2）寝たきり状態の原因　19
3）老年病 20

7 高齢者の医療倫理 　21

1）患者の権利 　21
（1）患者の権利に関するリスボン宣言　21　（2）患者の権利の尊重　21

2）医師の職業倫理 　21
3）医学研究の倫理 　21
（1）医学研究とは　21　（2）研究倫理　21

4）個人情報の保護 　22
（1）個人情報とは　22　（2）個人情報保護法（改正 2017 年 5 月施行）　22　（3）医療機関での個人情報保護　22

5）緩和ケア 　22
6）終末期ケアの関連用語 　23
（1）「終末期」という概念や言葉　23　（2）ターミナルケア　23　（3）人生の最終段階における医療　23
（4）終末期医療・ケアと DNR（do not resuscitate）　23　（5）看取り　23　（6）尊厳死と安楽死　23

7）リビングウィルとアドバンスディレクティブ 　24
（1）リビングウィル　24　（2）終末期医療・ケアについてのリビングウィル　24
（3）アドバンスディレクティブ　24

8）高齢者虐待の徴候と対応 　25
コラム　高齢者の虐待 　26

8 人口統計 　27

1）高齢化率（老年人口率） 　27
2）人口構造 　28
3）老年人口 　29
4）老年化指数 　29
5）健康寿命と平均寿命 　30
（1）健康寿命　30　（2）平均寿命　30　（3）平均余命　30

コラム　高齢者の定義の変更 　31

9 高齢者の医療経済 　32

1）国民医療費 　32
2）歯科医療費 　33

総論 II 章
社会保障と医療・保健・福祉 　34

1 医療・保健・福祉に関する法制度 　34
（1）老人福祉法の基本的理念　34　（2）高齢者福祉サービス　34　（3）高齢者に対する保健医療　34

2 老人福祉法 　35
1）老人福祉制度における「福祉の措置」 　35

3 介護保険法 　35
1）介護保険制度の仕組み 　35
（1）介護認定　35　（2）介護給付と予防給付　37　（3）非該当（地域支援事業の介護予防事業）　38
2）介護給付 　38

（1）在宅サービス　38　（2）施設サービス　39　（3）地域密着サービス　40

3）予防給付 40

（1）在宅サービス　40　（2）地域密着型サービス　40

4）介護予防・日常生活支援総合事業 42

（1）二次予防事業対象者・要支援認定者に対する「介護予防・生活支援サービス事業」　42

（2）一般高齢者に対する「一般介護予防事業」　42

4　高齢者医療　43

1）高齢者の区分 43
2）高齢者医療確保法 43

5　関連法　44

1）健康増進法 44
2）歯科口腔保健法 44
3）食育基本法 44
4）その他 44

6　医療・保健・福祉職種　45

1）連携の形態 45
2）医療の職種 45

（1）歯科医師　45　（2）歯科衛生士　45　（3）歯科技工士　45　（4）医師　45　（5）薬剤師　45

（6）看護師　45　（7）診療放射線技師　45　（8）臨床検査技師　45　（9）理学療法士　45　（10）作業療法士　45

（11）言語聴覚士　46　（12）管理栄養士　46　（13）その他の医療職　46

3）介護・福祉職種 46

（1）社会福祉士　46　（2）介護福祉士　46　（3）精神保健福祉士　46　（4）訪問介護員（ホームヘルパー）　46

（5）介護支援専門員（ケアマネジャー）　46　（6）その他　46

`コラム`　高齢者福祉・医療政策、保健事業の歴史 47

総論**III**章
加齢と老化　50

1　生物学的加齢変化　50

1）加齢と老化 50
2）老化の仮説 50

（1）フリーラジカル説（酸化ストレス説）　50　（2）プログラム説　51　（3）突然変異説　51

（4）エラー破綻説　51　（5）タンパク架橋説・異常タンパク質蓄積説　51　（6）細胞分化異常化説　51

（7）ミトコンドリア異常化説　52

3）分子レベル、細胞レベルでの老化 52

（1）老化遺伝子　52　（2）酸化ストレス　53　（3）テロメア　53

4）組織レベル、器官レベル、個体レベルでの老化 53

2　全身的加齢変化　54

1）脳・神経系 54
2）筋肉系 54
3）骨格系 55
4）循環器系 55

（1）心臓　55　（2）血管　55　（3）血圧　55　（4）刺激伝道系　55

5）呼吸器系 55
6）腎臓・泌尿器系 55
（1）腎臓の加齢変化　55　（2）膀胱・尿道・前立腺の加齢変化　56

7）消化器系 56
8）内分泌・代謝系 56
9）生殖器系 57
10）免疫系 57

3　知的機能の加齢変化 　　58

1）知的機能 58
（1）記憶　58　（2）見当識　58　（3）遂行機能　59　（4）失語　59　（5）失行　59　（6）失認　59

2）心理的因子 59
（1）うつ病　59　（2）高齢者に多くみられる精神症状　59

　コラム　幸せな食事と咀嚼の深い関係 60
　　　　　咀嚼と脳 61

総論**IV**章
口腔に関連した加齢と老化 　　62

1　歯 　　62

1）エナメル質 62
2）象牙質 62
（1）第二象牙質の形成：歯根完成後の生理的加齢変化　62　（2）第三象牙質（修復象牙質、補綴象牙質）：病的加齢
変化　63　（3）象牙質の硬化（象牙細管の閉塞）：透明象牙質（硬化象牙質）　63

3）歯髄 63

2　歯周組織 　　63

1）歯肉 63
2）セメント質 63
3）歯根膜 64
4）歯槽骨 64

　コラム　歯列の変化 64

3　口腔粘膜 　　65

1）概要と働き 65
2）加齢変化 65
（1）上皮組織　65　（2）粘膜固有層・粘膜下組織　65

4　唾液腺 　　66

1）唾液腺 66
（1）形態学的加齢変化　66　（2）機能的変化　66

2）唾液 67
（1）唾液の種類と役割　67　（2）唾液の分泌量　67　（3）唾液の口腔内貯留　68

5　顎骨・筋と顎関節 　　68

1）顎骨 68

ix

2）筋肉系		68
3）顎関節		68

6 舌   69

（1）加齢による変化　69

7 咽頭・喉頭   70

（1）加齢による変化　70

8 感覚   71

1）体性感覚   71

2）特殊感覚（含む味覚）   71

（1）視覚　71 （2）聴覚　71 （3）嗅覚　72 （4）味覚　72 （5）前庭感覚（平衡感覚）　72

9 機能   72

1）摂食嚥下機能   72

2）咀嚼機能   73

（1）咀嚼機能の評価　73 （2）咀嚼機能の低下　73

3）発語機能（構音機能）   74

コラム 高齢者と咀嚼   75

「オーラルフレイル」と「口腔機能低下症」   76

各論 **I** 章
高齢患者の臨床評価と診療方針の決定   78

1 高齢患者に対する歯科診療の進め方   78

1）診療の流れ   78

（1）高齢者の臨床的な特徴　78 （2）基本的な診療の流れ　78

2）医療面接   79

3）POS（SOAP 等も含む）   79

2 医療情報の収集   80

1）照会状   80

（1）全身疾患　80 （2）服用薬剤　80 （3）血液検査　80 （4）その他　80

2）日常生活動作（ADL）   81

（1）バーセル指数　81 （2）機能的自立度評価表　81 （3）カッツ指数　81

3）手段的日常生活動作（IADL）   82

（1）IADL Scale　82 （2）老研式活動能力指標　82

4）生活自立度   82

（1）障害高齢者の日常生活自立度（寝たきり度）　82 （2）認知症高齢者の日常生活自立度　82
（3）BDR 指標　82

5）QOL   82

（1）包括的尺度　83 （2）口腔関連 QOL　83

3 全身の評価   83

1）全身状態   83

2）栄養評価 83

（1）低栄養指標　83　（2）主観的包括的アセスメント　84　（3）MNA-SF®　84

3）認知機能 85

（1）改訂長谷川式簡易知能評価スケール　85　（2）ミニメンタルステート検査　85　（3）MoCA　85　（4）臨床的
認知症尺度　85　（5）FAST 分類　86

4）服用薬剤 87

（1）多剤併用（服用）　87

4　口腔機能の評価 　　　　　　　　　　　　　　　　　　　　　　　　　　　　　　87

1）摂食・咀嚼・嚥下・舌運動 87

（1）咀嚼　87　（2）舌運動　89

2）発音・構音 89

（1）発音・構音の評価法　89

3）審美 89

（1）加齢による変化　89　（2）歯の喪失による変化　90

4）味覚 90

（1）味覚障害の症状　90　（2）味覚の評価法　90

5　医療情報の分析と問題点抽出 　　　　　　　　　　　　　　　　　　　　　　　91

1）プロブレムリスト 91
2）歯科的問題点 91
3）全身的条件 91
4）その他の諸条件 92

6　診療計画の立案 　　　　　　　　　　　　　　　　　　　　　　　　　　　　　　92

1）診療方針 92
2）インフォームドコンセント 92
3）診療計画の決定 92
4）多職種連携 92

`臨床例題` 94

各論 II 章
高齢者歯科の臨床 　　　　　　　　　　　　　　　　　　　　　　　　　　　　　96

1　歯および歯周組織の疾患 　　　　　　　　　　　　　　　　　　　　　　　　　96

1）齲蝕 96

（1）高齢者の齲蝕の特徴　96　（2）根面齲蝕の臨床的分類　96　（3）修復処置　96

2）摩耗・咬耗と破折 97

（1）Tooth wear の区分とその治療　97　（2）歯の破折　97

3）歯髄・根尖性疾患 97
4）歯周病 98

2　歯の欠損への対応 　　　　　　　　　　　　　　　　　　　　　　　　　　　　98

1）義歯補綴 98

（1）治療計画　98　（2）義歯の設計　99　（3）管理　100

2）クラウンブリッジ 100

　（1）治療計画　100　（2）管理　100

3）インプラント・その他 101

　（1）治療計画　101　（2）管理　101

　コラム　義歯安定剤 102
　　　　　義歯洗浄剤 103
　　　　　歯科衛生士による義歯洗浄・指導の手順 104

3　軟組織に関連する疾患　105

1）炎症 105
2）腫瘍および腫瘍類似疾患 105
3）口腔粘膜疾患 106

　（1）口唇ヘルペス（口唇疱疹）　106　（2）帯状疱疹　106　（3）薬剤性口内炎　106　（4）慢性再発性アフタ　106
　（5）口腔扁平苔癬　107　（6）白板症　107　（7）口腔カンジダ症　108　（8）舌の病変　108
　（9）口角びらん症　109

4　硬組織に関連する疾患　109

1）骨折 109
2）顎関節脱臼 110
3）再吸収阻害剤関連顎骨壊死 110

5　神経疾患　111

1）三叉神経痛・舌因神経痛 111

　（1）三叉神経痛　111　（2）舌咽神経痛　112

2）舌痛症 112
3）非歯原性歯痛 112
4）顔面神経麻痺 113

　（1）末梢性顔面神経麻痺　113　（2）中枢性顔面神経麻痺　113　（3）Ramsay Hunt 症候群（Hunt 症候群）　113

5）オーラル（口腔）ジスキネジア 113

6　唾液腺等の疾患　113

1）唾液腺疾患 113
2）口腔乾燥症（ドライマウス） 114
3）味覚障害 114
4）口臭 115

7　周術期の歯科処置　115

1）周術期口腔機能管理 115
2）周術期専門的口腔衛生処置 117
3）歯科治療（歯周治療も含む）と管理 117

　コラム　口腔咽頭吸引 118

8　薬剤　119

1）薬物投与の作用・副作用 119

　（1）臓器予備能の低下　119　（2）多剤併用　119　（3）服薬アドヒアランスの低下　119

2）高齢者慢性疾患に投与される薬物 119

　（1）全身疾患に対する薬物　119　（2）口腔疾患に対する薬物　119

9 リハビリテーション　121

1）発音・構音　121
2）その他　121

10 歯科疾患予防とメインテナンス　121

コラム 高齢者への漢方のメリット　122
抗血栓療法患者の抜歯に関するガイドライン　123

臨床例題　124

各論 III章
（歯科治療上）高齢者に多い全身疾患と歯科治療時の管理　128

1 全身疾患　128

1）脳血管疾患（脳血管障害）　128
（1）無症候性脳血管障害　128　（2）局所性脳機能障害　129　（3）（脳）血管性認知症　131
（4）高血圧性脳症　131　（5）脳血管疾患の治療　131　（6）脳血管疾患の後遺症　131

2）認知症　133
（1）代表的な認知機能評価検査　133　（2）認知症の症状　133　（3）認知症の分類　134

3）神経・筋疾患　137
（1）分類　137　（2）Parkinson 病　137

4）関節疾患　139
（1）慢性関節リウマチ　139

5）転倒、骨折　140
6）廃用症候群　140
（1）主な症状　141　（2）関連する病態概念　141

7）誤嚥性肺炎　141
（1）肺炎の分類　142　（2）誤嚥 の分類　142　（3）口腔ケア・口腔衛生管理に先立って　142
（4）体位のいろいろ　143

8）その他の疾患　144
（1）高齢者に多い神経疾患（心因性疾患も含む）　144　（2）口腔乾燥症　144　（3）老年期うつ病　144

2 歯科医療の質と安全の確保　146

1）医療安全　146
（1）医療危機管理（リスクマネージメント）　146

2）感染予防（院内感染対策）　146
（1）標準予防策　146　（2）感染予防対策　146　（3）感染性廃棄物　147　（4）表示　147

3 歯科医療における安全管理　148

1）高齢者における全身的偶発症の予防　148
2）バイタルサイン　148
3）モニタリング（モニター管理）　148
4）全身的偶発症とリスクマネージメント　151

4 介護技術　152

xiii

1）移乗・車いす操作 152

（1）車いすの種類　153　（2）基本操作　153　（3）車いすの設置　154　（4）移乗　154
（5）ボディメカニクスについて　155

2）治療時の介護 155

コラム　認知症の人への歯科的対応 157

臨床例題 158

各論IV章
訪問診療・緩和ケア　160

1　訪問歯科診療とは　160

1）訪問診療の意義 160
2）訪問診療の対象者 160
3）訪問診療の診療範囲 160
4）診療の場を変える要件 161

2　訪問診療を取り巻く社会的環境、資源　162

1）ライフステージに応じた口腔管理の必要性 162
2）地域包括ケアシステムにおける訪問歯科診療 162
3）医療・介護の社会資源と訪問歯科診療 162

3　診診連携、病診連携と訪問歯科診療　163

4　訪問歯科診療器材　163

（1）歯科用ポータブルエンジン　163　（2）ポータブルユニット　163　（3）ポータブルエックス線撮影装置　164
（4）吸引器　164　（5）ライト　164　（6）器具　164

5　療養指導としての訪問指導　164

コラム　口腔外ケア 166

6　緩和ケア　167

1）歯科診療 167

（1）最終段階における口腔の変化　167

2）口腔健康管理 169

（1）人生の最終段階における口腔管理の目標　169

7　口腔健康管理　169

8　口腔の健康と関連する疾患　170

1）口腔衛生管理 171
2）口腔ケアマネジメント 171
3）口腔健康管理 172
4）高齢者における口腔健康管理の考え方 173

（1）ステージ1　フレイル期　173　（2）ステージ2　維持期、生活期　174　（3）ステージ3　緩和期　174

コラム　高齢者にみられる運動障害性咀嚼障害 175

インプラント適用患者への訪問看護 176

xiv

訪問歯科診療におけるインプラントの問題　　　　177

臨床例題　　　178

各論 V 章
摂食嚥下リハビリテーション　　　180

1　総論　　　180

1）摂食嚥下障害とは　　　180
2）社会的背景（胃瘻問題など）　　　180
3）摂食嚥下機能の発達と加齢　　　181
4）成人の摂食嚥下リハビリテーション　　　182

2　摂食嚥下と関連する解剖・生理　　　183

1）構造と機能　　　183
（1）脳・神経　183　（2）口腔、鼻腔、咽頭、喉頭、食道　183

2）摂食嚥下のメカニズム　　　186
（1）摂食嚥下の5期モデル　186　（2）摂食嚥下のプロセスモデル　186　（3）嚥下のメカニズム、中枢機構　187
（4）嚥下・呼吸の協調機構　187

3　摂食嚥下障害の原因と病態　　　188

1）摂食嚥下に関する諸因子　　　188
（1）唾液・栄養・呼吸・姿勢・発音・構音　188

2）摂食嚥下障害の原因　　　189
（1）機能的疾患　189　（2）器質的疾患　189　（3）心理的疾患　189　（4）薬剤の副作用　189

3）摂食嚥下障害の病態　　　190
（1）先行期（認知期）障害　190　（2）準備期（咀嚼期）障害　190　（3）口腔期（嚥下第一期）障害　190
（4）咽頭期（嚥下第二期）障害　190　（5）食道期（嚥下第三期）障害　190

4　摂食嚥下障害の評価、診断　　　191

1）スクリーニング検査　　　191
（1）質問票　191　（2）反復唾液嚥下テスト、改訂水飲みテスト、フードテスト、咳テスト、頸部聴診法　191
（3）その他の評価法　192

2）舌圧検査　　　192
3）嚥下内視鏡検査（VE）　　　192
（1）概要、必要物品　192　（2）検査法、合併症とその対策　192　（3）正常所見と異常所見　193

4）嚥下造影検査（VF）　　　193
（1）概要、必要物品　193　（2）検査法、合併症とその対策　194　（3）正常所見と異常所見　194

5　摂食嚥下障害への対応　　　195

1）口腔健康管理　　　195
（1）口腔衛生管理　195　（2）口腔機能管理　195　（3）口腔ケア　195

2）摂食嚥下障害に対するアプローチ　　　195
（1）治療的アプローチ　195　（2）代償的アプローチ　198　（3）環境改善的アプローチ　201
（4）心理的アプローチ　201　（5）摂食嚥下障害患者の栄養管理　201

3）リスク管理　　　202

xv

（1）誤嚥　202　（2）窒息　202　（3）嘔吐　202

6　高齢者の栄養管理　203

1）高齢者の食生活・栄養確保と健康状態　203

2）咀嚼機能と栄養　203

3）高齢者への食事指導　204

4）摂食機能と食形態　204

コラム　歯科が行う栄養管理　207

臨床例題　208

各論VI章
構音機能のリハビリテーション　212

1　総論　212

1）構音とは　212

2）日本語の構音　212

（1）母音　212　（2）子音　212　（3）話し言葉の超分節的要素（プロソディ）　213

2　構音機能と関連する解剖・生理　213

（1）呼気の産出の解剖と生理　213　（2）声帯の解剖と生理　213　（3）構音器官の解剖と生理　214

3　構音障害の原因と病態　214

1）構音障害の原因　214

2）構音障害の症状　215

（1）音の誤り　215　（2）声の障害　215　（3）プロソディの障害　215

3）原因と病態との関連　215

（1）運動障害性構音障害　215　（2）器質性構音障害　215

4　構音障害の評価、診断　215

1）構音障害の評価　215

（1）発声発語官の形態・運動・感覚の検査　215　（2）発話機能の検査　216　（3）呼吸機能の検査　218
（4）鼻咽腔閉鎖機能の検査　218

2）他の障害との鑑別診断　218

5　構音障害への対応　219

1）障害の整理　219

2）予後の予測と達成目標の設定　219

3）運動機能訓練　219

4）感覚機能訓練　220

5）発話機能の訓練　220

（1）構音訓練　220　（2）話し方の訓練　220　（3）代償法の開発　220

6）心理的支持　220

7）環境設定　220

コラム　人工舌　221

臨床例題　222

平成 30 年版 歯科医師国家試験出題基準との対応

平成 30 年版歯科医師国家試験出題基準　- 高齢者関連 -

■必修の基本的事項

大項目	中項目	小項目		備考	対応ページ
2　社会と歯科医療 　　約 11％	ア　患者・障害者のもつ心理 　　社会的問題と背景	a	疾病・障害の概念・構造 （社会的関わり）		11-12
		b	QOL<quality of life>		82
		c	リハビリテーションの理念		121
		e	患者・障害者の心理と態度		10-13
		f	国際生活機能分類<ICF>、国際障害分類<ICIDH>		195,198, 201,219
		g	疾病構造、健康格差		44
	イ　保健・医療・福祉・介護 　　の制度と医療経済	a	歯科医師法、歯科衛生士法、歯科技工士法		45
		c	介護保険法等に関する法律		35
		e	保健・医療・福祉・介護の制度と職種		45
		f	地域包括ケアシステム		162
		g	地域歯科保健活動での職種の連携		45,92
		h	国民医療費、社会保障費		32-33
3　チーム医療 　　約 3％	ア　チーム医療の意義	a	多職種連携		45,92
		b	医科歯科連携		45,92
		c	病診連携		45,92,163
		d	医療チームの構成員と役割		45,92
	イ　チーム医療における歯科 　　の役割	a	かかりつけ歯科医		93,161
		b	在宅医療（訪問歯科診療を含む）		160-162
		c	情報提供		93
		d	セカンドオピニオン		21
4　予防と健康管理・増進 　　約 5％	ア　健康増進と疾病予防	a	概念		44
		c	ヘルスプロモーション		2
		d	健康日本 21（第二次）		3
		e	メタボリックシンドローム		130-131
	イ　地域保健にかかる法規と 　　制度	e	成人・高齢者保健		34
	エ　口腔健康管理	a	口腔衛生管理のための口腔ケア		166-172
		b	口腔機能維持向上のための口腔ケア		166-172
		c	病期に応じた口腔ケア		173-174
6　人体の発生・成長・発達・ 　　加齢 　　約 5％	エ　加齢、老化	a	細胞・組織・臓器の加齢現象（歯および口腔を含む）		62-70
		b	高齢者の生理的特徴		71-76
		c	高齢者の心理的特徴		10-13
10　検査・臨床判断の基本 　　　約 11％	オ　口腔・顎顔面の検査	e	唾液腺の検査		113-114
		f	口腔機能の検査		87-89

xvii

大項目		中項目		小項目		備考	対応ページ
12	治療の基礎・基本手技 約13%	イ	乳幼児・高齢者・妊産婦・障害者・要介護者の治療	a	治療環境		163
				b	患者の体位		197
				c	コミュニケーション		14-17
				d	チーム医療		45
		コ	薬物療法	a	薬理作用（薬力学、主作用および副作用を含む）		8-9
				b	薬物動態		8-9
				c	薬物投与（連用および併用を含む）		87,119-120
		サ	栄養療法	a	経口栄養、経静脈栄養、経管栄養（経腸栄養、胃瘻<PEG>）		203-207
		シ	口腔機能のリハビリテーション	a	機能の回復（咀嚼機能、摂食嚥下機能、構音機能）		121
				b	口腔機能管理		169
				c	コミュニケーションと社会参加		14-15
		ス	患者管理の基本	b	全身管理に留意すべき疾患・対象（皮膚・粘膜疾患、呼吸器疾患、循環器疾患、消化器疾患、血液・造血器・リンパ系疾患、泌尿器・生殖器疾患、精神疾患、神経疾患、内分泌疾患、免疫・アレルギー性疾患、感染症、小児疾患など）		128-145
				c	日常生活動作<ADL>の評価		81

■歯科医学総論

総論I 保健・医療と健康増進〔約21%〕

大項目		中項目		小項目		備考	対応ページ
1	健康の保持・増進と社会保障の仕組み	ウ	保健・医療・福祉・介護の法規と制度	g	福祉施設、介護施設		37-43
				i	医療関係職種		45
				j	福祉・介護の制度と職種		46
				k	医療連携、チーム医療		45,92,163
				l	保健・医療・福祉・介護の制度と連携		34-42
		エ	地域保健、地域医療	j	在宅医療	訪問歯科診療を含む	160-177
		オ	地域包括ケアシステム	a	医療と介護の連携		162
				b	介護予防、生活支援		42-43
				c	地域包括支援センター		36,42
2	ライフステージ別にみた保健・福祉の制度	オ	高齢者保健、高齢者歯科保健	a	現状、動向		47
				b	高齢者の特性		5-7
				c	QOL<quality of life>、日常生活動作<ADL>		81-82
				d	高齢者歯科保健、高齢者の口腔管理		43-44
				e	日常生活支援事業、介護予防		42
4	社会保障と医療経済	ア	社会保障と医療経済	a	社会保障制度		34-35
				b	医療保険、介護保険		35-44
				c	医療経済と国民医療費		32-33
8	国民栄養と食生活・食育指導	ア	国民栄養と食品保健	a	国民栄養の現状		203-207
				b	食事摂取基準		

総論II 正常構造と機能、発生、成長、発達、加齢〔約17%〕

大項目		中項目		小項目		備考	対応ページ
8	人体の成長・発達・加齢	エ	加齢・老化による口腔・顎顔面の変化	a	器質的変化		50-57
				b	機能的変化		5-7,58-61

総論Ⅲ 病因、病態〔約9%〕

大 項 目	中 項 目	小 項 目	備 考	対応ページ
2 口腔・顎顔面領域の疾患の病因・病態	イ 歯の喪失に伴う変化・障害	a 口腔の変化		62-67,69-70
		b 顎骨の変化		68
		c 顔貌の変化		89-90
		d 顎関節の変化		68
		e 全身への影響		75-76

総論Ⅳ 主要症候〔約4%〕

大 項 目	中 項 目	小 項 目	備 考	対応ページ
1 全身の症候	キ 心理、精神機能		認知症、睡眠障害	133-136
2 口腔・顎顔面の症候	ケ 口腔機能障害		開口・閉口障害、咀嚼障害、摂食嚥下障害、発声・構音・発語障害、味覚障害、感覚障害、口腔乾燥	71-75,87-90

総論Ⅴ 診察〔約7%〕

大 項 目	中 項 目	小 項 目	備 考	対応ページ
1 診察総論	カ 評価の基本	a バイタルサイン		148
		b 意識レベル	Japan coma scale を含む	150-151
		c 重症度と緊急度		151
5 高齢者への対応	ア 診察	a 診察時の注意		83-87
		b 既往歴・合併症の評価		
	イ 機能評価	a 日常生活動作 <ADL>	フレイルを含む	80-82,87-90
		b 手段的日常生活動作 <IADL>		
		c 認知機能		
		d 運動機能		
		e 摂食嚥下障害		
		f 要介護度		
	ウ 栄養評価	a 栄養アセスメント		83-84
		b 栄養支援チーム <NST>		
6 全身疾患を有する者への対応	ア 留意すべき疾患	a 呼吸器疾患	肺炎、慢性閉塞性肺疾患 <COPD>、喘息など	141-143,156
		b 循環器疾患	高血圧症、心疾患、脳血管疾患など	128-132
		f 精神・行動の障害	認知症、統合失調症など	133-136
		g 神経・運動器疾患	Alzheimer 型認知症、関節リウマチ、筋萎縮性側索硬化症など	137-138
	イ 身体的特徴			5
	ウ 心理社会的特徴			10-16
	エ 医療情報の収集			80-82
	オ 診察			83-86
	カ 医療連携、チーム医療			92

総論Ⅵ 検査〔約13%〕

大 項 目	中 項 目	小 項 目	備 考	対応ページ
1 口腔検査、顎口腔機能検査	イ 顎口腔機能検査	a 下顎運動検査		87
		b 顎関節・筋機能検査	筋電図検査を含む	
		c 咀嚼機能検査		87-89
		d 唾液・唾液腺検査		113-114
		e 嚥下機能検査		191-194
		f 発声・構音・発語検査		215-217
		g 鼻咽腔閉鎖機能検査		218
		h 感覚（味覚、体性感覚）の検査		71,90

xix

総論Ⅶ 治療〔約 16%〕

大 項 目	中 項 目	小 項 目	備 考	対応ページ
1　治療の基礎	イ　治療の種類	d　緩和療法		167-168
	ウ　ライフステージ別の治療	c　高齢者の治療		96-124
	エ　全身管理に留意すべき疾患・対象	a　皮膚・粘膜系		
		b　呼吸器系	呼吸不全、気管支喘息、誤嚥性肺炎	141-143
		g　精神系	認知症、統合失調症、うつ病	133-136
		h　神経系	脳内出血、脳塞、くも膜下出血、てんかん、Alzheimer 病、Parkinson 病	128-132
4　手術・周術期の管理、麻酔	イ　周術期の管理	a　口腔環境の評価		115-117
5　緩和医療とターミナルケア	イ　緩和ケア			167-168
	ウ　ターミナルケア			167-168
6　リハビリテーション	ア　リハビリテーションの概念		急性期、回復期、維持期＜生活期＞、自立生活支援	121,131
	イ　リハビリテーションの技術	a　摂食嚥下障害のリハビリテーション	咀嚼障害、摂食嚥下障害	180-202
		b　発声・構音・発語障害のリハビリテーション		212-221
		c　口腔機能管理		169
8　薬物療法	イ　用法と用量	a　投与経路と剤形の種類と特徴	吸収、分布、代謝、排泄	8
		b　用量と反応		
		c　服薬計画・指導		119-120
		d　薬物の副作用・有害事象の種類・機序・対策		119-120
		e　薬物適用の注意	薬物の連用・併用、薬物・食物・嗜好品との相互作用、薬効に影響を及ぼす身体的要因	119-120
9　その他の治療法	ア　物理療法		温熱、寒冷、電気、マッサージ、超音波治療	195-196
	イ　運動療法		筋機能療法	196-197
	ク　食事・栄養療法		経口栄養、経腸栄養、経静脈栄養	188

■歯科医学各論

各論Ⅱ 歯・歯髄・歯周組織の疾患〔約 24%〕

大 項 目	中 項 目	小 項 目	備 考	対応ページ
1　歯の硬組織疾患	オ　高齢者の歯の硬組織疾患	a　根面齲蝕		96
		b　非齲蝕性硬組織疾患		97
2　歯髄疾患、根尖性歯周疾患	エ　高齢者の歯髄疾患・根尖性歯周疾患	a　高齢者の歯髄疾患と治療		97
		b　高齢者の根尖性歯周疾患と治療		97
3　歯周疾患	オ　高齢者が有する歯周疾患			98

各論Ⅲ 顎・口腔領域の疾患〔約 24%〕

大 項 目	中 項 目	小 項 目	備 考	対応ページ
1　主として軟組織に関連する疾患の病態・診断・治療	キ　がん治療患者の管理	b　治療時の患者管理・生活習慣指導	口腔衛生管理、口腔ケアを含む	115-117
		e　緩和医療		167-168
	ク　口腔粘膜疾患の病態・診断・治療	j　口腔カンジダ症＜鵞口瘡＞		108
		x　口角炎、口角びらん		109
2　主として硬組織に関連する疾患の病態・診断・治療	エ　歯槽骨・顎骨の炎症の病態・診断・治療	f　薬剤関連顎骨疾患	薬剤関連顎骨壊死・壊疽・骨髄炎	110
3　主として機能に関連する疾患の病態・診断・治療	ア　唾液腺疾患の病態・診断・治療	l　口腔乾燥症		114

4	主として全身に関連する疾患の病態・診断・治療	ス	全身管理に留意すべき疾患・状態	a	呼吸器疾患		141-143
				b	循環器・脳血管疾患	先天性心疾患、高血圧緊急症を含む	128-132
				c	消化器疾患		
				d	血液・造血器疾患	骨髄異形成症候群を含む	
				e	泌尿器・生殖器疾患		
				f	精神・心身医学的疾患		133-136
				g	神経・運動器疾患		137-139
				h	内分泌疾患		
				i	代謝性疾患		
				j	免疫疾患		
		ソ	歯科における全身的偶発症とその対応	g	誤飲、誤嚥		202
5	顎・口腔領域の疾患の予防	ア	生活習慣指導	e	口臭の予防		115
				f	味覚障害の予防		114-115
				g	口腔乾燥症の予防		114

各論Ⅳ 歯質・歯・顎顔面欠損と機能障害〔約24％〕

大項目		中項目		小項目		備考	対応ページ
2	診察、検査、診断	イ	検査と評価	d	身体社会的・心理的評価		80-87
				e	栄養評価		83-84
7	特殊な装置による治療	ウ	摂食嚥下補助床			舌接触補助床を含む	200
		エ	構音補助床			軟口蓋挙上装置、スピーチエイドを含む	200
8	指導と管理	ア	口腔衛生指導			禁煙指導・支援、インプラント一次手術前の指導と管理を含む	170
		イ	補綴装置に対する指導			義歯の清掃・管理、支台歯・インプラントの清掃・管理、睡眠中の管理を含む	100-104
		ウ	口腔機能向上に関する指導			機能障害の予防を含む	195-197
		エ	栄養指導	a	口腔機能に応じた栄養指導		203-207
		オ	リコールとメインテナンス	a	ホームケア、プロフェッショナルケア		98-104
				b	残存組織の変化とその対応	リベース、リラインを含む	98-99
				c	咬合の変化とその対応		98-99
				d	機能低下とその対応		98-99
				e	補綴装置の破損とその対応	技工操作を含む	98-99
				f	インプラント支持療法		101

各論Ⅴ 高齢者等に関連した疾患・病態・予防ならびに歯科診療〔約8％〕

大項目		中項目		小項目		備考	対応ページ
1	高齢者等の歯科診療で注意すべき疾患・病態・症候	ア	運動障害	a	脳血管疾患		128-132
				b	関節疾患		139
				c	骨折		140
				d	廃用症候群		140
				e	神経・筋疾患	Parkinson病	137-138
		イ	認知障害	a	認知症		133-136
		ウ	摂食嚥下障害	a	摂食行為・食物認知障害		190
				b	咀嚼障害		190
				c	嚥下障害		190
		エ	誤嚥性肺炎	a	呼吸器疾患		141-143
				b	胃食道逆流症		97
		オ	フレイル			サルコペニア	6-7
		カ	その他			悪性腫瘍、腎尿路疾患	18

2	老化による口腔・顎顔面領域の症候	ア	機能的変化	a	咀嚼機能		73
				b	摂食嚥下機能		72
				c	発声・構音機能		74
				d	感覚機能		71
				e	反射機能		70
		イ	形態的変化	a	歯、歯列		62-64
				b	歯槽骨、顎骨		64,68
				c	口腔粘膜、舌、唾液腺	口腔乾燥	65-67,69
				d	顎関節、筋		68
3	高齢者等に関連した臨床評価・診断・治療計画	ア	全身状態の評価	a	身体状態	日常生活動作＜ADL＞、手段的日常生活動作＜IADL＞、Barthel Index＜BI＞、Functional Independence Measure＜FIM＞	81-82
				b	認知機能	改定長谷川式簡易知能評価スケール＜HDS-R＞、Mini-Mental StateExamination＜MMSE＞、Functional AssessmentStaging＜FAST＞	85-86
				c	心理		10-12
				d	行動		14
				e	栄養		83-84
				f	服用薬物		87
		イ	口腔機能の評価	a	摂食嚥下機能	VF、VE、頸部聴診法、咳テスト、咀嚼機能検査、舌圧検査、オーラルディアドコキネシス、ブローイング時間、反復唾液嚥下テスト＜RSST＞、改訂水飲みテスト＜MWST＞、フードテスト	191-194
				b	発声・構音機能		215-218
				c	唾液量		114
				d	筋		87
		ウ	診断				91-92
		エ	治療計画の策定				92
4	高齢者等に関連した予防と管理	ア	歯の喪失予防	a	口腔保健指導		121
		イ	フレイル予防のための歯科保健管理	a	口腔衛生管理		169-171
				b	口腔機能管理		169-170
				c	栄養管理		203-207
5	高齢者等に関連した歯科診療	ア	歯および歯周疾患への対応				96-98
		イ	歯の欠損への対応				98-104
		ウ	軟組織疾患への対応				105-108
		エ	口腔・顎顔面の硬組織疾患への対応				109-110
		オ	構音障害に対する対応				219-221
		カ	周術期口腔機能管理				115-117
6	摂食嚥下障害への対応（摂食機能療法）	ア	治療的アプローチ	a	間接訓練		195
				b	直接訓練		196
		イ	代償的アプローチ				198
		ウ	環境改善的アプローチ				201
		エ	心理的アプローチ				201
		オ	栄養療法				203-207
8	在宅医療、在宅支援	ア	訪問歯科診療	a	訪問歯科診療器材		163
				b	保健指導		164
		イ	多職種協働				163-164

歯学教育モデル・コア・カリキュラム（平成28年度改訂版）**との対応**

A　歯科医師として求められる基本的な資質・能力
A-5　チーム医療の実践
A-5-1)　患者中心のチーム医療
①患者中心のチーム医療の意義を説明できる。

②医療チームや各構成員（歯科医師、医師、薬剤師、看護師、歯科衛生士、歯科技工士、その他の 医療職）の役割分担と連携・責任体制を説明できる。

③保健・医療・福祉・介護における多職種連携と歯科医師の役割を説明できる。

④他の医療機関への紹介を行うための手続を説明できる。

⑦人生の最終段階における歯科の関わりと本人の意思決定・表示を説明できる。

B　社会と歯学
B-1　健康の概念
①健康、障害と疾病の概念を説明できる。

②口腔と全身の健康との関連を説明できる。

③栄養と食育を説明できる。

B-2　健康と社会、環境
B-2-2)　保健・医療・福祉・介護の制度
③社会保障制度（社会保険・社会福祉・公的扶助・公衆衛生）を説明できる。

④高齢者の置かれた社会環境を説明できる。

⑦社会環境（ノーマライゼーション、バリアフリー、生活の質（quality of life<QOL>））の考え方を説明できる。

⑧地域における保健・医療・福祉・介護の連携（地域包括ケアシステム）を説明できる。

C　生命科学
C-3　人体の構造と機能
C-3-3)組織、器官及び個体の老化
①人体の老化の特性と機序及び寿命を概説できる。

②老化に伴う細胞、組織、器官及び個体の形態的・機能的な変化を概説できる。

③老化に伴う精神的・心理的変化を説明できる。

C-6　生体と薬物
C-6-3)　薬物の適用と体内動態
②薬物動態（吸収、分布、代謝、排泄）について、加齢、病態による違いや薬物の相互作用による 変化を含め、説明できる。

E　臨床歯学
E-1　診療の基本
E-1-4)　歯科医療に必要な麻酔と全身管理
E-1-4)-（1）　全身管理
①バイタルサインの意義とそのモニタニングの方法を説明できる。

②血圧、脈拍数、呼吸数の測定方法と異常所見を説明できる。

③体温の測定方法を説明できる。

④意識状態の確認方法と異常所見を説明できる。

⑤患者の服用薬物の歯科治療への影響と歯科治療時の対応を説明できる。

⑥患者（小児、妊産婦、高齢者を含む）の全身状態の評価を説明できる。

E-2　口腔・顎顔面領域の常態と疾患

E-2-3)　口腔・顎顔面領域の発生と加齢変化

③口腔・顎顔面の成長・発育異常及び不正咬合へ及ぼす影響を説明できる。

④口腔・顎顔面領域の老化と歯の喪失に伴う変化を説明できる。

E-2-4)-(11)　口腔・顎顔面領域の機能障害

②摂食嚥下障害の原因、診察、検査、診断及び治療方針を説明できる。

③言語障害の原因、診察、検査、診断及び治療方針を説明できる。

④味覚障害の原因、診察、検査、診断及び治療方針を説明できる。

⑤口腔乾燥の原因、診察、検査、診断及び治療方針を説明できる。

E-3-4)-(2)　可撤性義歯（部分床義歯、全部床義歯）

⑭可撤性義歯のメインテナンス、リライン及び修理を説明できる。

E-5　高齢者、障害者、精神・心身医学的疾患

E-5-1)　高齢者の歯科治療

①高齢者の生理的、心理的及び行動的特徴を説明できる。

②高齢者に多く見られる疾患及び服用している薬物を説明できる。

③口腔機能低下の検査と予防法（介護予防を含む）を説明できる。

④高齢者における口腔健康管理の用具と処置を説明できる。

⑤高齢者の歯科治療時の全身管理を説明できる。

⑥要介護高齢者（在宅要介護者を含む）の歯科治療時の注意点を説明できる。

⑦在宅医療（訪問歯科診療を含む）を説明できる。

⑧摂食嚥下障害の診察、検査及び診断を説明できる。

⑨摂食嚥下リハビリテーションを説明できる。

⑩栄養管理や食形態の調整を説明できる。

⑪高齢者の虐待の徴候と対応を説明できる。

E-6　医師と連携するために必要な医学的知識

①全身的症候・病態を説明できる

②医科疾患合併患者の歯科治療時の注意点を説明できる。

F　シミュレーション実習（模型実習・相互演習（実習））

F-3　基本的臨床技能

F-3-7)　高齢者等ハイリスク患者への治療

①高齢者に対する基本的な対応ができる。

④訪問歯科診療時の介助ができる。

⑤高齢者、障害者およびその介護者に対して基本的な対応ができる。

G　臨床実習

G-4　チーム医療・地域医療

①地域医療・地域保健（在宅医療（訪問歯科診療を含む）、地域包括ケアシステム）を経験する。

②病診連携、病病連携を経験する。

③多職種連携（歯科衛生士、歯科技工士、医師、薬剤師、看護師、その他の関連職種並びに介護 職）によるチーム医療を経験する。

よくわかる 高齢者歯科学

● 本書の表記などについて

色文字・色文字 ··· 重要語句

びっくりマーク ❗ ··· 国家試験頻出項目

※ NOTE 欄は、本書編集委員により作成されています。

総論

I 高齢者歯科医学概論

POINT
①高齢者歯科医学は老年学（老年医学、老年社会学、老年心理学）を基礎とすることを理解して学ぶ。
②高齢者の特性を理解し、安心・安全な歯科医療が提供できるようにする。
③健康寿命の延伸と要介護の予防に歯科医療が貢献できることを学ぶ。
④終末期の医療倫理を理解する。
⑤高齢者虐待の徴候を把握し、対応できるようにする。

1 高齢者歯科（医）学の範疇

1）高齢者歯科医学（老年歯科医学） Gerodontology, Geriatric dentistry

　老年学を基礎として高齢者（老年者）の歯科保健における科学と技術に関する教育・研究・臨床の推進を目的とする学際的な学問領域である。基礎から臨床（保存歯科、補綴歯科、口腔外科、予防歯科など）を横断し、社会の高齢化の加速により、その重要性がクローズアップされてきている。

・老化による全身および口腔機能の変化（口腔機能低下）の理解と対応。
・チーム医療（他職種連携）による全人的対応　などが特に重要である。
　関係学会：日本老年歯科医学会（老年歯科医学研究会 1986 年～、学会 1990 年～）
　会員数 3,500 名（2017 年）、毎年学術大会を開催。老年歯科医学認定医・専門医・指導医の認定。

（1）老年学 gerontology

　老年医学、老年社会学、老年心理学などを総合して加齢、老化にかかわる諸問題を探求する学問領域である。
　関係学会：日本老年学会（1959 年～）：会員数のべ 17,148 名（2016 年）。
　2 年に 1 回の学術大会開催。以下の 7 学会で構成されている。
　日本老年医学会、日本老年社会科学会、日本基礎老化学会、日本老年歯科医学会、
　日本老年精神医学会、日本ケアマネジメント学会、日本老年看護学会

（2）老年医学 geriatrics

　高齢者の健康維持を主目的とし、疾患や障害の適切な治療・予防を研究する学問領域。
　関係学会：日本老年医学会（1959 年～）、会員数 6,261 名（2016 年）。毎年学術大会開催。
　老年病専門医・指導医の認定
※老年者：比較的に年長者を示す用語（明確な定義はない）。近年は、「高齢者」を使うことが多い
WHO や人口統計では 65 歳以上が高齢者と定義される（→総論 I 章「8　人口統計」参照）。

(佐藤裕二)

2 口腔保健とヘルスプロモーション

1）口腔保健とヘルスプロモーション Oral health and health promotion

・寿命の延伸とともに歯の寿命も延伸している。

2．口腔保健とヘルスプロモーション

　→高齢者での残存歯数の増加や 20 本以上の歯をもつ人数が増加している（図1）[1]。
　→治療と並んで歯科保健の重要性が高くなる。
　→自らの健康を自分たちで維持するための知識の普及、教育の推進が必要である。
・口腔・歯科疾患の多くは喫煙などの生活習慣が原因となることが多い。
　→歯・口腔の健康と認知症や糖尿病などの全身疾患の発生や進行との関連がある。
　→地域住民に周知し、健康の維持増進を住民自体が主体となっていくことが望ましい。

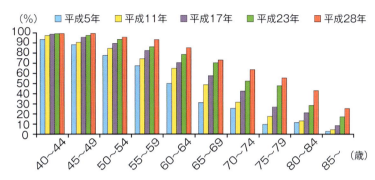

図1　20 歯以上を有する者の割合（文献 1 より引用改変）

2）健康日本 21　Health Japan 21（the second term）

・2013（平成 25）年に第 4 次国民健康づくり対策の一環として健康日本 21（第二次）が策定された。
　→その後の 10 年間における国民の健康の増進・推進に関する基本方針となる。
　→基本的な方針は健康寿命の延伸❗や健康格差❗の縮小、生活習慣、社会環境の改善である（表1）。

表1　健康日本 21（第二次）の基本指針（文献 2 より引用改変）

① 健康寿命の延伸と健康格差の縮小
生活習慣の改善や社会環境の整備によって達成すべき最終的な目標
② 生活習慣病の発症予防と重症化予防の徹底
がん、循環器疾患、糖尿病、COPD に対処するため、一次予防・重症化予防に重点を置いた対策を推進
③ 社会生活を営むために必要な機能の維持及び向上
自立した日常生活を営むことを目指し、ライフステージに応じ、「こころの健康」「次世代の健康」「高齢者の健康」を推進
④ 健康を支え、守るための社会環境の整備
時間的・精神的にゆとりある生活の確保が困難な者も含め、社会全体が相互に支え合いながら健康を守る環境を整備
⑤ 栄養・食生活、身体活動・運動、休養、飲酒、喫煙、歯・口腔の健康に関する生活習慣の改善および社会環境の改善
生活習慣病の予防、社会生活機能の維持及び向上、生活の質の向上の観点から、各生活習慣の改善を図るとともに、社会環境を改善

・健康に関する対象項目は多岐にわたり、現状の達成度に応じた目標値がある。
　→歯・口腔の健康では「口腔機能の維持向上」「残存歯の増加」「齲蝕の減少」など（表2）[2]。
　→2023（平成 35）年までに達成するためにさまざまな取り組みが各地域でなされている。
　→目標は個別に達成していくものではない（図2）。
　　①歯科検診をとおして自らの歯・口腔の健康に関心をもつこと。

3

②歯科疾患の予防・歯数の維持や口腔機能の維持向上につなげる。
③全身の健康を自ら保つという流れを理解することが大切である。
・これらの目標に基づいた健康づくりもヘルスプロモーションの一環である。
→治療や機能回復というこれまでの概念とは大きく異なる。
→健康づくりは小児から高齢者までのライフステージ❗ごとに目標が定められている。
→一生涯をとおした健康への意識づけ、行動目標の設定が重要である。

表2 健康日本21（第二次）における歯・口腔の健康に関する項目 ※（ ）内は何年時点を表す

	現状	目標
60歳代の咀嚼良好者	73.4%（H21年）	80%
80歳で20歯以上の自分の歯を有する者	25.0%（H17年）	50%
60歳で24歯以上の自分の歯を有する者	60.2%（H17年）	70%
40歳で喪失歯のない者	54.1%（H17年）	75%
20歳代の歯肉に炎症所見を有する者	31.7%（H21年）	25%
40歳代の進行した歯周炎を有する者	37.3%（H17年）	25%
60歳代の進行した歯周炎を有する者	54.7%（H17年）	45%
3歳児で齲蝕がない者の割合が80%以上である都道府県	12.8%（H21年）	約50%
12歳児の1人平均齲歯数が1.0歯未満である都道府県	14.9%（H23年）	約60%
過去1年間に歯科検診を受診した者	34.1%（H21年）	65%

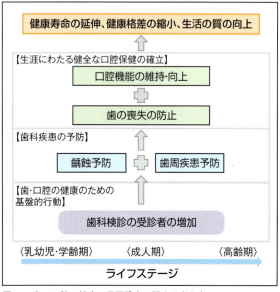

図2 歯・口腔の健康の目標設定に関する考え方

3）全身と口腔の健康　General and oral health

・口腔疾患と全身疾患は密接な関係がある。
　→歯・口腔の健康を維持することで全身の健康を保つ。
　→望ましい生活を基礎に健康寿命を延ばすということが大切である。
・高齢者ではさまざまな疾患や身体的、精神的特徴を呈することが多い。
　→全身の疾患あるいは健康状態と口腔の状態を関連させ対応する。
・口腔内の病変や病原菌と関連する全身疾患は数多くある（**表3**）。
　→予防的対応や知識の啓発が重要である。
　　服薬による影響や長期的な推移も確認する必要がある。

表3 口腔疾患と全身疾患の関連

①口腔疾患の病原菌が原因となりうるもの
・動脈硬化や心筋梗塞・脳血管疾患
・感染性心内膜炎・誤嚥性肺炎

②歯周組織の炎症が悪影響を及ぼすもの
・糖尿病・早期出産

③歯周疾患を進行させるもの
・骨粗鬆症・糖尿病・肥満

（大岡貴史）

文献
1）厚生労働省：平成28年歯科疾患実態調査．〈http://www.mhlw.go.jp/toukei/list/62-28.html〉
2）厚生労働省：健康日本21（第二次）．〈http://www.mhlw.go.jp/stf/seisakunitsuite/bunya/kenkou_iryou/kenkou/kenkounippon21.html〉

3 高齢者の特性

1）高齢者の特徴

高齢者の一般的特徴を図1に示す。

①一人で多くの疾患をもっている。
②個人差が大きい。
③症状が非定型的である。
④老年症候群の発症頻度が高い。
⑤臓器の機能不全が潜在的に存在する。
⑥薬剤に対する反応が成人と異なる。
⑦急性疾患からの回復が遅延し、合併症を続発する。
⑧全身状態が変わりやすい。
⑨長期介助を要し、福祉との連携・チーム医療が必要となる。
⑩患者の予後が社会的環境に大きく影響される。
⑪終末期医療を考慮することがある。

図1　高齢者の特徴

2）老年症候群・フレイル

（1）老年症候群　geriatric syndrome❗

①老年症候群の定義

・治療と同時に介護・看護が必要となる一連の症状・徴候を総称して老年症候群と定義される。
・高齢者に多くみられる症状である。　・多臓器にまたがる症状である。
・日常生活動作（ADL）を下げる要因となる。・入所高齢者は加齢的に老年症候群の数が増加する。

②老年症候群の分類と特性

老年症候群はその症候と年齢に伴う頻度から、大きく以下の3つに分類される（図2）。

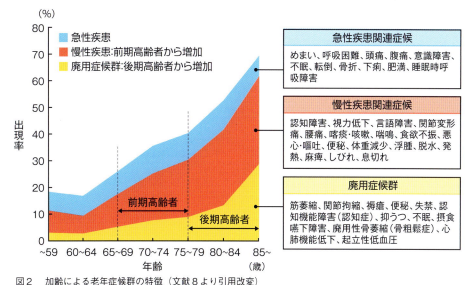

図2　加齢による老年症候群の特徴（文献8より引用改変）

A．急性疾患関連

加齢による影響をあまり受けない症候であり、新たな疾患の発症や顕在化の可能性も考慮する。抑うつ症状に起因することもあるため、環境変化や精神的ストレスなどの関与も視野にいれる。

I 高齢者歯科医学概論

B．慢性疾患関連
主に慢性疾患の症候である。65歳以上75歳未満の前期高齢者から徐々に増加する。

C．廃用症候群　disuse syndrome 関連（→ p.140「6）廃用症候群」参照）
75歳以上の後期高齢者に急増する。主に低栄養と運動不足から生じ、フレイルの進行とともに加齢によりその頻度が増加する。高齢者の寝たきりに直結する問題である。

> **廃用症候群　disuse syndrome**
> 安静状態が長期に続くことにより、心肺や消化器、関節や筋肉、さらには精神的な機能が低下する病態。

（2）フレイル　frailty

①フレイルの概念
多くの生理機能が加齢により累積的に減退することにより生じる老年症候群の1つである。すなわち、**フレイル　frailty** とは「加齢に伴うさまざまの機能低下（予備能力の低下）を基盤とし、多様な健康障害 adverse health outcome の脆弱性 vulnerability が増加している状態」である[2]。

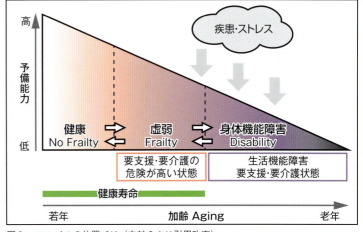

図3　フレイルの位置づけ（文献6より引用改変）

図3にフレイルと身体および生活機能の障害との関連性を示す。加齢により、身体の予備能力が低下し、さらに併存疾患やストレスなどの影響が加わる。それにより、身体や生活機能に障害が生じ、要支援・要介護状態となり、健康寿命 healthy life expectancy が終わる。フレイルは、健康寿命の範疇であるが、心身の脆弱化が出現した状態であり、要支援・要介護状態（→総論Ⅱ章「3　介護保険法」参照）に至る前段階として扱われる。一方で、フレイルは適切な介入・支援により、生活機能の維持向上が可能な状態でもある。

②フレイルの3要素
フレイルは多面的な領域にわたり、以下の3要素が存在する。

A．身体の虚弱　physical frailty
サルコペニア　sarcopenia、ロコモティブシンドローム　locomotive syndrome などが密接に関連している。サルコペニアとは「加齢に伴う筋肉（sarco）量の減少（penia）」を指し、1989（平成元）年にRosenbergにより提唱された造語である[3]。2010（平成22）年にThe European Working Group on Sarcopenia in Older People（EWGSOP）により統一的見解が示され、「筋量と筋力の進行性かつ全身性の減少に特徴づけられる症候群で、身体機能障害、QOL低下、死のリスクを伴うもの」と定義づけられている[4]。EWGSOPによるサルコペニアの診断基準[4]を**表1**に

表1　サルコペニアの診断基準（文献4より引用改変）

1. 筋肉量の低下
2. 筋力の低下（握力など）
3 身体能力の低下（歩行速度など）

※診断は上記の1の項目に加え、2または3を併せもつ場合

> **ロコモティブシンドローム**
> **locomotive syndrome・運動器症候群**
> 日本整形外科学会が提唱した、運動器の障害により要介護の状態や要介護リスクの高い状態をあらわす。

3. 高齢者の特性

示す。高齢者では、タンパク質、ビタミンDの摂取量の減少などによる栄養低下、ホルモンバランスの変化、インスリン抵抗性などの代謝性変化などが併存する。老年症候群・サルコペニアに陥ると、さらなる活動性の低下や消費エネルギー量の減少を招き、食欲を低下させ、低栄養状態を促進させる。多くのフレイル高齢者にはサルコペニアがみられる。

B. **精神心理の虚弱　mental frailty、認知性の虚弱　cognitive frailty**

　認知機能❗（さまざまな情報を視覚や聴覚、味覚、嗅覚、体性感覚を通じて知覚し、それを認識して活動するための脳の働き）低下の進行に伴い、うつ、物忘れ、軽度の認知症などがみられる。

C. **社会性の虚弱　social frailty**

　歩行障害、転倒、関節拘縮、認知症などの進行に伴い、外出頻度の減少、閉じこもりなどがみられる。独居や経済的困窮などの社会的問題も包含される。

③フレイルサイクル

　虚弱の5徴候（虚弱の表現型）として、①筋力の低下、②易疲労性・倦怠感・活力の低下、③活動量の低下、④歩行速度の低下（身体機能の低下）、⑤体重減少が挙げられる[7]。これらは、「低栄養」や「サルコペニア」を中核として、互いに関連しあって身体機能の悪化、社会的活動の低下に拍車をかけ、認知機能の低下も加わり、悪循環を引きおこす。これをフレイルサイクル（**図4**）と呼ぶ。これらが進行すると生活・身体機能に障害をきたすようになる。

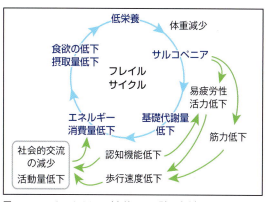

図4　フレイルサイクル（文献7より引用改変）

④フレイルの診断基準（表2）

表2　フレイルの診断基準（CHS基準）（文献5より引用改変）

項目	定義
1. 体重減少（Shrinking）	1年間で体重が4.5kg以上減少
2. 主観的疲労感（Exhaustion） （低エネルギー、易疲労性）	自己評価 ①先月ごろよりいつも以上に疲労感がある ②ここ1カ月弱くなった
3. 活動性低下（Low activity） （日常生活活動量低下）	生活活動量評価（レクリエーションなどの活動量を評価）
4. 動作:歩行速度低下*（Slowness） （身体能力低下）	女　≦身長　159cm　7秒以上 　　＞身長　159cm　6秒以上 男　≦身長　173cm　7秒以上 　　＞身長　173cm　6秒以上
5. 筋力（握力）低下（Weakness）	女【BMI≦23】　　　≦17kg/【BMI 23.1～26】　≦17.3kg 　【BMI 26.1～29】≦18kg/【BMI＞29】　　　≦21kg 男【BMI≦24】　　　≦29kg/【BMI 24.1～26】　≦30kg 　【BMI 26.1～28】≦30kg/【BMI＞28】　　　≦32kg

※上記の5項目中3項目以上該当すればフレイル、1〜2項目に該当した場合をプレ・フレイルと定義した。
　4、5はサルコペニアと密接に関係している。*15feet（4.57m）における測定

フレイルの診断基準は複数あり、移動能力、筋力、認知機能、栄養状態、バランス能力、持久力、身体活動性、社会性などの構成要素について複数項目をあわせて評価する場合が多い。最も広く受け入れられている基準としてFriedらの提唱した **CHS基準** ⚠ (Cardiovascular Health Study基準)[5] がある（**表2**）。

（小松知子）

文献

1) 鳥羽研二：老年症候群の考え方；高齢者医療を考える．クリニシアン，59: 10-16, 2012.
2) 荒井秀典：フレイルの意義．日本老年医学会雑誌，51: 497-501, 2014.
3) Rosenberg, I. H.: Sarcopenia: origins and clinical relevance. J. Nutr., 127: 990S～991S, 1997.
4) Cruz-Jentoft, A. J., Baeyens, J. P., Bauer, J.M., Boirie, Y., Cederholm, T., Landi, F., et al.: Sarcopenia: European con-sensus on definition and diagnosis: Report of the European Working Group on Sarcopenia in Older People. Age Ageing 39: 412-423, 2010.
5) Fried, L. P., Tangen, C. M., Walston, J., Newman, A.B., Hirsch, C., Gottdiener, J., et al.: Frailty in older adults: evidence for a phenotype. J. Gerontol. A. Biol. Sci. Med. Sci. 56: M146-156, 2001.
6) 葛谷雅文：老年医学におけるSarcopenia&Frailtyの重要性．日本老年医学会雑誌，46:279-285, 2009.
7) Xue QL, et al.: Initial manifestations of frailty criteria and the development of frailty phenotype in the Women's Health And Aging Study II. JGerontol A Biol Sci Med Sci 63(9): 984-990, 2008.
8) 鳥羽研二：施設介護の問題点．日本老年医学会雑誌，34:981-986, 1997.

3) 高齢者の薬物動態　→各論Ⅱ章「8　薬剤」参照

薬はさまざまな方法で「投与」され、「吸収」、「代謝」、「作用」し、「排泄」される。このなかで高齢者に重要な概念を示す。

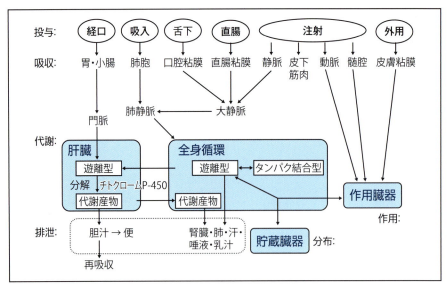

図1　薬物動態

①初回通過効果 ⚠

- 経口投与の場合だけは、薬物が全身循環をする前に肝臓を通過し、一部が薬物代謝酵素（チトクロームP-450など）により分解されるために、**生物学的利用率** ⚠（バイオアベイラビリティ：服用した薬物が全身循環に到達する割合）が低くなること。
- 肝臓疾患などがあると、薬物の血中濃度が非常に高くなるため、投薬量を減らさなければならない。

3. 高齢者の特性

②クレアチニンクリアランス ❗(Ccr)

血清中と尿中のクレアチニンの量を測定して比較し、腎臓の糸球体が老廃物などを取り除く力がどれくらいあるかをチェックすることにより、腎機能を把握する検査である。腎機能障害があり、これが低いと、腎臓で排泄される薬剤の血中濃度が高くなるので、投薬量を減らさなければならない。

③薬物カスケード（※カスケード：連なった小さい滝）

薬剤の副作用に対して別の処方がなされ、さらにその副作用が次の処方につながるという連鎖。

例）主訴：食欲不振

→消化性潰瘍用剤の副作用（振戦）

→抗 Parkinson 病薬の副作用（認知機能低下）

→ Alzheimer 病治療薬の副作用（食欲低下）

④多剤併用（服用、投与） polypharmacy ❗の問題点

・6種類以上の薬の服用で副作用が多いことが知られている。

・5〜6種類以上の薬剤を服用することを多剤併用（服用）と呼ぶ。

・少数の薬剤でも、併用することに伴う諸問題がある場合は多剤服用に該当する。

・複数の医療機関から同様成分の薬剤が処方されていることもある。

・飲み忘れ、飲み間違いのリスクが高まる。

⑤服薬アドヒアランス adherence ❗(または服薬遵守)

・患者が自分の病気を受け入れ、主治医を信頼し、薬のことも理解して正しく服薬すること。

・以前は、服薬コンプライアンス（患者が規定どおりに服薬すること）という用語が使われていた。

・治療は医師の指示に従うという考えから、患者との相互理解のもとに行っていくものであるという考えに変化してきたことが、コンプライアンスからアドヒアランスという概念の変化につながっている。

・高齢者では、認知機能の低下から、服薬アドヒアランスが低下しがちである。

⑥老化による薬物動態（薬の効きやすさなど）の変化

以上の変化と、その結果である薬物動態の変化をまとめた表である（**表1**）。

表1　老化による薬物動態の変化

	老化	薬物動態（効果）
投与	薬を決められたとおりに服用しない傾向（服薬アドヒアランスの低下）	効果が不安定
吸収	胃腸の機能が低下し、吸収が遅くなる	効きにくくなる
分布	脂肪が多くなるので、油性の薬が貯まりやすい	効きにくいが長続き
	水分が減るので、水溶性の薬が貯まりにくい	効きやすいが、切れやすい
代謝	肝臓の機能が低下し、分解されにくい（初回通過効果が低下）	肝臓で分解される薬は効きやすく、長続きする
作用	個人差が大きい	人によりさまざま
排泄	腎機能が低下し、排泄されにくい（クレアチニンクリアランスが低下）	腎臓で排泄される薬は効果が長続きする

⑦**高齢者薬物療法 10 原則**[1]

高齢者では、複雑な薬物動態を示すので、一般の成人より、慎重な投薬が必要となり、次の原則に従うことが大切である。

> 1. 薬の数は必要最小限（副作用防止）
> 2. 用法、用量を簡略に（わかりやすく）
> 3. 用量は少なめからスタート（効き過ぎの防止）
> 4. 増減はゆっくり（体内に薬が残りやすい）
> 5. 加齢による生体構成成分、生理機能の変化を考慮
> 6. 可能な限り薬剤血中濃度を測定（個人差が大きいため）
> 7. 併用薬、特に他診療科の処方に注意（副作用防止）
> 8. 対症療法薬は早期に中止（熱などの症状が出にくいため）
> 9. 薬物相互作用に注意（多剤服用）
> 10. 副作用に対する忍容性の低下を考慮
>
> （文献 1 より転載）

（佐藤裕二）

文献

1）海老原昭夫：高齢者における薬物投与計画，臨床薬理学，303．医学書院．1996．

4　高齢者の心理学　psychology of elderly people

1）精神機能　mental function

（1）心　mind

・高齢になると喪失したものが多くなる。
　→健康、能力、仕事、社会的地位と役割、経済力、家族、生き甲斐
・さまざまなものが喪失していく過程も老化である。
・さまざまな喪失により意欲の低下、自発性低下、被害念慮、うつ傾向になりやすい。
　→配偶者の死が高齢者のストレスとして最も大きい。
　（被害念慮とは、確信はないが、被害を受けているように感じることである）
・医療従事者は、安易な励ましを避けて、受容的、支持的態度を取ることが重要である。

（2）知能　intelligence

・高齢になると**流動性知能**❗や**動作性 IQ**❗は低下する。
・高齢でも**結晶性知能**❗や**言語性 IQ**❗は維持される。
　（流動性知能とは、新しい事を学ぶ、新しい環境に適応することである）
　（動作性 IQ は、目でみた情報を処理し、動作を使って答える能力で、知能検査における図形や記号の処理である。新しい状況に適応する能力と関係が深い）
　（結晶性知能は、知識や経験を活かす能力

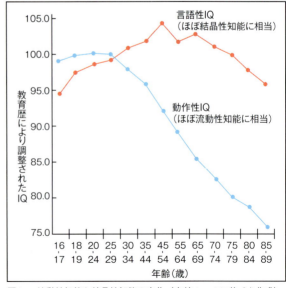

図 1　流動性知能と結晶性知能の変化（文献 1、4 に基づき作成）

である）

（言語性 IQ は、耳で聞いた情報を記憶し、理解して、言葉を使って答える能力で、過去の学習経験から得られた判断力や習慣などの知的機能と関連がある）

（3）認知　cognition

・認知機能とは、五感（視る、聴く、触る、嗅ぐ、味わう）を通じて外部から入ってきた情報から物事や状況を認識したり、計算や学習、問題解決のため思考するといった、いわば人の知的機能を総称した概念である。
・高齢者の認知機能は個人差が大きい。
・一般的に高齢になると情報処理速度が低下する。
・作業記憶として情報を貯蔵する機能より情報処理のための容量が低下する。
・関連がない情報を抑制する機能が低下する（注意力や集中力の保持が難しい）。
・処理スピードの低下は、視覚や聴覚などの感覚機能の低下と関連している。

（4）性格　personality

・一般的に感情面や人格面では、加齢とともに頑固、保守的傾向、猜疑心、人に対してきびしくなる。
・死に対する不安から自分自身の健康状態への関心が高まる。
・心理的要因、環境要因、身体的要因などにより精神機能が影響される。

2）個性と適応

・高齢者の社会適応は、個性と関係があるとされる（Suzanne Reichard）。
・高齢者の個性は、適応型の円熟型、安楽いす型（依存型）、装甲型（自己防衛型）がある。
・不適応型は、憤慨型（外罰型）と自責型（内罰型）がある。

表1　個性と適応性

分類		概要
適応型	円熟型	・自らの老いを受け入れながらも、未来志向型でさまざまなことに対して積極的であるタイプ。 ・建設的で、今までの人生や今の生活に満足を感じている。
	安楽いす型	・受身的に、消極的に老いを受け入れるタイプ。 ・物質的、精神的に他者の援助を期待し、依存的である。仕事をすることを好まず、引退後の静かな生活を歓迎する。
	装甲型	・老化への不安や恐怖をトレーニングなどにより積極的に自己防衛するタイプ。 ・援助を受けることを許さず、そのために時に孤立することもある。本人の自尊心を傷つけることなく、無理させないように注意する。
不適応型	憤慨型	・自分の人生を否定的に評価し、その原因を他者や環境に責任転嫁するタイプ。 ・他者に対して攻撃的で敵意や偏見が強く、自己閉鎖的、悲観的である。 ・献身的に対応しても感謝されることもないため、サポートすること自体が困難。
	自責型	・自分の人生を否定的に評価し、その原因を自分自身にあると考えるタイプ。 ・悲観的、孤独、抑うつ的になりやすい。 ・仕事に一生懸命だった反面、家族をかえりみず、現在は家族から相手にされない状況にあることを嘆くような高齢者が代表例である。 ・過去にとらわれることなく、新しい関係性を築いていく必要がある。

3）中途障害の心理

- 中途障害の心理モデルとして「Livne & Antonak の障害に対する心理社会的適応モデル（図2）」や「Cohn の段階理論（表2）」などがある。
- しかし、障害をもつ人が段階的に受容するというゴールに到達できるものではない。
- 障害は残り、人生は続く。
- 障害は受容できるものという前提の援助は、当事者や家族を追い込み孤立させるので、臨床現場では参考程度に留め、柔軟に対応する。
- 障害者の心理に影響を及ぼす要因は、さまざまある（表3）。
- 障害のある人が心理的な適応障害をおこすか否かは、生活機能や障害の重症度でなく、本人がその状態を理解し、解釈しているかにかかっている。
- 障害に対する受容過程を支える援助を効果的に実施する（表4）。

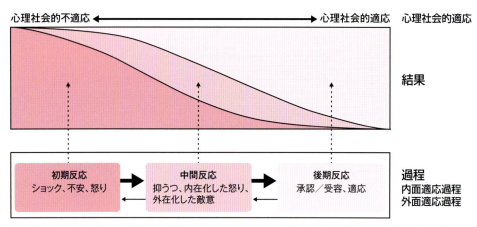

図2　障害に対する心理社会的適応のモデル（Livne & Antonak）。心理社会的適応過程に生活機能・障害因子、パーソナリティなどの個人因子、環境因子がかかわる（文献5を基に作成）

表2　障害受容における Cohn の段階理論と対応

段階		対応
1. ショック	発症・受傷直後であり、衝撃を感じている段階	安全を保障し、温かい誠実で思いやりのある態度で付き添い、静かに見守る
2. 回復への期待	自分自身におきていることを否認し、すぐに治るだろうと思い込もうとする段階	現実を認めようとしない患者心理を理解し、軽率な励ましをしない。正しい情報を提供して情緒的な支援をする
3. 悲嘆	徐々に現在の状態や状況を現実的に理解しはじめ、自分の価値がなくなり、すべて失ってしまったと感じる段階	悲嘆の段階では、十分に悲しむことができるように感情表出を促し、サポートする
4. 防衛	前向きに捉えることで、障害をものともせず感じはじめる段階。もし前向きに捉えることができなかった場合は、心の平静を保つために防衛機制を多用することがある	小さな成功でも賞賛する 防衛状態が遷延する場合、精神科などの専門家へ相談する
5. 適応	障害を受け入れ、障害は自分の個性の1つであり、自分の価値が無くなることはないと考え始める段階。他者との交流も積極的になっていく	将来の見通し、リハビリテーションや社会資源などの情報提供を積極的に行う

4．高齢者の心理学

表3　障害者の心理に影響を及ぼす要因（文献2より引用改変）

生活機能・障害要因	受傷原因（外傷―自責 / 他責 / 労災、疾病） 健康状態（原疾患、併存疾患、合併症） 失われた心身機能・身体構造 活動・参加状況 発症後の経過・予後
環境因子	治療・療養環境 家族、職場、地域 法制度、社会資源 文化的背景、所属集団の価値観・障害者観（偏見など）
個人因子	年齢、性、病前性格 学習能力 価値観、障害者観 ライフヒストリー

表4　障害の受容過程を支える援助

力と資源の強化
知識不足の補充
能力強化
自立を促進する資源・サービス・活動の紹介
効果的なコーピング（＊）の阻害要因の除去
健康維持と安全プログラムの確立
障害の拡大と合併症の予防
健康状態の改善につながるコーピング反応 / 行動の確立
問題の明確化と解決
計画立案と意思決定への参加促進・強化

＊コーピング：ストレス対処行動

4）死の受容

・エリザベス・キューブラー＝ロス（独：Elisabeth Kübler-Ross）が「死の受容の過程」を提唱した（**表5**）。

・すべての患者がこのような経過をたどるわけではない。

・しかし、モデルを参考にして医療従事者は、患者のそれぞれの受容段階を理解し、医療・支援をしていくことが重要である。

表5　キューブラー＝ロスの死の受容の過程（文献3を基に作成）

第1段階：否認	自分が死ぬということは嘘ではないのかと疑う
第2段階：怒り	なぜ自分が死ななければならないのかという怒りを周囲に向ける
第3段階：取引	・信仰心がなくても、神や仏にすがり、死を遅らせてほしいと願う ・なんとか死なずにすむように取引をしようと試みる ・何かにすがろうという心理状態である
第4段階：抑うつ	何をしても「死は避けられない」とわかり、抑うつ状態になる
第5段階：受容	最終的に自分が死に行くことを受け入れる

（小笠原 正）

文献

1）山中克夫：精神機能の加齢変化；老年学テキスト（飯島節，鳥羽研二編），33，南江堂．2006.
2）奥宮暁子，石川ふみよ監修：リハビリテーション看護．学研メディカル秀潤社，2003.
3）Elisabeth Kübler-Ross：On Death and Dying, Macmillan Co. 1969.
4）kaufman AS and Lichtenberger EO：Essentials of WAIS-III Assessment, 192. John Wiley& Sons. 1999.
5）Livneh, H.,Antonak,R.F.：Psychosocial adaptation to chronic illness and disability, 433. Aspen. 1997.

Ⅰ 高齢者歯科医学概論

5 高齢者の行動科学

1）行動科学の特性と阻害要因

（1）行動科学とは

人間行動の一般法則を科学的に見いだそうとする学問である。

→社会学、心理学を中心に、人類学・経済学・政治学・精神医学・言語学など総合的立場から考察する。

（2）行動科学の特性（高齢者の心理学・社会学的側面の特性）[1]

①高齢者心理の否定的な側面

A．思考や行動のスピード低下：身体組織・器官の老化、特に視聴覚系の働きが鈍くなる。

B．知的機能の衰退：判断力、常識、古い記憶などは徐々に、思考力、計算力、記銘力は顕著に衰退する。

C．うつ気分：喪失体験により生じやすい心理反応は、うつ状態で自律神経系領域の障害を伴いやすく、食欲がない・口渇・便秘・下痢・頭痛・不眠・腰痛・倦怠感などを訴える。

D．被害者的な気持ち：高齢期は獲得することよりも失うことが多く、慢性の不安状態となり、心理的防衛反応の1つとして被害者意識が生じる。

E．高齢者の心理適応：保守性とかたくなさは、高齢者の特徴的な心理適応であり、環境変化への適応に対する柔軟性が少ない。

②高齢者心理の肯定的な側面

A．仕事や家事のわずらわしさから解放された生活

B．対人関係に悩まされない生活

C．自由な時間の獲得

D．束縛されないで生きる目標づくり

E．要介護状態になってはじめて知る人の温かさ

（3）行動科学の阻害要因（高齢者に特有な心理の要因）[1]

①老年期に生じる「何かの喪失」：高齢期の特徴として、4つの喪失が挙げられる。

A．心身の健康の喪失：老化もしくは病的変化により、心と体の健康を失う。

B．経済的基盤の喪失：定年退職などにより、経済的基盤が軟弱化する。

C．社会的つながりの喪失：仕事や社会的役割からの引退などにより、社会的つながりが失われる。

D．生きる目的の喪失：残された時間が短いことから希望を閉ざし、生きがいや生きる目的を失う。

②脳の老化による精神機能の低下：脳の老化により記銘力や学習能力などの精神機能の一部が低下する。

③多発する身体的疾患：老化に伴って多くの臓器に疾病を生じ、慢性的に移行する場合が多く、身体機能だけでなく精神機能にも影響を及ぼす。

④社会が老いを認めない環境：高齢期を肯定的にとらえられない社会では、老いを否定する。

2）コミュニケーション形成とその阻害要因

（1）コミュニケーション形成

①コミュニケーション❗の意義[2]

・言語や文字、身振りなどを介して相互に情報や意思、感情のやり取りをする行動である。

・社会生活の基盤となる最も人間らしい行為である。

5. 高齢者の行動科学

　→その障害は疎外感や社会的孤立をもたらし、QOLを著しく低下する。

②コミュニケーションの分類[2]

　・言語的手段と非言語的手段に大別される。

　→言語は音声言語と文字言語に大別され、手話は視覚言語である。

　→非言語的手段：視線、表情、身振り手振り（ジェスチャー）、対人距離（相手との距離）、声のトーン。

③高齢者とのコミュニケーションで大切なこと[3]

　・言語による場合と言語によらない場合の双方が補う形で用いられる。

　・介護場面では、笑顔などの非言語的なコミュニケーションが重要である。

（2）コミュニケーション形成の阻害要因[2]

高齢者は、複数のコミュニケーション障害を同時に有することが多い。

①視覚障害　visual disturbance

　視力障害、視野障害、色覚障害がある。

　・老視❗（水晶体の弾性低下）による視力障害。

　・白内障❗（水晶体の混濁による視覚障害）、緑内障❗（眼圧の上昇による視野障害）、加齢黄斑変性症（網膜の黄斑が変性し視野の中心部が見えにくくなる視野障害）、糖尿病性網膜症❗（糖尿病の合併症で、視力障害・失明などにつながる障害）等に起因する視力の低下。

　→引きこもりがちな生活状況となってコミュニケーションが貧困になる。

②聴覚障害　hearing disorder

　・伝音障害❗と高齢者で多くみられる感音障害❗に分けられる。

　・聴覚障害があると、情報を正確に受け取ることが困難になる。

　→コミュニケーションを著しく阻害する。

③構音障害　dysarthria❗

　A．神経・筋系の障害による口、舌、口蓋、咽頭などの発声・発語器官の運動障害

　B．脳血管障害、多発性硬化症、脊髄小脳変性症、運動ニューロン疾患などの変性疾患

　C．発声器官そのものの問題(発声器官を含む領域の術後など)、義歯不適合、歯の欠損

　→話し言葉が不明瞭

④失語症　aphasic❗

　・大脳の言語領域の損傷により、獲得された言語に障害が生じた状態。

　→言語の理解や物品呼称の障害、読字や書字も障害

⑤認知症　dementia❗（→ p.133「2）認知症」参照）

　・原因疾患による脳の器質的障害により、知能が低下して日常生活に支障をきたすようになった状態。

　→言語領域の能力低下、意欲や関心、集中力の低下などもみられ、コミュニケーションを難しくする。

3）社会参加とコミュニティ・オーガニゼーション

（1）社会参加

①社会参加と生きがい[3]

　・社会との関係からみれば、高齢期は役割喪失の過程である。

　・家庭に閉じこもりがちな生活ではなく、社会に出かけ、人々と交わり、活動し、ともに楽しむ生活、すなわち社会に参加すること。

I 高齢者歯科医学概論

→生きがいのある高齢期の生活。

②社会活動の内容[3]

・高齢者のこれまでの人生で培った能力を活用して社会に貢献する活動。

・仲間と集い仲間と協力し交流やふれあいの機会を広める活動。

・自己研鑽を重ねて人格の向上や教養・趣味の技能などの能力を高め自己実現を目指す活動。

A．生涯学習[3]

・生涯を通じて、学習者がそれぞれの生活のなかで主体的に行う、学習活動すべてを含む概念である。

・スポーツ活動、文化活動、趣味、ボランティア活動などの社会参加活動をも含む。

B．リカレント教育[3]

・個人の全生涯にわたり学習の機会を分配して、繰り返し教育を受けることを可能にし、かつ保障しようとするもの。

C．老人クラブ[4]

・高齢者の社会活動促進を担う中核組織の1つとして、活動が支援されている。

・社会とのつながりの維持により、老年期を幸福に過ごせるように支援する。

・経験や知識を生かし、地域に暮らす人々に対して、高齢者を援助・支援の提供者とする。

D．ふれあい・いきいきサロン活動[4]

・少人数の参加者が、住民と参加者とが共同企画して運営していく楽しい仲間づくりの活動である。

E．ボランティア[3]

・社会貢献だけではなく、充実感や生きがいが得られ、自身の自己実現につながる。

F．生涯現役社会づくり[4]

・生きがいを感じ自立した生活を送り、知識や経験を活かして活躍できる生涯現役社会づくり。

③コミュニティ・オーガニゼーション[3,4]

・高齢者が安心して居宅生活を継続していくためには

→地域における人間関係などが高齢者に対して親和的であるかどうか。

→高齢者が尊敬される文化であるかどうか。

→専門職による支援だけではなく、地域住民による支えあい活動や見守りがあること。

→福祉コミュニテイを形成していくこと。

4）受療パターン

（1）厚生労働省　2014（平成26）年患者調査[5]から

・調査の対象：層化無作為により抽出した全国の医療施設を利用する患者

・調査の期日：施設ごとに平成26年10月の指定した1日

・推計患者数：調査日に全国の医療施設で受療した推計患者数

入院／1,318.8千人、**外来**／7,238.4千人

・在宅医療の状況：調査日に在宅医療を受けた推計外来患者数は156.4千人

①医科における入院、外来および在宅医療別受療パターン（施設の種類・性・年齢階級別）

年齢階級別にみると、入院、外来、在宅医療すべてにおいて「65歳以上」が最も高い。

5. 高齢者の行動科学

表1 医科における入院、外来および在宅医療別受療パターン（施設の種類・性・年齢階級別）（単位：千人）

入院	施設の種類		性		年齢階級	
	病院	一般診療所	男	女	65歳以上	75歳以上
総数：1,318.8	1,273.0	45.8	603.8	715.1	937.3	669.4
外来	病院	一般診療所	男	女	65歳以上	75歳以上
総数：5,874.9	1,641.9	4,233.0	2530.2	3344.7	2952.8	1654.6
在宅医療	病院	一般診療所	男	女	65歳以上	75歳以上
総数：115.9	14.4	101.5	(-)		105.5	94.6

※（ - ）は該当なし、数値不明など。75歳以上は再掲

②歯科における入院、外来および在宅医療別受療パターン（施設の種類・性・年齢階級別）

年齢階級別にみると、医科と同じように入院、外来、在宅医療すべてにおいて「65歳以上」が最も高い。

表2 歯科における入院、外来および在宅医療別受療パターン（施設の種類・性・年齢階級別）（単位：千人）

入院	施設の種類		性		年齢階級	
	病院	一般診療所	男	女	65歳以上	75歳以上
該当なし	(-)		(-)		(-)	
外来	歯科診療所		男	女	65歳以上	75歳以上
総数：1,363.4	1,363.4		600.8	762.6	557.4	240.5
在宅医療	歯科診療所		男	女	65歳以上	75歳以上
総数：40.6	40.6		(-)		31.5	26.9

※（ - ）は該当なし、数値不明など。75歳以上は再掲

（2）高齢化による受療パターン（在宅医療）への影響（→各論Ⅳ章「1 訪問歯科診療とは」参照）

・外来か入院かにせよ医療機関に行くことができない患者が増加傾向にある。
・高齢化→通院困難者が増加→訪問診療や送迎サービス[6]

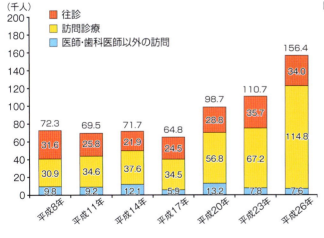

図1 在宅医療を受けた推計外来患者数の年次推移（文献5より引用改変）※注：平成23年は、宮城県の石巻医療圏、気仙沼医療圏および福島県を除いた数値である。

（安部倉 仁、津賀一弘）

文献
1）植松 宏, 稲葉 繁, 渡辺 誠：高齢者歯科ガイドブック, 第1版. 39-42. 医歯薬出版, 東京, 2003.
2）日本老年医学会編：老年医学テキスト, 改訂第3版. 262-263, 325-327. メジカルビュー, 東京, 2008.
3）井上勝也, 大川一郎著, 日本老年行動科学会監修：高齢者の「こころ」事典, 第1版. 90-91, 230-231, 296-301, 310-313. 中央法規出版, 東京, 2001.
4）直井道子, 中野いく子, 和気純子：高齢者福祉の世界, 補訂版. 103-127. 有斐閣アルマ, 東京, 2014.
5）厚生労働省：平成26 (2014) 年患者調査の概況. <http://www.mhlw.go.jp/toukei/list/10-20.html>
6）森戸光彦編：歯科衛生士講座 高齢者歯科学, 第2版. 110-115. 永末書店, 京都, 2014.

6 高齢者の疫学

1）高齢者の全身疾患

高齢者に多くみられる疾患には、加齢に伴い罹患率が増加する生活習慣病と高齢者に特有な疾患に分けることができる。

（1）高齢者で増加する疾患

・高血圧、糖尿病、悪性新生物、脳血管障害、心血管疾患、脂質異常症、慢性腎尿路疾患、肝疾患、慢性閉塞性肺疾患などであり、その有病率は加齢により高くなる。

（2）高齢者に特有の疾患

・認知症、関節疾患（脊柱障害）、骨粗鬆症、骨折・転倒、Parkinson病、老人性白内障、老人性難聴、摂食嚥下障害、誤嚥性肺炎などがあり、65歳以上では医療費も上位を占める（表1）[1]。

・各疾患の詳細および歯科治療の対応については、各論Ⅲ章「1 全身疾患」参照。

表1　65歳前後の医療費による傷病分類の変化（文献1より引用改変）

診療費による順位	傷病分類 65歳未満	傷病分類 65歳以上
1	新生物	循環器疾患
2	循環器疾患	新生物
3	呼吸器疾患	筋骨格系および結合組織の疾患
4	精神および行動の障害	損傷、中毒、その他の外因の影響
5	腎尿路生殖器系の疾患	腎尿路生殖器系の疾患

2）死因と寝たきり状態

日本の死因は時代背景とともに変化し、1980年以前では脳血管疾患が第1位であったのに対し、1981年以降は一貫して悪性新生物が第1位を保ち、現在では心臓病、肺炎がそれに続いている（図1）[2]。高齢者に多い疾患が上位を占めるようになった背景には、近年、急速に進む高齢化の影響がある。2000年には第7位であった「老衰」が現在第5位となっている点もそれを裏付けている。脳血管疾患が第4位と低下した背景には、最近の救急期医療（脳卒中ユニットや血栓溶解療法など）の充実による生存率の向上が挙げられる。一方、脳血管疾患が要支援・要介護の原因として第1位を占めるようになり、今後も後期高齢者における寝たきり状態の増加原因として懸念されている。

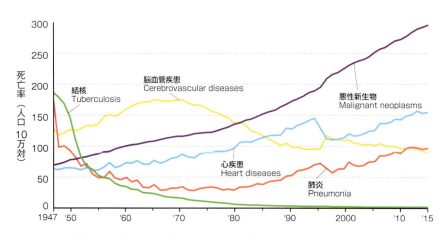

図1　主な死因別にみた死亡率の年次推移（文献2より引用改変）

6. 高齢者の疫学

（1）高齢者の死亡原因

・65〜69歳では第1位から悪性新生物、心疾患、脳血管疾患、肺炎であるが、加齢とともに心疾患、肺炎、老衰が上位を占めるようになる（**表2**）[3]。

表2　死亡原因別にみた年齢階級・死亡率（人口10万人対）（文献3より引用改変）

年齢階級	総数	第1位	(%)	第2位	(%)	第3位	(%)	第4位	(%)	第5位	(%)
60〜64	57,307	悪性新生物	48.6	心疾患	12.4	脳血管疾患	6.8	自殺	3.5	不慮の事故	3.3
65〜69	85,190	悪性新生物	49.5	心疾患	24.1	脳血管疾患	7.1	肺炎	4	不慮の事故	3.2
70〜74	114,863	悪性新生物	45	心疾患	12.6	脳血管疾患	7.6	肺炎	5.7	不慮の事故	3.1
75〜79	156,783	悪性新生物	37.7	心疾患	13.7	脳血管疾患	8.7	肺炎	7.9	不慮の事故	3.2
80〜84	221,645	悪性新生物	29.7	心疾患	15.2	肺炎	10.3	脳血管疾患	9.7	不慮の事故	3.1
85〜89	249,725	悪性新生物	21.7	心疾患	17.3	肺炎	12.6	脳血管疾患	10	老衰	6.4
90〜94	186,125	心疾患	19	悪性新生物	14.2	肺炎	13.4	老衰	13.1	脳血管疾患	10.2
95〜99	84,120	老衰	21.1	心疾患	19.7	肺炎	13.5	脳血管疾患	9.4	悪性新生物	9
100歳以上	23,413	老衰	35.5	心疾患	17.1	肺炎	12.3	脳血管疾患	7.7	悪性新生物	4.7

（2）寝たきり状態の原因

①寝たきり状態 ❗

・日常生活の動作を自力で行う際に何らかの介助が必要で、1日の大半を寝て過ごしている状態。
・**寝たきり度**は1991年に厚生労働省が定めた「障害老人の日常生活自立度判定基準」（→ p.82「4）生活自立度」表3参照）により決められる。
・日本の平均寿命は世界のトップであるため、晩年の寝たきり期間が他国に比べ長く、寝たきり状態となった高齢者の割合も高い。
・支援者・介護者が不足しており、介護者の高齢化も大きな問題となっている。

②要支援・要介護の原因

・第1位が認知症で、脳血管疾患、高齢による衰弱、骨折・転倒、関節疾患、心疾患、Parkinson病が続く。
・年齢が高いと脳血管障害の割合が低くなり、認知症、衰弱、**転倒・骨折**の割合が高くなる。
・要介護度が高いと脳血管疾患、認知症の割合が高くなり、寝たきり状態を伴う要介護度5以上になると、脳血管疾患は30%を超える（**図2**）[4]。

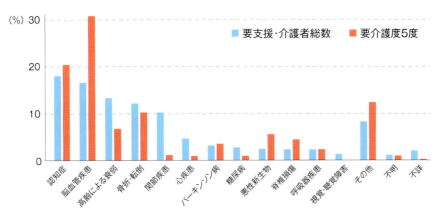

図2　要介護度別の主な原因疾患（文献4より引用改変）

3）老年病

老年期に罹患率が高くなる慢性疾患を複数有することで、多臓器の機能障害を伴い、日常生活動作（ADL）❗の低下をきたす疾患と定義されている[5]。

→非定型的で高齢者に特徴的な臨床症状を示す。

・進行性で完治が困難である。　　・治療に対する反応性が悪い。
・個体差が大きい。　　　　　　　・複数の疾患が併発する（図3）[6]
・生理機能や予備力の低下により、重症化する。

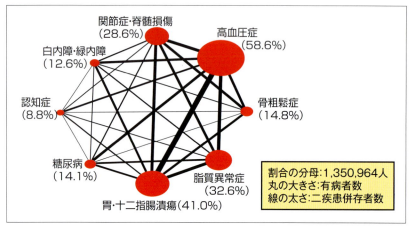

図3　各疾患の有病者率と併存頻度（文献6より引用改変）

治療ばかりでなく、介護を必要とする一連の身体症状、兆候、および病態を示す老年症候群❗（→p.5「3　高齢者の特性」図1参照）を呈する。歯科診療にあたって、原因疾患、および老年症候群の特徴を総合的に考慮することが重要となる。

【老年症候群の代表的な原因】
・動脈硬化性疾患（脳血管疾患・心不全）
・認知症
・骨関節疾患（骨粗鬆症・骨折）
・呼吸器疾患（肺気腫・誤嚥性肺炎）
・悪性腫瘍

（岡田芳幸）

文献
1）厚生労働省：平成26年度　国民医療費の概況〈http://www.mhlw.go.jp/toukei/saikin/hw/k-iryohi/14/dl/kekka.pdf〉；2016.
2）政府統計　平成29年　我が国の人口動態　厚生労働省政策統括官（統計・情報政策担当）〈http://www.mhlw.go.jp/toukei/list/dl/81-1a2.pdf〉；2017．
3）厚生労働省：平成26年人口動態統計月報年計（概数）の概況〈http://www.mhlw.go.jp/toukei/saikin/hw/jinkou/geppo/nengai14/index.html〉；2016．
4）厚生労働省：平成28年度国民生活基礎調査の概況　要介護者等の状況〈http://www.mhlw.go.jp/toukei/saikin/hw/k-tyosa/k-tyosa16/dl/16.pdf〉；2016.
5）大内尉義，秋山弘子，折茂肇：新老年学　第3版 p.383～386，東京大学出版会，2010.
6）東京都健康長寿医療センター：東京都後期高齢者医療にかかる医療費分析結果報告書〈http://www.tokyoikiiki.net/_res/projects/default_project/_page_/001/000/884/bunsekikekkahoukoku.pdf〉；2015.

7 高齢者の医療倫理

　超高齢社会を迎えて、障害のある高齢者や寝たきりなどの要介護高齢者が増加している。高齢者の医療に携わる者として「高齢者の医療倫理」に配慮することが大変重要である。本稿では、患者の権利や個人情報保護、終末期ケアなどに対する考え方を概説する。

1）患者の権利

（1）患者の権利に関するリスボン宣言[1] ❗

・1981 年にポルトガルのリスボンで世界医師会が採択した。

　　①良質の医療を受ける権利、②選択の自由の権利、③自己決定の権利、④意識のない患者、⑤法的無能力の患者、⑥患者の意思に反する処置、⑦情報に対する権利、⑧守秘義務に対する権利、⑨健康教育を受ける権利、⑩尊厳に対する権利、⑪宗教的支援に対する権利

（2）患者の権利の尊重

・医療現場では「患者の権利の尊重」を重視するとともに、「説明と同意」「情報の開示」「セカンドオピニオン」「医療の安全確保」「プライバシーの確保」なども強く求められる。

2）医師の職業倫理[2] ❗

・医療現場で守られるべき、医療倫理原則は以下の4つである。

①**自律尊重原則** ❗：自律するのは患者側を指す。患者が自分で適切な意思決定をできるように、重要な情報を提供する必要がある。患者が行った意思決定を医療従事者だけではなく、患者の家族も尊重するというもの。

②**善行原則** ❗：患者に対して善を行うという原則で、患者に利益をもたらす。医療側が考える善行ではなく、患者が考える最善の善行を行うというもの。

③**無危害原則** ❗：患者に対しては当然のこととして"人"に対して無危害であることを求めるというもの。

④**正義原則** ❗：形式的な正義、実質的な正義を求めるもので、利益と負担を公平に配分すること。

3）医学研究の倫理[3]

（1）医学研究とは

　医学研究の目的は、疾病の原因、発症および影響を理解し、予防、診断ならびに治療（手法、手順、処置）を改善することである。最善と証明された治療であっても、安全性、有効性、効率性、利用可能性および質に関する研究を通じて継続的に評価されなければならない。

（2）研究倫理

・研究倫理とは倫理の基本法則を研究行為に適用したもので、研究者は研究活動に研究公正でなければならないという社会規範の1つである。

・広義には「科学者の社会的責任」に属し、狭義には科学者が属する研究機関における「職務責任」とみなす。

・研究成果を発表・報告する文章（学術出版、論文、書籍、レポートなど）は特に重要視され、このなかで捏造、改ざん、盗用は、研究公正に違反する科学における不正行為とされる。

・医学研究はすべての被験者に対する配慮を推進かつ保証し、その健康と権利を擁護するための倫理

基準に従わなければならない。
・被験者の生命、健康、尊厳、全体性、自己決定権、プライバシーおよび個人情報の秘密を守ることは医学研究に関与する医師の責務である。

4）個人情報の保護[4]

個人情報の保護は、「自己情報コントロール権」がプライバシーの権利として認められており、医療関係者は厚生労働省の「医療介護分野の個人情報保護ガイドライン」を遵守することが求められる。

（1）個人情報とは

生存する個人に関する情報であって、当該情報に含まれる氏名、生年月日その他の記述などにより特定の個人を識別することができるものをいう。

（2）個人情報保護法（改正2017年5月施行）

個人情報保護法の主な改正内容は、「個人情報の定義の明確化」「個人情報の保護を強化」「個人情報の取り扱いのグローバル化」である。

（3）医療機関での個人情報保護

医療機関での個人情報の取り扱いは、さまざまな検査データ、病名、服用薬剤などの個人情報があるために、厳密な安全管理責任体制のもとで実施しなければならない。学会発表などでは、当該個人情報から当該情報に含まれる氏名、生年月日、住所など、個人を識別する情報を取り除くことで、特定の個人を識別できないよう、匿名化を行って対応する。

5）緩和ケア[6]　Pariative care

世界保健機構（WHO）は2002年に緩和ケアを次のように定義した。
・「緩和ケア」とは、生命を脅かす疾患による問題に直面している患者とその家族に対して、痛みやその他の身体的、心理的、社会的な問題、さらにスピリチュアル（宗教的、哲学的な心や精神、霊魂、魂）な全人的苦痛をもたらす問題（図1）を早期に発見し、的確な評価と処置を行うことによって、苦痛を予防したり和らげることで、QOL（Quality of life、生活・人生の質）を改善する行為である。

緩和ケアについての内容は以下である。
・痛みやその他の苦痛な症状から解放する。
・生命（人生）を尊重し、死ぬことをごく自然な過程であると認める。
・死を早めたり、引き延ばしたりしない。
・患者のためにケアの心理的、霊的側面を統合する。
・死を迎えるまで患者が人生をできるかぎり積極的に生きてゆけるように支える。
・患者の家族が、患者が病気のさなかや死別後に、生活に適応できるように支える。
・患者と家族のニーズを満たすためにチームアプローチを適用し、必

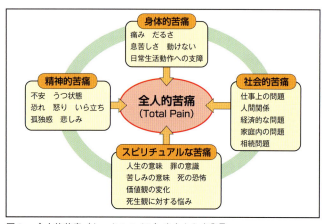

図1　全人的苦痛（トータルペイン）をもたらす背景

要とあれば死別後の家族らのカウンセリングも行う。

・QOL（人生の質、生活の質）を高めて、病気の過程に良い影響を与える。

・病気の早い段階にも適応する。延命を目指すそのほかの治療（たとえば化学療法、放射線療法など）を行っている段階でも、それに加えて行ってよいものである。

・臨床上のさまざまな困難をより深く理解し管理するために必要な調査を含んでいる。

6）終末期ケア[7]　End of Life Care の関連用語

（1）「終末期」という概念や言葉

・公的で明確な定義がないためにその意味は論者によっても異なる。

・一般的には老衰・病気・障害の進行により死に至ることを回避するいかなる方法もなく、予想される余命が3カ月以内程度の意味で使われる。

（2）ターミナルケア ❗

・終末期の医療および看護のことを指す。

（3）人生の最終段階における医療

厚生労働省が最期まで本人の生き方（＝人生）を尊重した医療およびケアの提供について検討した結果、「終末期医療」から名称の変更になった。また「人生の最終段階における医療の決定プロセスに関するガイドライン[8]」も提示された。

（4）終末期医療・ケアと DNR（do not resuscitate）

延命処置として行われる医療行為は次にあげる。

① 心臓マッサージなどの心肺蘇生　　② 延命のための人工呼吸器の装着

③ 人工透析　　　　　　　　　　　④ 胃瘻による栄養補給

⑤ 経鼻経管による栄養補給　　　　⑥ 点滴による水分補給

・DNR は患者の容態が急変して心停止しても、心肺蘇生を行わないことをいう。

（5）看取り

病状の改善が見込めず延命処置のような積極的な医療行為は行わず、慣れ親しんだ家庭や施設で家族や施設職員などの見送りにより、最期の時を迎えていただくケアである。近年は看取りの対応を行う施設などが増加している。

（6）尊厳死と安楽死[9]

① 尊厳死

人間として尊厳を保った状態で死ぬことを指す。延命処置をしなくてもよいと意思表示（リビングウィル）をしている人が延命処置を受けずに自然に死ぬことができる。

② 安楽死

不要な延命治療をなくしてあえて死を選択することで、あらゆる苦痛を取り除くことを指す。

A：積極的安楽死

・患者本人の自発的意思に基づいて、その自殺を故意に助けて死亡させることを指す。毒物投与や薬物の服用などの積極的な行為で死に至らせる。日本では違法であり、認められていない。

B：消極的安楽死

・患者本人の自発的意思に基づいて、または患者本人が意思表示不可能な場合、親や子、配偶者などの自発的意思に基づいて、治療を行わないことや延命治療を終了することにより、結果として死亡させることを指す。

Ⅰ　高齢者歯科医学概論

7）リビングウィル　Living will とアドバンスディレクティブ　Advance directive

（1）リビングウィル❗

「生前の意思」という意味で、生前に行われる尊厳死に対して尊厳死の権利を主張して、延命治療の打ち切りを希望するなどといった意思表示のことで、それを記録したものであれば、遺言書などにあたる。

（2）終末期医療・ケアについてのリビングウィル

病院への入院や高齢者施設の入所の際に「延命処置に関する意思確認書」や「終末期医療の事前指示書」（**図2**）[5]などの記入が求められることが増えている。一方で、自分自身の意思で終末期医療・ケアに対する希望を記載する文章などを作成することもある。

（3）アドバンスディレクティブ❗

「事前指示書」と訳され、ある患者あるいは健常人が、将来自らが判断能力を失った際に自分に行われる医療行為に対する意向を事前に意思表示することである。

私の医療に対する希望（終末期になったとき）

※患者様が終末期になったときの受けられる医療に対する希望をご本人が記載してください。
※患者様ご自身で判断できなくなられたとき、ご家族や主治医の参考になると思われます。
※この希望は、いつでも修正・撤回できます。（法律的な意味はありません）

1．基本的な希望（希望の項目にチェックしてください）
　①痛みや苦痛について
　□　できるだけ抑えてほしい　（□　必要なら鎮静剤をつかってもよい）
　□　自然のままでいたい
　②終末期を迎える場所について
　□　病院　　　□　自宅　　　□　施設　　　□　症状に応じて
　③その他の基本的な希望（自由にお書きください）
　（　　　　　　　　　　　　　　　　　　　　　　　　　　　　　）

2．終末期になったときの希望（希望の項目にチェックしてください）
　①心臓マッサージなどの心肺蘇生
　□　してほしい　　　□　してほしくない
　②延命のための人工呼吸器
　□　つけてほしい　　　□　つけてほしくない
　③抗生物質の強力な使用
　□　使ってほしい　　　□　使ってほしくない

図2　延命治療への意思表示（一部）（文献5より引用改変）

（玄 景華）

文献

1）患者の権利に関するWMAリスボン宣言.〈dl.med.or.jp/dl-med/wma/lisbon2005j.pdf〉
2）日本医師会：医師の職業倫理指針（平成20年改訂版）.〈www.mhlw.go.jp/shingi/2008/10/dl/s1027-12h.pdf〉
3）日本医師会HP：人間を対象とする医学研究の倫理的原則.〈http://www.med.or.jp/wma/helsinki.html〉
4）厚生労働省HP：個人情報の適切な取扱いのためのガイドライン等〈http://www.mhlw.go.jp/stf/seisakunitsuite/bunya/0000027272.html〉
5）国立長寿医療研究センター：私の医療に対する希望（終末期になったとき）〈http://www.ncgg.go.jp/zaitaku1/pdf/eol/ad/1jizenshijisho.pdf〉
6）厚生労働省HP：緩和ケアについて.〈http://www.mhlw.go.jp/stf/seisakunitsuite/ bunya/kenkou_iryou/kenkou/gan/gan_kanwa.html〉
7）厚生労働省医政局地域医療計画課：平成26年度人生の最終段階における医療体制整備事業について〈www.mhlw.go.jp/file/06-Seisakujouhou.../0000055258.pdf〉
8）厚生労働省：人生の最終段階における医療の決定プロセスに関するガイドライン〈http://www.mhlw.go.jp/file/06-Seisakujouhou-10800000-Iseikyoku/0000078981.pdf#search=%27〉
9）清水哲郎：尊厳ある死・安楽死の概念と区分.〈http://www.l.u-tokyo.ac.jp/~shimizu/cleth-dls/euthanasia/ euth-def.html〉

8）高齢者虐待の徴候と対応

・高齢者の虐待は増加し、死亡例も年間 20 名以上になる[1]。

・要介護施設従事者や養護者（家族、親族）による高齢者虐待がある。

・身体的虐待 ❗ が最も多く、次に心理的虐待 ❗ 、介護等放棄 ❗ 、経済的虐待 ❗ 、性的虐待 ❗ の順である。

・要介護施設の虐待者は従事者であり、「教育・知識・介護技術等に関する問題」（65.6％）や「職員のストレスや感情コントロールの問題」（26.9％）[1] が挙げられている。

・養護者としては、息子が最も多く、次いで夫、娘の順に多い[1]。

・被虐待者は女性が 70％以上と多く、認知症の高齢者が身体的虐待を受ける割合が多い[1]。

・「身体的虐待」と「心理的虐待」では要介護度が軽度の割合が高く、「介護等放棄」では要介護度が重い方が多い傾向がある[1]。

・施設内での通報者は、「当該施設職員」（21.9％）が最も多く、次いで「家族・親族」（20.0％）であった。家庭では、介護支援専門員が最も多く、警察、家族、親族が多い[1]。

・利用者や家族の生活を把握する介護支援専門員のほとんどが直感的に虐待を察知するとしている。直感的に察知する事柄を表1に示す[2]。

・高齢者虐待に気づくための身体所見を表2に示す。

・歯科医師も訪問診療で生活を垣間見る機会があり、高齢者の虐待を疑うことがある。

・虐待が疑われたら、まずは地域包括支援センターや行政機関の担当窓口へ連絡を入れて、見守りや協力を依頼する[3]。

表1　直感的に察知する事柄

本人の様子	家族の様子
表情（暗い、不安、寂しい）	強い口調
怯えている態度	イライラしている態度
不自然な態度	どなる
家族との不仲	介護に無関心
家族への遠慮	疲労感
アザ	送迎時不在
無表情	表情

表2　高齢者虐待に気づくための身体所見

1. 全身症状	①脱水、低体重、意識障害がある ②不衛生（あかまみれ、ひどい汚れ）である
2. 皮膚	①新旧混在の外傷瘢痕、多数の小さな出血、不審な傷（ヒモ型挫傷）がある ②不自然な火傷（多数の円形の火傷、手背部や口腔内、背部の火傷）がある
3. 骨折	多発性の骨折、新旧混在する骨折、肋骨骨折がある
4. 頭部	①頭部外傷（頭蓋骨骨折、脳挫傷）がある ②頭蓋内出血（くも膜下出血、急性硬膜下出血、慢性硬膜下出血）がある
5. 眼球損傷	前眼房や網膜の出血がある
6. 難聴	鼓膜破裂がある
7. 性器	性器や肛門周囲の外傷がある
8. 腹部	内臓損傷、内臓破裂がある
9. その他	反復する尿路感染症がある

（小笠原 正）

文献

1）厚生労働省：平成 27 年度 高齢者虐待の防止、高齢者の養護者に対する支援等に関する法律に基づく対応状況等に関する調査結果.〈http://www.mhlw.go.jp/stf/houdou/0000155598.html〉

2）矢吹知之：高齢者虐待の現状と未然防止の方法；実践を究める 高齢者虐待と家族支援. ケアマネジャー，19：4-81，中央法規出版. 2017.

3）鈴木四季：事例から考えるわかりやすい権利擁護（第4回）虐待を疑ったら. ケアマネジャー，18：80-83，中央法規出版. 2016.

●高齢者の虐待● column

高齢者虐待の急激な増加

　平成20年、朝日新聞の「私の視点」に「高齢者虐待防止に歯科医の目を活かせ」という小文を書かせて頂いた。今それを読み返し、今もなお何ら問題点が改善されていないことに改めて気づかされた。

　著者はその拙文のなかで、当時の厚生労働省の高齢者虐待事例に関する全国調査により、平成19年には前年を712件上回る13,335件に達し、事例が急速な増加傾向にあることを危惧している。しかし、その後平成26年に実施された「高齢者虐待の防止、高齢者の養護者に対する支援等に関する法律に基づく対応状況等に関する調査」[1]では、実に15,739件が養護者による高齢者虐待事例と判断されている（図1）。残念ながら、その後厚生労働省による事例件数の公式発表はないが、本稿執筆時（平成29年1月）時点で、その件数はさらに増加していると判断するに難くない。その最大の理由は、高齢化社会に伴う要介護高齢者の増加と、養護者および要介護施設従事者の絶対的な人数の不足である。

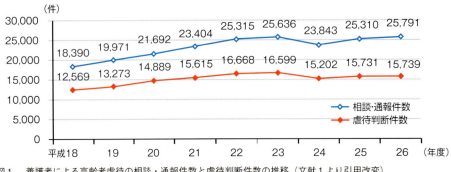

図1　養護者による高齢者虐待の相談・通報件数と虐待判断件数の推移（文献1より引用改変）

高齢者虐待と歯科界の役割

　高齢者虐待の大きな特徴の1つに、加虐者における実子の割合が、実に全体の約6割を占めている点がある（図2）。これを虐待発生要因において「介護疲れ・介護ストレス」が最も多いことと照らし合わせれば、当初は子どもたちが、在宅介護が必要となった実の親を必死に介護していたであろうことがうかがえる。そして歯科医師による訪問診療はまさにこの時期に多く実施されている。であれば、訪問診療を実施する歯科医療従事者が、虐待を見抜く目をもつことこそ高齢者虐待の早期発見と防止につながるのではないか、と冒頭の小文で提言をさせて頂いた。しかし残念ながらいまだ歯科医療従事者からの相談・通報があったという事例は耳にしていないし、厚生労働省による調査（平成26年）にも報告がない。

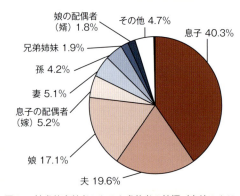

図2　被虐待高齢者からみた虐待者の続柄（文献1より引用改変）

　歯科医療従事者は、高齢者の口腔内の衛生状態はもとより、異臭や床ずれ等の在宅環境にも目を配り、介護者が加虐者となる前に虐待の芽を摘む役割を担っていることを決して忘れてはならない。

（花岡洋一）

文献
1）厚生労働省：平成26年度 高齢者虐待の防止、高齢者の養護者に対する支援等に関する法律に基づく対応状況等に関する調査.
2）花岡洋一：高齢者虐待防止に歯科の目をいかせ；私の視点. 朝日新聞. 2008.

8 人口統計[1,2,3] Demographics

1) 高齢化率（老年人口率）

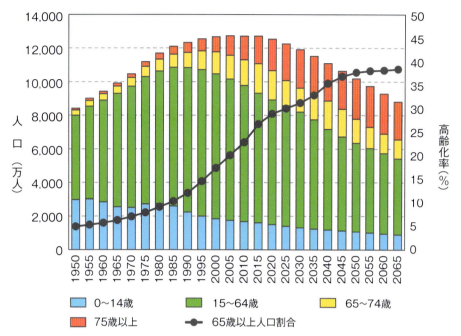

図1　日本人の人口の推移（総務省「国勢調査」、総務省「人口推計（平成27年国勢調査人口速報集計による人口を基準とした平成27年10月1日現在確定値）」、国立社会保障・人口問題研究所「日本の将来推計人口（平成27年1月推計）」の出生中位・死亡中位仮定による推計結果、を元にグラフを作成）
※ 1950年～2015年の総数には年齢不詳を含み、高齢化率の算出には分母から年齢不詳を除いている

- 現在の日本では65歳以上を高齢者としている（**コラム「高齢者の定義の変更」**参照）。
- **高齢化率（老年人口率）**とは、総人口に占める65歳以上の人口の割合（%）である。
- 日本の総人口は1億2,676万人で、そのうち65歳以上人口は3,486万人で、高齢化率は27.5%となり過去最高となった（2017年3月1日、総務省統計局）（**図1**）。
- 男女別にみると、男性は1,512万人（男性人口の24.5%）、女性は1,973万人（女性人口の30.3%）で女性が男性より461万人多い。
- 高齢化率が7%を超えた社会を**高齢化社会　aging society**、14%を超えた社会を**高齢社会　aged society**、21%を超えた社会を**超高齢社会　super aged society**という。
- 大都市圏から離れた地域において高齢化率が高い傾向がある。
- 日本の高齢化率は主要国中において最高である（**図2**）。
- 日本の高齢化率は1970（昭和45）年に7%を超え、1994（平成6）年には14%を超え、2007（平成19）年には21%を超えた（**図3**）。
- 日本の高齢化の原因は「出生率の低下」と「寿命の伸長」であり、この現象を**少子高齢化**と呼ぶ。
- 高齢化率が7%（高齢化社会）から14%（高齢社会）に至るまでの年数は高齢化率の**倍加年数　doubling years**と呼ばれ、高齢化が進む速度を示す指標となる（**図3**）。
- 日本の倍加年数は24年で、当時としては世界一のスピードであった（**図3**）。

I 高齢者歯科医学概論

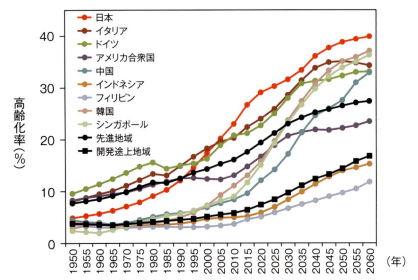

図2　世界の高齢化率の推移（内閣府：平成28年版高齢社会白書「世界の高齢化率の推移」よりデータを抜粋して加工）

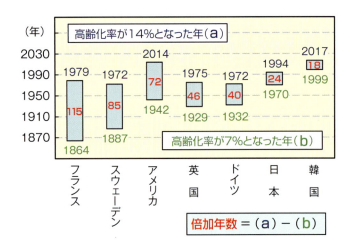

図3　倍加年数の国際比較（国立社会保障・人口問題研究所ホームページ他より引用改変）

- 現在では、韓国が18年と日本よりも倍加年数の短い国が出現している（**図3**）。
- 東南アジアの多くの国では、20年ほどで日本と同じような人口ピラミッド（→次項参照）になり、少子高齢化が進んでいくと予測されている。

2）人口構造　population structure

　人口の基本構造により分類した人口の質的な特徴を人口構造という。さまざまな目的で、年齢、性別、配偶関係、教育程度、出生地、宗教、職業、所得、居住形態などを基準として人口構造が分類される。視覚的に人口構造を捉えやすいのは人口ピラミッド　population pyramid である（**図4**）。

- 縦軸に年齢をとり、横軸の左に男性の人口数、右に女性の人口数を示したグラフを人口ピラミッドという。

8. 人口統計

- 人口数、男女比、年齢分布の情報を含めた人口構造を視覚的に捉えることができる。
- 形状から富士山型、ツリガネ型、ツボ型、星形、ひょうたん型などに分類される。
- 人口を絶対値で示すものを絶対ピラミッドと呼び、人口規模によりピラミッドの面積が変化する。
- 横軸を各年齢階級の人口が総人口に占める割合（％）である年齢構造係数で示したものを相対ピラミッド　relative population pyramid と呼ぶ。
- 相対ピラミッドの面積は人口規模が大きく異なる集団においても一定であり、そのような集団間の人口構造の比較ができる。

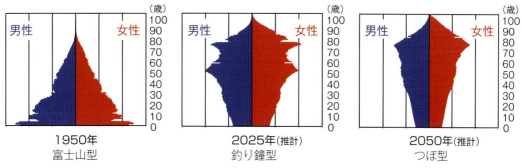

図4　1950年：総務省統計局「国勢調査」の実績値（2025年、2050年：国立社会保障・人口問題研究所：日本の将来推計人口（平成29年推計）出生中位（死亡中位）推計より作成）

3）老年人口　elderly population

- 日本の人口統計では年齢を3区分し、65歳以上を老年人口としている。
- 先進国においては65歳以上の人口を老年人口とすることが一般的である。
- さらに、「高齢者の医療の確保に関する法律」により前期高齢者と後期高齢者に区分されている。
- 前期高齢者　young-old：65〜74歳、後期高齢者　old-old：75歳以上である。
- さらに、90歳以上は超高齢者　super-old、100歳以上は百寿者　centenarian と呼ばれる。
- 65歳以上人口3486万人のうち、前期高齢者の人口が13.9％、後期高齢者の人口は13.6％で均衡している。（2017年3月1日、総務省統計局）

4）老年化指数　aging index

- 老年人口（65歳以上人口）を年少人口（0〜14歳人口）で割り、100を乗じた値（％）。
- 老年人口と年少人口の比率から高齢化の程度を示す。
- 生産年齢人口が除かれているため、老年人口係数（老年人口／総人口×100＝高齢化率）よりも老年化の程度を敏感に示す（図5）。
- 2017（平成29）年3月1日現在、日本は221.8と推計される。

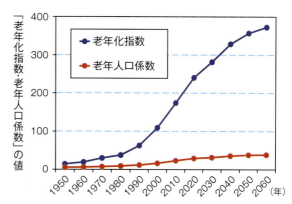

図5　生産年齢人口と老年人口係数の比較（総務省「年齢（5歳階級）、男女別人口及び人口性比 - 全国（大正9年〜平成27年）」、総務省「男女年齢5歳階級別人口、年齢構造係数および性比（総人口）：出生中位（死亡中位）推計」をもとに作成）

5）健康寿命と平均寿命（図6、7）

（1）健康寿命　healthy life expectancy at birth
・平均寿命から、日常的・継続的な医療や介護に依存して生きる期間を除いた期間（WHO）[4]。

（2）平均寿命　life expectancy at birth
・ある人口集団における0歳時の平均余命。
・現在の死亡率が引き続き適用される場合、新生児が生存すると予想される平均年数（WHO）[5]。

（3）平均余命　life expectancy
・ある人口集団において、ある年齢の生存者がその後、何年生存するかという期待値。

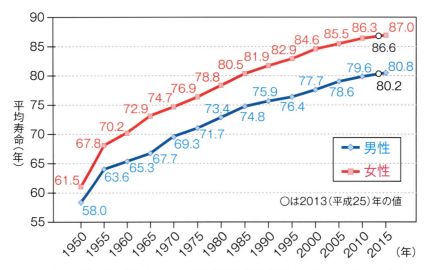

図6　日本人の平均寿命の推移（1950年は厚生労働省「簡易生命表」、1955年から2015年までは厚生労働省「完全生命表」に基づき作成）※1970年以前は沖縄県を除く値

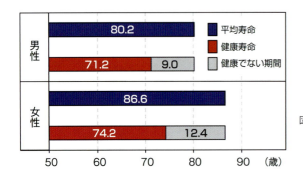

図7　平成25年健康寿命と平均寿命（厚生労働科学研究費補助金（循環器疾患・糖尿病等生活習慣病対策総合研究事業）：分担研究報告書「健康寿命の指標化に関する研究－健康日本21（第二次）等の健康寿命の検討－」よりデータを抜粋して作成）

（竹内一夫、服部正巳）

文献
1）人口学研究会：現代人口辞典，原書房，東京，2010．
2）内閣府：平成28年版高齢社会白書，日経印，東京，2016．
3）United Nations: World Population Aging 2015 Report, United Nations, New York, 2015. <http://www.un.org/en/development/desa/population/publications/pdf/ageing/WPA2015_Report.pdf>
4）World Health Organization : Healthy life expectancy (HALE) at birth.　<http://apps.who.int/gho/indicatorregistry/App_Main/view_indicator.aspx?iid=66>
5）World Health Organization : Life expectancy (HALE) at birth.　<http://www.who.int/whosis/whostat2006DefinitionsAndMetadata.pdf>

8．人口統計

●高齢者の定義の変更●　　　　　　　　　　column

高齢者の定義の不定性

　世界の歴史をみると60歳前後から高齢期が始まると考えられているものが多い[1]。社会制度上の高齢者の定義としては、1875年のイギリスのフレンドリー・ソサエティという労働者の相互扶助制度の規則において、50歳以上が高齢と定められていた[2]。また、ドイツのビスマルク政権では1889年に「廃疾・老齢年金保険」に関する法律が承認されて70歳から老齢年金が支給されることになり、その後の1916年には支給開始年齢が65歳に引き下げられた[3]。現在の先進国では65歳以上を高齢者とするのが一般的であるが、これは1956年に国際連合が発表した白書の「高齢化した人口」で65歳以上の割合が人口の7％以上になった場合とされたためとされる[4]。しかし、同じ国際連合でも人口統計の区分では60歳以上を老年人口としている[5]。さらに、World Population Ageing:1950-2050

という報告書では60歳以上と65歳以上の双方の基準を用いている。また、世界保健機構（WHO）では60歳以上を老年人口としている[6]が、2000年から行われた調査ではアフリカの発展途上国の人口の50歳以上を老年人口とした[7]。

　一方、日本では古くから長寿を祝う慣習があり、その最初の御祝いが40歳の「初老」であった。国勢調査では、1955（昭和30）年までの3区分の年齢階級では60歳以上として扱っていたが、1960（昭和35）年からは65歳以上として扱っている。また、老人福祉法、高齢者虐待防止法、介護保険法、高齢者医療確保法では65歳以上を高齢者としている。

　以上のように、高齢者の定義は時代・調査・制度により異なり、一義とはいえない。また、医学的・生物学的な理由ではなく社会制度により定められたものが多い。

高齢者の定義に関する検討

　現在の日本は超高齢社会となっているが、内閣府の調査[8]で「高齢者とは何歳以上だと思いますか」という質問に対して「70歳以上」と「75歳以上」で半数以上を占め「65歳以上」は6.4%であった。高齢者自らの意見では65歳以上から高齢者だとは思わない人が多いようである。このような背景から学際的なワーキンググループにより高齢者の定義について検討された。その結果、近年の高齢者の心身の健康に関するデータの検討により、現在の高齢者においては10〜20年前と比較して加齢

に伴う身体的機能変化の出現が5〜10年遅延していると推察された。そして、65歳〜74歳を准高齢者（pre-old）、75歳〜89歳を高齢者（old）、90歳以上を超高齢者（oldest-old, super old）とすることが提言された[9]。これに対して「社会保障制度における年齢の定義を見直すことは、企業の雇用慣行や国民の意識も踏まえて、慎重に議論すべきだ」という意見が厚生労働大臣より述べられている。

（竹内一夫、服部正巳）

文献

1）Covey, H.C. : The definitions of the beginning of old age in history, Int. J. Aging Hum. Dev., 34: 325 〜 337, 1992.
2）Holdsworth, W. A.: The Friendly Societies Act, Routledge and Sons G., London, 13,44, 1875. <https://books.google.co.jp/books?id=948DAAAAQAAJ&oe=UTF-8&redir_esc=y>; 2017 [accessed 10.03.17]
3）ドイツ連邦共和国労働社会省：未来に向けて 図像と記録資料で綴るドイツ社会保障史．<http://www.bmas.de/SharedDocs/Downloads/DE/PDF-Publikationen/a202-in-die-zukunft-gedacht-japanisch.pdf?__blob=publicationFile>; 2017 [accessed 10.03.17]
4）United Nations : The Ageing of Populations and its Economic and Social Implications, Population Studies, No. 26 (United Nations publication, Sales No.1956. XIII.6., 7-20. 1956.<https://babel.hathitrust.org/cgi/pt?id=mdp.39015020808542;view=1up;seq=17>; 2017 [accessed 10.04.02]
5）United Nations Political Declaration and Madrid Action Plan on Ageing. <http://www.un.org/en/events/pastevents/pdfs/Madrid_plan.pdf.>; 2017 [accessed 10.03.17]
6）World Health Organization Aging and Life Course: Facts About Aging. <http://www.who.int/ageing/about/facts/en/.>; 2017 [accessed 10.03.17]
7）Kowal, P. , Peachey, K.: Indicators for the Minimum Data Set Project on Ageing: A Critical Review in sub-Saharan Africa．<http://www.who.int/healthinfo/survey/ageing_mds_report_en_daressalaam.pdf>; 2017 [accessed 10.03.17]
8）内閣府：平成26年度 高齢者の日常生活に関する意識調査.<http://www8.cao.go.jp/kourei/ishiki/h26/sougou/zentai/>; 2017 [accessed 10.03.17]
9）日本老年学会・日本老年医学会：高齢者に関する定義検討ワーキンググループ報告書，東京，2017.

9 高齢者の医療経済　medical expenditure for the elderly

　高齢化の進展に伴い、国民医療費は増加傾向にある。65歳以上が59.3％を占め、そのうち75歳以上は35.8％である。

1）国民医療費　national medical care expenditure

- 2015（平成27）年度の国民医療費は42兆3,644億円（前年比3.8％増加）、人口1人当たりの国民医療費は33万3,300円（前年比3.8％増加）である。国民医療費の国民総生産に対する比率は7.96％で、国民医療費の国民所得（NI）に対する比率は10.91％となっている（図1）。

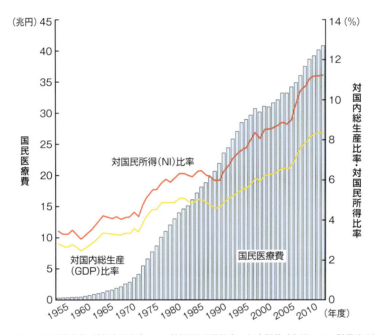

図1　国民医療費・対国内総生産および対国民所得比率の年次推移（文献1より引用改変）

- 財源別国民医療費は、「保険料」「公費」「その他」の3つに区分し推計されており、「保険料」は48.8％、「公費」38.9％、「その他」12.3％となっている。
- 年齢階級別にみると、「0～14歳」は6.0％、「15～44歳」12.6％、「45～64歳」22.1％、「65歳以上」59.3％であった。そのうち「75歳以上」が35.8％である（図2）。
- 人口1人当たりの国民医療費をみると、「65歳未満」は18万4,900円、「65歳以上」は74万1,900円、「75歳以上」は92万9,000円で、65歳以上は64歳未満の約4倍、75歳以上は約5倍となっている。
- 診療種類別にみると、「歯科診療医療費」は6.7％であるが、「医科診療医療費」は70.9％であり、う

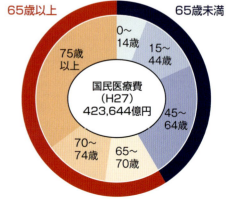

図2　年齢階級別国民医療費構成割合（文献1より引用改変）

ち入院医療費が36.8％、入院外医療費が34.2％である。「薬局調剤医療費」は18.8％であった（図3）。

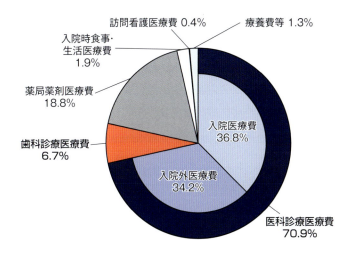

図3　診療種類別国民医療費構成割合　平成27年度（文献1より引用改変）

2）歯科医療費　dental treatment expenditure

- 歯科診療医療費は2兆8294億円であり、医科診療医療費、薬局調剤医療費は増加しているものの、ほぼ横ばいの推移となっている。人口1人当たりの歯科診療2万2,300円である。
- そのため、歯科診療医療費の全体の構成割合は6.7％であり、減少傾向にある。
- 年齢階級別に歯科診療医療費をみると、「0～14歳」は8.0％、「15～44歳」24.9％、「45～64歳」28.0％、「65歳以上」39.1％であった。医科診療医療費は「65歳以上」が61.2％であるが歯科診療医療費は39.1％と、医科と比較すると高齢者の歯科診療医療費が低いことが伺える（図4）。

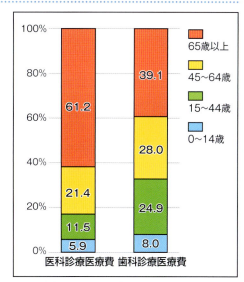

図4　年齢階級別医科診療医療費と歯科診療医療費の比較（文献1より引用改変）

（有川量崇）

文献
1）厚生労働省：平成27年度 国民医療費の概況〈http://www.mhlw.go.jp/toukei/saikin/hw/k-iryohi/15/〉

総論

II 社会保障と医療・保健・福祉

POINT

①高齢者に対する医療・保健・福祉の法制度や、それにかかわる各職種について理解する。

②介護保険制度の概要と、具体的なサービス内容について理解する。

③後期高齢者医療を始めとする高齢者への医療制度を理解する。

1 医療・保健・福祉に関する法制度

　高齢者の社会保障制度についての最初の法律は老人福祉法であり、1963年に制定された。第2条において老人福祉の基本的理念を明記しており、今日においても、高齢者福祉の実質的な基本法・理念法として位置付けられている。

（1）老人福祉法の基本的理念

　老人福祉法では、その基本的理念を「老人は、多年にわたり社会の進展に寄与してきた者として、かつ、豊富な知識と経験を有する者として敬愛されるとともに、生きがいを持てる健全で安らかな生活を保障されるものとする」としている。「生活に困窮しているかわいそうな老人」を対象としたそれまでの救貧対策を主体とする政策ではなく「人として尊ばれる老人」という敬老思想を基本理念として、高齢者福祉を、ごく一部の者の問題ではなく、社会全体のより広範な問題としていることが特徴である。

（2）高齢者福祉サービス

　老人福祉法による福祉サービスでは、制度の開始より長年にわたって「福祉の措置」として行われてきた。これは、サービスの利用を申し込んだ希望者に対し、自治体が福祉サービスを利用できる条件を満たしているかを審査し、その審査結果に応じてサービスの利用可否や利用先が決定される行政処分である。競争原理が働かずサービス内容が画一化しやすく、また利用者の意向が尊重されにくいなど多くの問題が出てきたことにより、1997年、利用者によるサービスの自己選択と契約を基本とする介護保険制度に原則、移行することになった。

（3）高齢者に対する保健医療

　1961年の国民皆保険の確立以降、高齢者の多くは、まずベースとして市町村の国民健康保険へ加入し、さらに老人福祉法や老人保健法に伴う自己負担の無償化や軽減策が図られてきた。しかし、制度の複雑さや小規模自治体の国保運営が困難であるなど、多くの問題があったことから抜本的な改革が行われ、2008年より高齢者の医療の確保に関する法律（高齢者医療確保法）が施行され、後期高齢者医療制度がスタートすることとなった。

　保健政策については、以前は老人保健法を根拠法として、40歳以上の住民を対象に健診事業が行われていた。現在は、高齢者医療確保法により特定健診（いわゆるメタボ健診）が行われている。併せて2002年に健康増進法が施行され、健診と健康増進がリンクして行われるようになった。

3. 介護保険法

2 老人福祉法

1）老人福祉制度における「福祉の措置」

老人福祉は、大きく在宅サービスと施設サービスに分けることができる。また給付の方法として、老人福祉法が規定する「福祉の措置」と、介護保険制度に基づく「サービス利用契約」に分けられる。現状では、介護保険制度において同様のサービスがある場合はそちらが優先され、「福祉の措置」はやむを得ない理由*により介護保険が利用できない場合にかぎり行われることとなっている。

> ＊やむを得ない理由の具体例：身寄りのない高齢者本人がサービス利用を拒否する場合や、家族による虐待のケースなどとされている。
>
> →この場合には、「最終的な手段」として市町村が職権で利用決定することとなる。

制度上、在宅福祉における措置が可能なのは、①老人居宅介護等事業（介護保険における訪問介護に相当）、②老人デイサービス事業（同 通所介護に相当）、③老人短期入所事業（同 短期入所生活介護に相当）である。前述のとおり、市町村による「福祉の措置」は例外的な措置であるため、その実施数は極めて少なく、全国で 2015 年度の 1 年間に、訪問介護 175 世帯、通所介護 168 人、短期入所 671 人となっている[1]。

また施設福祉については、特別養護老人ホームが挙げられる。一般には介護保険施設とされているが、この名称は老人福祉法に基づくものであり、介護保険上は介護老人福祉施設が正式名称である。つまり、いわゆる「特養」は、老人福祉法と介護保険法の両法の指定を受ける施設である。そのため、入所者のほとんどは介護保険に基づくものであるが、前述のように介護虐待などで緊急避難的な入所が必要になる場合が「福祉の措置」となる。現在、特別養護老人ホームは全国に 9,000 施設以上あるものの、そのなかで「福祉の措置」として入所している者は 600 人にも満たない[1]。

3 介護保険法

1）介護保険制度の仕組み

（1）介護認定

介護保険法は、それまでの老人福祉法に基づく「福祉の措置」から「サービスの自己選択と契約」への転換を目的に、1997 年に制定された。この法律の目的は、第 1 条に「加齢に伴って生じる心身の変化に起因する疾病等により要介護状態となり、入浴、排せつ、食事等の介護、機能訓練並びに看護及び療養上の管理その他の医療を要する者等について、これらの者が尊厳を保持し、その有する能力に応じ自立した日常生活を営むことができるよう、必要な保険医療サービス及び福祉サービスに係る給付を行うため、国民の共同連帯の理念に基づき介護保険制度を設け、その行う保険給付等に関して必要な事項を定め、もって国民の保健医療の向上及び福祉の増進を図ること」であると定められている。「加齢に伴う心身の変化」に対応するための「社会保険」であり、年齢制限が設けられた強制加入方式として、原則としてすべての被保険者（保険加入者）が保険料を負担する。被保険者は、65 歳以上の**第 1 号被保険者**と、40 歳以上 65 歳未満の**第 2 号被保険者**に分けられる。第 1 号被保険者は 65 歳以上の「加齢状態」であるため、疾病の種類にかかわらず、要介護・要支援状態になった場合に、介護保険によるサービスを受けることができる。しかしながら第 2 号被保険者は、40 歳以上 65 歳未満と若く、「加齢状態」

35

II 社会保障と医療・保健・福祉

とはいえない。そのため、無条件に介護サービスを受給できるわけではなく、早期に「加齢」してしまったといえるような疾患（**特定疾病**）により、要介護・要支援になった場合のみ、給付対象となる（**表1**）。

表1　16の特定疾病

末期の悪性腫瘍
関節リウマチ
筋萎縮性側索硬化症
後縦靱帯骨化症
骨折を伴う骨粗鬆症
初老期における認知症
進行性核上性麻痺、大脳皮質基底核変性症、Parkinson病
脊髄小脳変性症
脊柱管狭窄症
早老症
多系統萎縮症（線条体黒質変性症、シャイ・ドレーガー症候群、オリーブ橋小脳萎縮症）
糖尿病性神経障害、糖尿病性腎症、糖尿病性網膜症
脳血管疾患
閉塞性動脈硬化症
慢性閉塞性肺疾患（肺気腫、慢性気管支炎、気管支喘息、びまん性汎細気管支炎を含む)
両側の膝関節または股関節に著しい変形を伴う変形性関節症

①要介護・要支援の度合い

介護保険サービスを利用するためには、市町村による要介護認定調査による介護の度合いの判定を受け、介護が必要である（もしくは要支援者である）との認定を受けなければならない。要介護・要支援の度合いは、7つの区分に分かれており、要支援が1～2、要介護が1～5。数字が大きいほど、より介護が必要となる。介護保険より給付されるサービスの総量は、この区分ごとに定められており、区分支給限度基準額という（**表2**）。

表2　区分支給限度基準額

区分	限度額（円）／1カ月
要支援1	50,030
要支援2	104,730
要介護1	166,920
要介護2	196,160
要介護3	269,310
要介護4	308,060
要介護5	360,650

②要介護認定の手順

まず市町村へ認定申請を行う必要がある。本人・家族以外にも**代行申請が可能**であり、成年後見人、民生委員、介護相談員、地域包括支援センター、社会保険労務士、介護支援専門員などが省令で定められている。申請を受けた市町村は、申請に係る被保険者の元へ認定調査員を派遣し、74項目の質問に沿って調査を行う。この調査データはコンピュータプログラムにより第一次判定となる。また同時に申請に係る被保険者の主治医より主治医意見書が提出され、第一次判定の結果と主治医意見書の内容を介護認定審査会にて審査し、その結果が第二次判定となる。市町村はこれらの判定結果を基に要介護認定を行う。要介護区分の有効期限は、3カ月～2年の範囲で定められ、引き続き介護サービスを受ける際には継続申請が必要となる。また状態の悪化などによる区分の変更が必要な場合には再認定を受ける必要がある。

3．介護保険法

（2）介護給付と予防給付

①介護支援専門員（ケアマネジャー）

　　介護サービスはすべて、1単位10円（地方ごとの人件費等の違いを考慮して、若干の地域による差あり）として、公定価格が定められている。これらの介護サービスの給付上限は、各要介護区分ごとに、前述の「区分支給限度基準額」により定められている。限られた範囲内で、利用者のニーズに応じたきめ細かい介護サービスの利用計画（ケアプラン）を組み立てること（居宅介護支援）は非常に専門性の高い仕事であるため、その専門家として、介護支援専門員（ケアマネジャー）の制度が創設された。

介護支援専門員は、介護保険制度の導入と同時に成立した職種であり、ソーシャルワーカーの一形態である。保健医療分野もしくは福祉分野における法定資格を所持し、その資格に基づく実務経験を5年以上経た者のみ（一部の例外あり）に受験資格が与えられる「介護支援専門員実務研修受講試験」（都道府県が実施）に合格し、その後の「介護支援専門員実務研修」を修了した者に対して、介護支援専門員証が与えられる。歯科にかかわる国家資格のうち、介護支援専門員実務研修受講試験の受験資格を有する者は、歯科医師と歯科衛生士となっている。また介護支援専門員は5年ごとに更新研修を受ける必要がある。

②ケアプランの作成

　　ケアプランの作成は、利用者本人でも制度上は可能ではあるが、ほとんどの要介護者の場合は、居宅介護支援事業所に所属するケアマネジャーに依頼されている。要支援者に対するケアプラン作成は、原則として地域包括支援センターが行うこととなっているが、ケアマネジャーに委託される場合も多い。

　　ケアマネジャーがケアプランの作成を行うにあたっては、利用者の基本情報を集めた後、アセスメントと呼ばれる課題分析を行った後、その結果に基づいてケアプランを立てなければならない。その際、必ず設けなければならないアセスメントの標準項目が定められており、多くの場合、日本社会福祉士会方式、日本介護福祉士会方式、日本訪問看護振興財団方式、インターライ方式などの7つの方式から1つを選択し、使用することになる。アセスメントからケアプラン作成、サービス提供までの流れとしては、以下となる。

1. 利用者が望む生活に対する意向から長期目標を抽出し、援助方針を決定
2. 1を阻害する要因・原因を突き止め、課題・ニーズを発見
3. 課題をクリアするための行動・活動目標を定め、短期目標として設定
4. 短期目標を達成するための具体的な援助を検討し、それをサービス内容とした原案を作成
5. サービス担当者会議を開催し、参加者の意見を基にプランを修正
6. 各サービスの提供を開始した後も、継続的にモニタリングを実施する

重要なことは、利用者が望んでいること「デマンド（主観的要求）」が、そのままイコールで「ニーズ（客観的必要性）」やケアプランになるわけではないことである。

③居宅療養管理指導

　　具体的な介護サービスの内容としては、ヘルパーによる訪問介護やデイサービス（通所介護）、施設への入所が想像しやすいが、それ以外にも、要介護者自身の自立を促すためのリハビリテーションであるデイケア（通所リハ）や訪問リハなども含まれる。また、要介護者が健康的な日常生活を行うために必要な医学的アドバイスを行うことも介護保険の範囲に含まれ、この1つが、歯科医師・

II 社会保障と医療・保健・福祉

歯科衛生士の行う居宅療養管理指導である。これも、本来は区分支給限度管理の対象となるはずだが、厚生労働省の通達により居宅療養管理指導は区分支給限度基準額の枠にかかわらず算定が可能となっている。

なお、要支援者に対するサービス給付は、予防給付とされており、施設入所サービスの利用はできないなど、若干の違いがある。

（3）非該当（地域支援事業の介護予防事業）

介護保険制度が発足した当時より、自立生活している高齢者が要介護状態にならないよう、**介護予防事業**が行われてきた。介護予防事業は65歳以上の全員を対象とする**一次予防**と、今後、要支援・要介護になる可能性がある人（介護認定審査を受け、非該当と認定された者を含む）に対する**二次予防**に分けられる。特に、二次予防事業対象者に対しては、運動機能・口腔機能の維持向上や栄養改善のプログラムが実施されてきたが、二次予防対象者の割り出しを行うだけで、介護予防事業全体の約3割を占める費用がかかり非効率であった。そのため、国による一律の内容を見直し、地域の実情に応じたきめ細かい予防事業を行うため**介護予防・日常生活支援総合事業**（略称：**総合事業**）への移行が進められている。総合事業への移行にあたっては、非該当者だけでなく、要支援認定を受けた者に対する介護予防給付も、デイサービスなどが総合事業に移管された。サービス内容は各自治体ごとに独自に定めることが可能であり、行政の手腕が問われることとなる。

2）介護給付

（1）在宅サービス

①訪問系サービス

A．訪問介護（ホームヘルプ）

自宅に、介護福祉士やホームヘルパーなどの介護専門職が訪問し、入浴、排泄、食事等の介護など日常生活上の世話をするサービスであり、以下の2種類に分けられる。

・身体介護型……食事・入浴・トイレでの介助、オムツ交換・着替えの手伝いなどを行う。

・生活援助型……調理、掃除、洗濯などを、利用者とできるだけ一緒に行う。

B．訪問入浴介護

利用者の自宅に専用の浴槽を持参し、入浴サービスの提供を行う。おおむね看護師1名と介護職員2名の計3名で訪問しサービスを実施。

C．訪問看護

医師の指示に基づき、看護師などが自宅を訪問し、療養上の世話や必要な診療補助のサービスを実施。

D．訪問リハビリテーション

医師の指示に基づき、理学療法士・作業療法士・言語聴覚士が自宅を訪問し、筋力などの維持回復や日常生活の自立を助けるために必要なリハビリテーションのサービスを実施。

F．居宅療養管理指導

医師、歯科医師、薬剤師、管理栄養士、歯科衛生士などが自宅を訪問し、療養上の管理や指導のほか、栄養状態管理や口腔衛生指導を実施。

②通所系サービス

A．通所介護（デイサービス）

利用者がデイサービスセンターなどに通い、入浴、食事など日常生活上の世話や簡単な機能訓練を

受ける。

A-1. 通所療養介護

定員８名以下で、看護師が常時１名付き添う、医療ニーズが高い人に対するデイサービス。

B. 通所リハビリテーション（デイケア）

医師の指示に基づき、介護老人保健施設、病院、診療所などに通い、心身の機能の維持回復を図り、日常生活の自立を助けるために必要なリハビリテーションを受ける。

③短期入所系サービス

A. 短期入所生活介護（ショートステイ）

特別養護老人ホームなどに短期間入所して、入浴、排泄、食事の介護などの日常生活上の世話や機能訓練を受ける。

B. 短期入所療養介護（ショートステイ）

医師の指示に基づき、介護老人保健施設、介護療養型医療施設などに短期入所し、医療・看護の管理の下で、介護や機能訓練、その他必要な医療を受ける。

④居住系サービス

A. 特定施設入居者生活介護

有料老人ホームやケアハウスなどに入居している利用者が、入浴、排泄、食事の介護など日常生活上の世話や、機能訓練および療養上の世話を受ける。

⑤住環境の改善

A. 福祉用具貸与

車いすや特殊寝台などのレンタル。

B. 特定福祉用具販売

入浴や排泄に使用する用具の購入費の９割を補助。

C. 住宅改修費の支給

介護を必要とする人の住居での生活をしやすくするために、自宅への「手すりの取付」や「段差解消」など、住宅改修に対して、20万円を限度にその９割の費用を補助。引越や、要介護度が３段階上がった場合に、再度受給可能。

（2）施設サービス

①介護老人福祉施設・特別養護老人ホーム（特養）

常に介護を必要としており、在宅での生活が困難な状態にある寝たきりや認知症の高齢者のための入所施設。食事・排泄・入浴などの介護や機能訓練などがサービスの中心であり、入所期限は特に定められていない。

②介護老人保健施設（老健）

病状が慢性期にある高齢者に対して、リハビリテーションを中心に看護・介護や限定的な医療を行なう施設。入所期限は２年だが、在宅復帰強化型の施設では数カ月程度が標準入所期間。

③介護療養型医療施設

長期療養が必要な高齢者を入院させる医療施設のうち、介護保険が適応される療養病床。順次廃止されることが決まっており、2018年４月より介護医療院と呼ばれる新たな施設へ転換する必要がある。

II 社会保障と医療・保健・福祉

（3）地域密着サービス

①訪問系サービス

Ａ．夜間対応型訪問介護

基本的なサービス時間が夜10時から翌朝6時まで。自宅で急に具合が悪くなったときなどにコールボタンを押すと、すぐにオペレーターが対応する。

Ｂ．定期巡回・随時対応型訪問介護看護

月額包括報酬。1日複数回の訪問が可能で、24時間365日緊急コールに対応。また、医療への対応も可能。

②通所系サービス

Ａ．地域密着型通所介護

定員が18名以下の小規模なデイサービス。

Ｂ．認知症対応型通所介護

認知症の診断がある人のみ利用可能。定員が最大12名のため、少人数で個別介護が可能。

③小規模多機能型サービス

Ａ．小規模多機能型居宅介護

月額包括報酬。事業所への「通い」、自宅への「訪問」、事業所への「宿泊」を柔軟に組み合わせることが可能。すべてのサービスを顔なじみの職員に対応してもらえる。

Ｂ．看護小規模多機能型居宅介護

小規模多機能型居宅介護のサービスに訪問看護の機能が組み合わさったサービスで、より医療依存度の高い人への対応が可能。

④居住系サービス

Ａ．認知症対応型共同生活介護（グループホーム）

認知症の人が1ユニット9名までの少人数で共同生活をしながら、地域の住民との交流等により、認知症の症状緩和を図っていくことができる。

Ｂ．地域密着型特定施設入居者生活介護

定員29人以下の小規模で運営される介護付有料老人ホーム等への入居。

⑤入所サービス

Ａ．地域密着型介護老人福祉施設入所者生活介護

定員29人以下の小規模で運営される特別養護老人ホームへの入所。

→入所・入居系の施設、施設類似サービスについては、各種の根拠法が入り乱れ、またインフォーマルサービスも存在することから、**表3**にまとめた。

3）予防給付

（1）在宅サービス

要支援者が在宅介護において利用できるサービスは、訪問介護と通所介護を除いて要介護者へのサービスとほぼ同様である。名称としては、要介護者へのサービス名称に接頭辞として「介護予防」を付け加えればよい。なお要支援者への訪問介護と通所介護については、総合事業に移管された。

（2）地域密着型サービス

要支援者への地域密着型サービスは、要介護者へのサービスで挙げたもののうち、下記の5つが利用

3．介護保険法

表3　入所・入居サービス等の一覧

区分	正式名称	略称など	特記事項
介護保険施設	介護老人福祉施設	特養	老人福祉法では、特別養護老人ホーム
	介護老人保健施設	老健	2年を限度に在宅復帰を目指すリハビリ施設
	介護療養型医療施設	介護療養	2018年4月より、介護医療院へ順次転換
介護保険における地域密着型サービス	地域密着型介護老人福祉施設入所者生活介護	地域密着型特養	定員29人以下の特養
	認知症対応型共同生活介護	グループホーム	1ユニット最大9名の共同生活
	地域密着型特定施設入居者生活介護		
入居型施設	特定施設入居者生活介護	介護付き有料老人ホーム	介護保険以外に、入居費が必要となる
介護保険外の施設（介護サービスの併用可能）	外部サービス利用型有料老人ホーム		介護サービスは、外部事業者を利用する
	サービス付き高齢者住宅	サ高住	国土交通省・厚生労働省の共同管轄　家賃が必要 ※ここでの「サービス」とは介護サービスのことではなく、安否確認と生活相談サービスのこと
	軽費老人ホーム	ケアハウス	老人福祉法を根拠法にするが、介護保険サービスが併用可
老人福祉法による施設	養護老人ホーム		生活保護の自立高齢者が入所する。要介護状態になったら退所する必要がある
施設類似型の介護保険サービス	小規模多機能型居宅介護	小規模多機能	通い・宿泊・訪問を一体として提供。長期間にわたって宿泊サービスを利用する場合もある
	看護小規模多機能型居宅介護	看護小規模多機能	小規模多機能に看護を手厚く配置したもの
	短期入所生活介護	ショートステイ	数日間の短期入所が原則だが、特養の入所待ちなどで年単位で利用する場合もあり、ロングショートと呼ばれる
	短期入所療養介護	病院・診療所でのショートステイ	病床の一部を介護保険のショートステイとして利用するレスパイトサービス
介護保険外の自費サービス	通所介護（デイサービス）における宿泊サービス	お泊りデイ	1泊分のショートステイの介護報酬より、2日分のデイサービスの介護報酬のほうが高いため、夜間に介護保険外サービスとして宿泊を引き受けても採算が成り立つことを利用したインフォーマルサービス。なかには劣悪な環境下で宿泊をさせていたなどのため、行政指導をうけるような施設も散見される。

できない。

　・定期巡回・随時対応型訪問介護看護　　　・夜間対応型訪問介護

　・地域密着型通所介護　　　　　　　　　　・看護小規模多機能型居宅介護

　・地域密着型介護老人福祉施設入所者生活介護

　　※なお要支援者は、施設サービスの利用を行うことはできない。

II　社会保障と医療・保健・福祉

4）介護予防・日常生活支援総合事業

（1）二次予防事業対象者・要支援認定者に対する「介護予防・生活支援サービス事業」

　基本チェックリストによるスクリーニングで、今後、要支援・要介護になる可能性があると認められた65歳以上の者と、要支援認定者に対しては、地域包括支援センターによるアセスメント・ケアプランに基づいて**介護予防・生活支援サービス事業**が提供される。内容としては、以下のものが挙げられる。

①訪問型サービス

Ａ．介護予防訪問介護相当サービス

　ホームヘルパーなどの有資格者が自宅を訪問して行う、要介護者に対する訪問介護に相当するサービス。

Ｂ．訪問型サービス（緩和した基準によるサービス）

　有資格者のほかに、一定の研修を受けた者が自宅を訪問して行うホームヘルプサービス。

Ｃ．訪問型サービス（住民主体による支援）

　研修を受講した住民ボランティアなどによる簡易な生活支援（大型のゴミだし、電球の交換など）。

Ｄ．訪問型サービス（短期集中予防サービス）

　保健師などが、閉じこもり・認知症・うつなどの予防・支援が必要と判断した人の自宅を訪問して、必要な相談・指導を行う。

②通所型サービス

Ａ．介護予防通所介護相当サービス

　要介護者に対する通所介護（デイサービス）に相当するサービス。

Ｂ．通所型サービス（緩和した基準によるサービス）

　デイサービスにおいて、地域の住民などと相互支援の関係を築けるような支援を日帰りで行うサービス。

Ｃ．通所型サービス（住民主体による支援）

　住民ボランティアが行う自主的な通いの場。

Ｄ．通所型サービス（短期集中予防サービス）

　運動器の機能向上を中心に、栄養改善、口腔機能の向上、認知症予防などのプログラムを実施。

③その他のサービス

Ａ．栄養改善を目的とした配食サービス

　栄養改善が必要な人に対して配食サービスを提供すると同時に、安否確認も実施。

Ｂ．生活支援サービス

　介護サービスの範囲を超えて家事援助など（電球交換、庭の草むしりなど）の簡易な生活支援サービスを実施。

（2）一般高齢者に対する「一般介護予防事業」

　65歳以上の者を対象に、介護予防に関する知識の普及・啓発を行い、地域での自主的な介護予防の活動の支援を目的に行われるものである。またリハビリ職を活かした自立支援に役立つ取り組みが、新しい事業として項目に挙げられている。

①介護予防把握事業

　地域の事情に応じて収集した情報の活用により、閉じこもり等の何らかの支援を必要とするものを把握する。

②介護予防普及啓発事業

介護予防活動の普及・啓発を行う。

③地域介護予防活動支援事業

地域による住民主体の介護予防活動の育成・支援。

④一般介護予防事業評価事業

介護保険事業計画に定める目標値の達成状況などの検証。

⑤地域リハビリテーション活動支援事業

地域における介護予防の取り組みを機能強化するために、通所、訪問、地域ケア会議、サービス担当者会議、住民運営の通いの場等へのリハビリテーション専門職等の関与を促進する事業。

4 高齢者医療

1）高齢者の区分

高齢者は、65〜74歳の前期高齢者と、75歳以上の後期高齢者に分けられる。しかしながら、2008年に廃止された老人保健法における「老人」の適用年齢が70歳以上だったため、現在の制度上も70歳を区切りとして医療費自己負担金額が低減されており、この70〜74歳を高齢受給者と呼ぶ。ただし、国民健康保険における審査支払機関である国民保険団体連合会が発行する診療報酬請求に関する資料のなかに、「高齢受給者」のことを「前期高齢者」としているものがある[2]など、現場にも混乱が認められるため、注意が必要である。かつては老人、もしくは後期高齢者にのみ適応される診療報酬項目や点数が存在したが、後期高齢者医療制度の導入時に国民から大きな反発があったため、現在は存在しない。

2）高齢者医療確保法

高齢者医療制度は、歴史的には老人福祉法、老人保健法と根拠法が変遷してきたが、2008年にそれまでの老人保健法を大幅改正する形で「**高齢者の医療の確保に関する法律**」（**高齢者医療確保法**）が施行された。この法律により、**後期高齢者医療制度**が創設されたが、財政調整の仕組みのみが制度化された**前期高齢者医療制度**も同時に作られた[3]。

それまでの老人保健制度においては、75歳以上になっても、それまでに加入していた保険者にそのまま加入し続け、保険料を納めていた（ただし被扶養者となった場合には個人としての負担はなかった）。各保険者は集めた保険料のなかから、市町村の老人保健医療事業特別会計に対し拠出金を支出し、それに公費を併せたものが、老人医療の患者自己負担金額を除いた9割分に相当した。保険料は保険者に、支払いは市町村からと、徴収と給付の主体が異なる制度であったことから、どうしても財政運営の責任があいまいになりやすかった。

また高齢者の多くは雇用されていないため、扶養を受けないかぎり、市町村の運営する国民健康保険に加入することになる。疾病が多い高齢者が国保に集中することにより、国保の財政は悪化の一途をたどり、一般会計からの繰り入れを行わないと運営が行えない状況に陥り、これが市町村財政を圧迫する原因となっていた。

そのようななか、高齢者の医療にかかる費用の一定程度を高齢者自身の保険料で賄うという後期高齢者医療制度が創設された。それまで世帯単位だった被保険者（本人と家族）から、原則75歳以上の高

齢者が個々人で加入し、保険料を払うという制度となった（65歳以上75歳未満で、一定程度の障害の状態にあると認定を受けた者も、本人の選択に基づき、後期高齢者医療保険に加入することができる）。また保険者が、市町村単位であった**国保**から、都道府県単位の後期高齢者医療広域連合となった。人口規模の少ない自治体の場合、透析など高額医療のかかる患者が一人でも発生するとそれだけで財政破綻のリスクを背負うことになるが、都道府県単位となることで被保険者が増え、財政規模を大きくすることで、スケールメリットを生かし、比較的安定的な運営を可能としている。

（猪原 健、戸原 玄）

文献
1）厚生労働省：平成27年度 福祉行政報告例
2）神奈川県国民健康保険団体連合会website：Home＞保険医療機関・保険調剤薬局のみなさまへ＞診療（調剤）報酬請求について.〈http://www.kanagawa-kokuho.or.jp/hoken/attention.html〉
3）結城康博：入門長寿[後期高齢者]医療制度. ぎょうせい. 2008.

5 関連法

1）健康増進法

　日本における急速な高齢化の進展および疾病構造の変化に伴い、国民の健康の増進の重要性が著しく増大していることから、国民の健康の増進の総合的な推進に関し、基本的な事項を定めるとともに、国民の栄養の改善そのほか、国民の健康の増進を図ることを目的とした法律である（2003年5月施行）。

　本法律に市町村は生活習慣相談に応じ、保健指導をするとされており、このなかに歯科医師、歯科衛生士による相談・指導が明記されている。また、2008年改正により、40、50、60、70歳の節目検診である歯周疾患検診は本法律の補助対象事業となった。

2）歯科口腔保健法

　正式名称は「歯科口腔保健の推進に関する法律」。2011年8月10日に公布・施行され、歯科医療と口腔保健に関する理念と方向性を規定した法律。ライフステージ別の効果的な対策、関連施策との有機的な連携を明示している。また、地方公共団体が歯科保健施策の実施を支援するために、口腔保健支援センターを設置できることが定められている。

3）食育基本法

　食育を推進することにより、国民の健康と豊かな人間性を育むことを目的とした法律。みずから食について考える習慣や、食に関するさまざまな知識や食を選択する判断力を身につける学習などの取り組みをいう。2016～2021年度まで第3次食育推進基本計画が実施推進されている。

4）その他

・高齢者虐待防止法

　「高齢者虐待の防止、高齢者の養護者に対する支援等に関する法律」が正式名称である。議員立法として成立し、2006年4月1日より施行されている。本法では高齢者虐待を、「養護者による高齢者虐待」と「要介護高齢者施設従事者などによる高齢者虐待」に分けて定義しており、特に養護者による高齢者

6．医療・保健・福祉職種

虐待について、①身体的虐待、②介護・世話の放棄・放任、③心理的虐待、④性的虐待、⑤経済的虐待の5つを挙げている。→関連：障害者虐待防止法

6　医療・保健・福祉職種

1）連携の形態

これまでの医学の領域は狭い範囲で行われていたため、医師個人の努力で領域をカバーできていたが、現代では予防医学をはじめ、急性期からターミナルケアまで、そして病院から施設、在宅まで医療・保健・福祉のニーズが多様化している。そのため、多数の新しい医療職が登場し、効率的で効果的な連携が必要となった。

2）医療の職種

各職種はそれぞれの法律によって業務範囲が定められており、業務独占（業）、名称独占（名）が規定されている。

　　※規定のないものは（無）とした。

　　※※ 医師・歯科医師・薬剤師調査（2014年）、歯科衛生士・歯科技工士・看護師・准看護師・保健師・助産師は衛生行政報告例（2014年）、その他は病院報告（2014年）による。

（1）歯科医師　dentist：約10.4万人（名）（業）

歯科医療と保健指導を司ることで、公衆衛生の向上と増進に寄与し、国民の健康な生活を確保する。

（2）歯科衛生士　dental hygienist：約11.6万人（名）（業）

歯科医師の指導のもとに、歯科予防処置、歯科診療補助、歯科保健指導を行う。

（3）歯科技工士　dental technician：約3.4万人（名）（業）

歯科医療用の補填物や矯正装置などを作成、修理、加工する。

（4）医師　doctor：31.1万人（名）（業）

医療と保健指導を司ることで、公衆衛生の向上と増進に寄与し、国民の健康な生活を確保する。

（5）薬剤師　pharmacist：約28.8万人（名）（業）

医師・歯科医師の発行した処方箋にもとづいて調剤を行う。

（6）看護師　nurse：108.9万人（名）（業）

看護師は療養上の世話、診療の補助を行い、患者教育を行う。

（**保健師　public health nurse**：4.8万人（名）（業）、**助産師　midwife**：3.4万人（名）（業））

（7）診療放射線技師　medical radiology technician：4.2万人（名）（業）

医師、歯科医師の指示のもとに、放射線を人体に対して照射する。

（8）臨床検査技師　clinical laboratory technician：5.3万人（名）

医師、歯科医師の指示のもとに、微生物検査、検体検査、生理学的検査を行う。

（9）理学療法士　physical therapist：6.6万人（名）

医師の指示のもとに、身体障害者に対し、運動療法・物理療法を行う。

（10）作業療法士　occupant therapis：4.0万人（名）

医師の指示のもとに、身体・精神障害者に対し、日常生活動作訓練などの作業療法を行う。

II 社会保障と医療・保健・福祉

(11) 言語聴覚士　speech therapist：1.3 万人（名）

医師、歯科医師の指示のもとに、言語・聴覚障害者に対して発声訓練を行う。また、指示のもとに嚥下訓練を行うことができる。

(12) 管理栄養士　registered dietitian：2.1 万人（名）

専門的知識・技術を要する栄養指導、給食管理を行う。

(13) その他の医療職

救急救命士　emergency medical technician：2.5 万人、など。

3）介護・福祉職種

（1）社会福祉士　certified social worker：0.9 万人（名）

福祉の相談に応じ、助言や援助を行う。

（2）介護福祉士　care worker：4.3 万人（名）

入浴、排泄、食事などの介護を行い、介護指導を行う。

（3）精神保健福祉士　psychiatric social worker：0.9 万人（名）

精神障害者の社会復帰の支援を行う。

（4）訪問介護員（ホームヘルパー）　home helper（無）

身体介護、家事援助介護サービスを行う。

（5）介護支援専門員（ケアマネジャー）　care manager（無）

ケアプランの作成、要介護認定の申請等を行う。

（6）その他

臨床心理士などがある。

（弘中祥司）

● 増加している「無届け介護ハウス」　NOTE

届け出が義務付けられた有料老人ホーム（一戸建て住宅等）で、入浴や食事などの介護サービスを提供しているが、無届けのまま運営している。公的な介護施設や介護職員の不足を背景に近年急増しており、全国に 1,900 以上存在している（NHK の 2015 年調査）。

安い特養は順番待ちが長く、有料老人ホームは費用が高額なため、行き場のない要介護高齢者の受け皿となっている。防火設備の不備、入所者に対する介護職員の数の不足などの問題があるが、無届であるため、監査・指導が行き届かない。

●高齢者福祉・医療政策、保健事業の歴史●　　column

1．高齢者福祉政策の歴史

　近代における高齢者福祉は、明治時代に宗教家・篤志家や慈善団体などが救済事業の一環として開設した「養老院」という民間施設からスタートした[1]。この施設は、身寄りのない者やさまざまな事情により家庭で生活のできない経済的に困窮した高齢者を収容する施設であり、1929年の救護法制定により、公的制度化された。戦後になり1950年に生活保護法が制定された際に、養護施設として位置づけられたが、長期入所者が増えるにつれ、病弱・寝たきり高齢者が増えてきた。経済的な理由で入所している元気な高齢者と、寝たきり高齢者の大部屋雑居生活には多くの問題が生じていた。そのため、老人福祉法（1963年制定）により「老人ホーム」と改称され、その後、「養護老人ホーム」「特別養護老人ホーム」「軽費老人ホーム」の3種に分かれ、その性格を救貧対策からナーシングホームへ変えていくことになる。

　一方、高齢者福祉のもう1つの柱である在宅福祉は、1956年に長野県上田市で「家庭養護婦」を派遣する事業が実施されたのが始まりである。この制度は現在の高齢者・障害者を対象としたものとは異なり、不治の疾病、障害等のため家庭内の家事に支障をきたす場合に短期的に派遣される、というものであった。この制度は徐々に全国に広がり、老人福祉法制定時に「老人家庭奉仕員」として国の制度となったが、やはり救貧対策の側面が強く、対象は生活保護受給や低所得の高齢者世帯に限定されていた。そのために、この制度の普及は進まず、1963年のヘルパー数は全国にわずか250人であり、10年後の1975年には8,549人に増えたものの、それでも高齢者人口千人当たりわずか0.96人という低水準のままであった[2]。

　このように、施設・在宅の高齢者福祉政策がともに救貧対策に偏っていた理由は、社会情勢と高齢者の要望が大きく関係していた。1963年の老人福祉法制定当時、「自分の収入で暮らせる」高齢者は33.2%しかおらず[3]、社会保障政策としてはまず所得保障としての年金と医療制度の充実を優先させなければならなかったのである。1969年の総理府の調査においても、高齢者が「政府に一番力

を入れてほしい」としていたのは「年金を増やしてほしい」（45%）、「気軽に医者にかかれるようにしてほしい」（24%）の2つであり、「老人ホームや老人住宅を増やしてほしい」はわずか6％に過ぎなかったのである。

　このようななか、老人福祉法が施行され、日本においても福祉サービスの拡充が進んでいくことが期待されていたが、その途上の1970年代後半から、福祉見直し論が強く主張されるようになった。石油ショックの影響以外に「英国病」と呼ばれる高福祉国家であったイギリスの経済的低迷を眼前にし、老人福祉への公費支出を極力抑えたいという政権の意向が強く押し出されたものとも考えられる。

　1982年に中曽根康弘首相は所信表明演説のなかで「西欧型の福祉国家とは異なった、日本的な充実した、家庭を中心とした福祉を推進する」と表明した。西欧諸国とは異なった「日本型福祉」とは、「老親と子の同居は我が国の特質」であり、これを「福祉における含み資産」[4]と考え、最大限に活用するというものである。ただ、そのための施策として在宅福祉サービスが充実することはなかった。自助を中心とする家族介護の奨励のために、保健所や社会福祉協議会が中心となった「家族介護者教室」や「在宅介護講習会」が各地で開催され、また低水準のままの公助を補うため、共助としての有償ボランティアの活用が図られた。また施設介護においても、扶養義務者（主に子）から費用を新たに徴収する制度が1980年に導入され、介護の社会化とは逆行する政策がとり続けられたのである。

　「日本型福祉社会」の政策は、1970年代末から約10年間続いたが、この政策により日本の介護サービスの基盤整備は著しく停滞した。特に認知症対策は全くといっていいほど進まず、「介護心中」と呼ばれる殺人事件が多発した（1992年度だけで20件も発生している[5]）。有吉佐和子の長編小説『恍惚の人』（1972年）は、認知症介護を扱った作品であり、社会的に大きな影響を与えたにもかかわらず、1990年代に至るまで、認知症に対する社会

II 社会保障と医療・保健・福祉

的な支援はほとんど行われず、老人病院や精神科病院の劣悪な環境への長期入院に頼らざるを得なかった。

そのようななか「日本型福祉」は行き詰まり、1989年に消費税導入を争点にした参議院選挙において自民党が大敗したことを契機に政策転換が図られ、高齢者保健福祉10ヵ年戦略（ゴールドプラン）が策定され実施された。これは、①在宅福祉対策の緊急整備、②施設の緊急整備、③「寝たきり老人ゼロ作戦」の推進、の3つを主目標に総額6兆円を投入するというものであった。ただ、これだけでは施設整備目標の達成が困難であることが明らかとなったため、1995年に「新ゴールドプラン」と内容が改められ、その後の5年間にさら

に9兆円が投入された。総額15兆円が投入されたこれら2つの施策により、年平均の整備量は、ホームヘルパー11.9倍、デイサービス14.8倍、ショートステイ13倍、特別養護老人ホーム2.1倍、老人保健施設2.7倍と、特に在宅サービスが著しく増加した[1]。ゴールドプランは、それまでの福祉抑制策を大幅に見直し、介護サービスの短期間での多量整備を目指した。そのため、特別養護老人ホームとショートステイとデイサービスが一体となった大規模多機能施設、いわゆる「箱モノ」の建設が相次ぐなど問題も多かった。しかし、それまでの「日本型福祉」に終止符を打ち、「介護の社会化」を推進し、介護保険制度の布石ともなる重要な意味をもつことになったのである。

表1　福祉、保健・医療制度における出来事

年	福祉制度	保健・医療制度
1929 (S 4)	救護法が制定され「養老院」が公的制度化	-
1950 (S25)	生活保護法が制定され「養護施設」と名称変更	-
1956 (S31)	長野県上田市で「家庭養護婦」の派遣事業が開始	-
1961 (S36)	-	国民皆保険制度が確立
1963 (S38)	老人福祉法が制定。養護施設から「老人ホーム」へ改称。ヘルパーが「老人家庭奉仕員」として制度化される	-
1968 (S43)	-	国民健康保険の自己負担額が5割から3割へ低減
1969 (S44)	-	東京都が老人医療費を無料化
1972 (S47)	有吉佐和子の長編小説「恍惚の人」が発表される	-
1973 (S48)	-	全国で老人医療費の実質無料化が実施される
1980 (S55)	老人福祉法の規定に基づく「措置費徴収」制度が施行　高福祉の見直しが始まる	-
1982 (S57)	中曽根康弘首相が「日本型福祉」の推進を表明	老人医療費の実質無料化の廃止
1983 (S58)	-	老人保健法が施行される
1989 (H 1)	消費税導入を争点にした参院選において自民党が大敗　日本型福祉からの転換	-
1990 (H 2)	高齢者保健福祉10ヵ年戦略「ゴールドプラン」がスタート	-
1995 (H 7)	新ゴールドプランと改められる（1999年まで）	-
1997 (H 9)	介護保険法が施行	付添い看護制度の廃止
2001 (H13)	-	老人医療費の自己負担額が1割になる
2002 (H14)	-	健康増進法が施行される
2005 (H17)	介護保険法が改正され、地域密着型サービスが創設される	-
2008 (H20)	-	高齢者医療確保法が施行、後期高齢者医療制度が創設される
2011 (H23)	-	歯科口腔保健法が施行される

48

2．高齢者医療政策の歴史

　日本における公的医療保険制度は、国民誰もが一定の自己負担で必要な医療を受けることができる「国民皆保険制度」が 1961（昭和 36）年に確立したが、それでも、高齢者が多く加入する国民健康保険においては自己負担額が 5 割にも達していた。1968 年には 3 割負担に軽減されたが、1969 年、東京都の美濃部都政による老人医療費の無料化を引き金として、1973 年に老人福祉法の改正が行われ、医療保険自己負担分を公費から支出して医療費を実質無料化とするという、老人医療費支給制度が施行された。

　老人医療費の無料化は 1982 年の老人保健法の制定までの 9 年間行われたが、その間に老人医療費は著しく増加した。第 2 次オイルショックを契機に見直しが行われ、外来 400 円／日の定額負担に移行した。その後、1997 年に外来 500 円／日（月 4 回まで）、2001 年に定率 1 割負担と徐々に引き上げられてきた。しかしながら超高齢社会の到来に伴う医療費の増大や、保険料徴収主体と給付を担当する機関が異なるため責任があいまい・拠出金制度が複雑などの理由から、2008 年に、これまでの老人保健法が廃止され、後期高齢者医療制度が創設された。この後期高齢者医療制度の根拠法が「高齢者の医療の確保に関する法律」（高齢者医療確保法）である。

　また、医療制度の変遷においてはあまり取り上げられないが、重要なものとして「付添い看護」制度の廃止が挙げられる。現在では信じられないことではあるが、かつては、家族が入院した際には、家族あるいは親戚が病室に 24 時間付き添って寝泊まりし、それが不可能な場合には「付添い婦」と呼ばれる職業付添者を雇用し病室に常駐させることが当たり前であった。建前上は「完全看護」や「基準看護」とされ、専門家である看護師がすべての看護を行うとされていたが、現実には職員の確保が困難なケースも多く、半ば公然と病院側から付添い看護を要求されていた。家族は在宅のみならず入院中も、家族の介護に忙殺され、また金銭的負担が大きかったのである。この制度は、1997 年に正式に廃止された。

3．保健事業の歴史

　1983 年の老人保健法の施行と同時に、本来は老人ではないはずの 40 歳以上の者を対象に、老人保健法に基づく保健事業が開始された。これは、自営業者や専業主婦など、労働安全衛生法に基づく勤務先での健康診査を受けることができない者を対象とし、居住している市町村が主体となって行うものであった。この基本健康診査の受診率が向上すると、老人 1 人当たり医療費が削減されることが分かり[6]、これをより効果的に推し進めるため、高齢者医療確保法による特定健診・保健指導（いわゆるメタボ健診）が導入された。メタボ健診では、主体を市町村から各保険者に移管し、保険者ごとの健診受診率の目標到達度により、後期高齢者医療制度への財政負担金が増減されるという、ペイ・フォー・パフォーマンスの仕組みが導入された。また 2002 年に、健康増進法が施行され、健診計画と健康増進計画はお互いに連携・協力するよう定められた。

　また、2011 年には歯科医療関係者の長年の悲願であった歯科口腔保健法が施行された。このなかでは、国や地方自治体が歯科口腔保健の推進に対し責任をもつこと、また国民が自ら歯科疾患の予防に向けた取り組みを行い、定期的に検診・歯科保健指導を受け、歯科口腔保健に努めるものとされた。

（猪原 健）

文献

1）永和良之助 他：高齢者福祉論．ミネルヴァ書房．2009.
2）河畠修 他：増補 高齢者生活年表 1925-2000年．日本エディタースクール出版部．2001.
3）厚生労働省：厚生白書（昭和48年版）
4）厚生労働省：厚生白書（昭和53年版）
5）武田京子：老女はなぜ家族に殺されるのか．ミネルヴァ書房．1994.
6）多田羅浩三：基本健康診査の受診率向上が老人診療費に及ぼす影響に関する研究；日医総研アニュアルレポート（1），1-9，2006.

総論

III 加齢と老化

> **POINT**
> ①加齢と老化の違いとメカニズムについて理解する。
> ②全身的加齢変化について理解する。
> ③知的機能の加齢変化と咀嚼との関連性について理解する。

1 生物学的加齢変化

生物学的加齢変化は、一般的には老化と呼ばれている。

1）加齢 aging と老化 senescence
・加齢は誕生から死までの時間経過で、すべての人におこる良悪すべての過程をいう。
・老化は成熟期以降におこる生体機能の低下で、死亡確率を増大する。
老化には、
①普遍性（必ず生じる）
②進行性（徐々に生じ、後戻りしない）
③有害性（生体に不利益）
④内在性（外からの要因なしでも生じる）
の特徴がある。
また、生理的老化と病的老化に分けられる（図1）。
　→生理的老化は、いかなる疾患や環境などの影響も受けずに、加齢のみの影響によって生体に起こる変化で不可逆的に生じる。
　→病的老化は、この生理的老化にさまざまな疾患や環境などの外部因子が加わり、寿命が短縮する変化である。疾患が治癒することで回復する場合があり、可逆的である。
臨床上は、顕著な臨床症状のある疾患を有するものを病的老化、ないものを生理的老化としている。

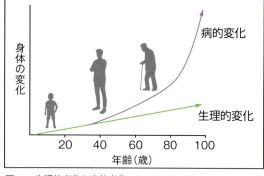

図1　生理的老化と病的老化

2）老化の仮説
老化の捉え方には諸説ある。近年は遺伝子レベルの解析で長寿遺伝子や老化遺伝子が同定されている。しかし、昔からの老化の仮説（老化学説）が否定されたわけではない。以下に主な学説を記す。
（1）フリーラジカル説（酸化ストレス説）
・フリーラジカル（図2）による非特異的な酸化反応が細胞機能を低下させる。

→現在、多くの人に支持されている。

（2）プログラム説
- 遺伝子により老化や寿命は制御されている。
  - →**遺伝性早老症　progeroid syndrome**（Werner症候群、Hutchinson-Gilford プロジェリア症候群など）。

（3）突然変異説
- DNA に突然変異が誘発され老化が促進する（**図3**、**図4**）。
  - →放射線によるがんの発症は実証されている。

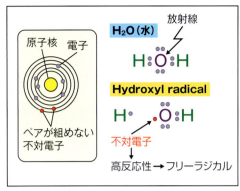

図2　フリーラジカルの生成過程

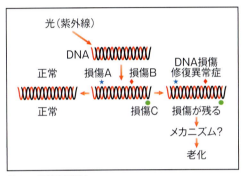

図3　突然変異説1

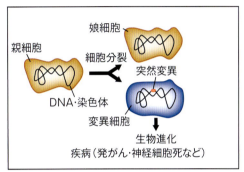

図4　突然変異説2

（4）エラー破綻説
- **転写　transcription**（DNA → mRNA）、**翻訳　translation**（mRNA →タンパク質合成）過程でのエラーによって細胞機能が低下する（**図5**）。

（5）タンパク架橋説・異常タンパク質蓄積説
- 主にコラーゲンの異常架橋により細胞機能が低下する（**図6**）。
  - →神経変性疾患（Alzheimer 病など）での凝集タンパク質蓄積が報告されている。

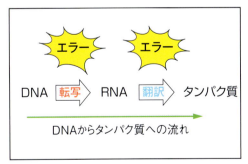

図5　エラー破綻説

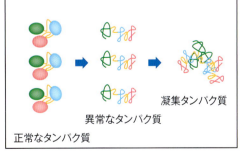

図6　タンパク架橋説・異常タンパク質蓄積説

（6）細胞分化異常化説
- 遺伝子発現調節機構の障害により、細胞分化に異常が発生する。
  - →ゲノム解析により明らかになりつつある。

III 加齢と老化

（7）ミトコンドリア異常化説
・ミトコンドリアがフリーラジカルの酸化標的となり、細胞機能が低下する。

3）分子レベル、細胞レベルでの老化

・老化のレベルは大きく5つに分類される。すなわち、「分子レベル」「細胞レベル」「組織レベル」「器官レベル」「個体レベル」である。このなかで、「分子レベル」「細胞レベル」では多数の因子が関係する。以下に主な因子を記す。

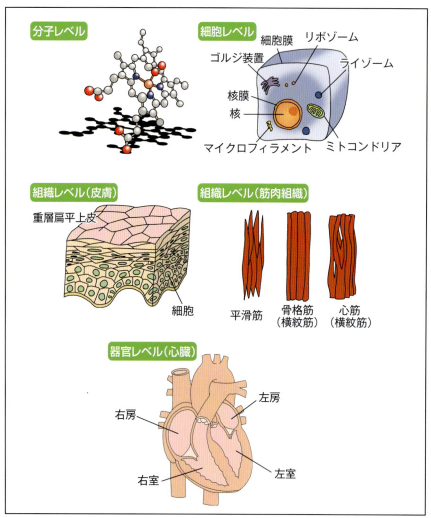

図7　老化のレベル

（1）老化遺伝子　age related gene
・加齢や老化は遺伝因子、環境因子、偶然の3つが複雑に絡み合いながら進行する。
・遺伝因子のなかの老化遺伝子は2つある。
　①加齢遺伝子　aging gene：加齢に関連する遺伝子群
　②長寿命遺伝子　longevity gene：長寿に関連する遺伝子群

1. 生物学的加齢変化

（2）酸化ストレス　oxidative stress

- フリーラジカル説が提唱されてから、フリーラジカルである活性酸素種による酸化ストレスが注目されている。
  → 活性酸素種が細胞内に蓄積すると酸化が起こり、細胞が変性・損傷する。

（3）テロメア　telomere

- テロメアとは、染色体末端の保護装置を指す。
- 主な役割は、結合するタンパク質と共同してDNAの損傷をふせぐ。
- DNA複製時にテロメアは、細胞分裂ごとに短縮する。
  → テロメアの長い個体のほうが長命であるとの報告もある。

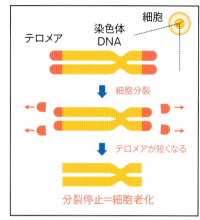

図8　細胞分裂によるテロメアの短縮

4）組織レベル、器官レベル、個体レベルでの老化

ヒトを含む多細胞生物では構成する細胞によって形態や性質に差があり、これを分化という。分化した細胞が集合し、組み合わさることで個体が形成される（細胞→組織→器官→個体）。このような細胞群を組織　tissue　という。

- 組織レベルの老化の原因は、以下の3つである。
  ①細胞の機能や数の低下（細胞レベルの老化が生じた場合）
  ②老廃物の蓄積（コレステロールによる動脈硬化など）
  ③細胞外基質の変化（コラーゲンの蓄積など）

- ヒトの組織を分類すると、次の4つになる。

  ①上皮組織　epithelium tissue
  - 体表面、管腔、体腔などの表面を覆う、1ないし10数層の細胞の層でできた組織。
  - 上皮組織と結合組織の境には「基底膜」が存在する。
    → 皮膚が老化すると弾性が低下する。

  ②結合組織　connective tissue
  - 細胞と細胞周囲の物質から構成され、骨、軟骨、腱、靱帯、真皮などがある。
    → 骨が老化すると多孔質な構造となり、骨折が生じやすい。

  ③筋組織　muscle tissue
  - 特殊な筋細胞から構成されている組織。
  - タンパク質が配列した筋原線維により、細胞全体の長さを可変できる。
    → 骨格筋が老化すると運動機能が低下する。

  ④神経組織　nerve tissue
  - 主な構成成分が神経細胞と神経線維の組織。
  - 細胞の膜電位を介して神経細胞は電気的な興奮を伝導可能。
  - 神経細胞同士はシナプス　synapse　と呼ばれる微小な連絡部位をもち、つながっている。
    → 脳の神経細胞が老化すると認知症が発症する。

III 加齢と老化

2 全身的加齢変化

　身体機能の加齢変化は個人差が大きく、生活習慣、環境、遺伝的要因などが影響する。一般的な高齢者の特徴は、予備力、防衛反応、回復力、適応力、基礎代謝率などが低下しているが、これらも個人差が大きい。加齢に伴って各種生理的機能も変化する（図1、2）。各機能の基本的特徴を記す。

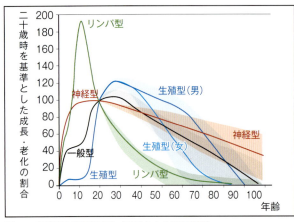

図1　各臓器の生理的変化（文献5より引用改変）

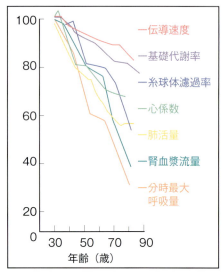

図2　年齢と生理的変化（文献6より引用改変）

1）脳・神経系

　脳・神経系の加齢変化による疾患として、認知症、脳卒中、Parkinson病が挙げられる。
- **生理的変化**：神経細胞数の減少、シナプスの減少、神経細胞機能の低下。
- **病的変化**：Alzheimer病で認められるアミロイドβの蓄積、前頭側頭葉型認知症でのタウ蛋白の変化、Lewy小体型認知症にみられるαシヌクレインの変化と蓄積。
  - →脳・神経系機能のなかで、運動機能や感覚機能は加齢とともに低下する。
  - →脳・神経系機能のなかの高次脳機能は、加齢による影響を受ける項目が異なる。記憶力が低下することが多い。

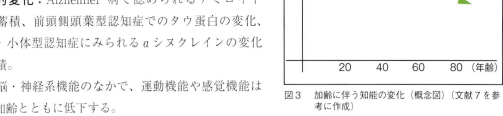

図3　加齢に伴う知能の変化（概念図）（文献7を参考に作成）

　流動性知能（記憶・計算）は加齢とともに低下するが、結晶性知能（判断・思考）は加齢による経験増加によって上昇するといわれている（図3）。

2）筋肉系

- 筋線維は加齢とともに減少し、細くなる。特に速筋が減り遅筋が増える。
- 加齢により筋体積の減少、筋力の低下が起きるが個人差が大きい。

- 筋肉の減少により活動性の低下とともに、転倒リスクが増大する。
  → サルコペニア　Sarcopenia（→ p.6「（2）フレイル」参照）

3）骨格系

- 加齢により、骨量減少、骨粗鬆症、骨折が起こり、関節では変形性関節炎を発症する。
- 特に女性では更年期からのエストロゲンの減少により、急激に骨量が減少する（→詳細は「8）内分泌・代謝系」参照）。

4）循環器系

（1）心臓
- 加齢により心筋細胞が減少、心房容積は増加、弁の石灰化や狭窄による弁膜症が発症。重量変化は少ない。

（2）血管
- 動脈周径の拡大、動脈壁（特に内膜）の肥厚、血管の硬さが増加する。

（3）血圧
- 加齢とともに収縮期血圧は上昇し、拡張期血圧は低下、脈圧も増大する。圧受容体反射の低下から日内変動が増加する。

（4）刺激伝導系
- 加齢とともに線維化し、不整脈（洞不全症候群、房室ブロック、脚ブロック）がおきる。

> **コラーゲン**
> 皮膚や骨を構成するタンパク質の1つで、生体では線維性のⅠ型コラーゲンが最も多く存在する。
> 加齢により代謝が低下すると架橋構造が崩れ、柔軟性や弾力性が低下し、水分含有量も減少する。

> **動脈硬化**
> 動脈硬化は通常「粥状硬化（じゅくじょうこうか）」を指し、動脈壁が肥厚、硬化する現象である。虚血性心疾患、大動脈瘤、四肢閉塞性動脈硬化症の原因となり、脳血管障害とも深い関係にある。
> 粥状硬化の成因は多数挙げられるが、①脂質代謝異常、②糖尿病、③高血圧、④喫煙は4大危険因子と呼ばれ、加齢や性別も重要な危険因子である。動脈硬化の部位では、内膜の一部分が肥厚して盛り上がった病巣を作る。この内膜の斑状肥厚性病変を「プラーク」という。

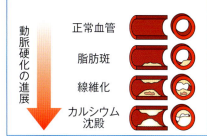

5）呼吸器系

加齢により、慢性閉塞性肺疾患（Chronic obstructive pulmonary disease：COPD）が増加する。65歳以上に多い。

- 肺弾性収縮力の低下により残気量が増加する。
  →換気機能が低下する。
- 肺コンプライアンス（肺の膨らみやすさ）は、肺線維症で低下し、COPDや加齢で増加する。
- 胸壁が硬くなり、胸郭コンプライアンスが低下し肺活量が減少する。
- 加齢により、横隔膜筋力が低下する。

6）腎臓・泌尿器系

（1）腎臓の加齢変化
- 糸球体毛細血管の減少と消失から、糸球体が硬化する。
- 腎血管系の内腔の狭小化や閉塞が進行し、腎血流量は低下する。
  → 80歳時には30歳時の50％に減少する。
- 尿細管の細胞が減少し、ネフロン長が短縮する。

III 加齢と老化

- 血清クレアチニン値が高齢者では上昇する。
- 高齢者においては抗利尿ホルモン（バゾプレシン）の反応低下により、希釈能力が低下する。

（2）膀胱・尿道・前立腺の加齢変化

- 筋成分の結合組織への変化と抹消神経の萎縮により、膀胱容積の減少、膀胱伸展の減少が生じる。
- 前立腺肥大により男性の排尿困難や残尿感、尿道括約筋の筋力低下により女性の尿失禁が生じる。

7）消化器系

- 加齢により食道の粘膜や固有筋層は萎縮し、蠕動運動に異常が生じる。
- 下部食道括約筋の弛緩により胃酸が逆流し、逆流性食道炎が起こる。
- 胃粘膜の萎縮は、加齢により起こるのではなくヘリコバクター・ピロリ菌　*Helicobacter pylori* の感染による炎症反応によって生じる。
- 加齢により小腸の絨毛長の減少、筋層の萎縮が起こり脂質、糖質、カルシウムの吸収が低下する。
- 大腸の運動機能低下と腸内細菌叢の変化、服用薬剤により高齢者では便通異常が多い。
- 肝臓の重量、血流量とも高齢者では減少し、薬物の肝代謝機能が低下する。
  → 高齢者では薬剤性肝障害、アルコール性肝障害も多い。
- 高齢者では消化器系の臓器での癌発生が多い。

8）内分泌・代謝系

- 内分泌（ホルモン）の加齢変化には性差が存在する（図4）。
- エストロゲン（女性ホルモン）は卵巣機能の低下（更年期）とともに急激に減少する。
  → 更年期障害　menopause と呼ばれる自律神経失調症状　dysautonomia や骨粗鬆症　osteoporosis などを呈する。
- テストステロン（男性ホルモン）は加齢とともに徐々に減少する。
- メラトニン（脳の松果体で分泌され、睡眠調整作用がある）、副腎皮質アンドロゲンも減少する。
- 代謝系は多彩な変化を示す。
  → カルシウム代謝の変化により女性では骨粗鬆症を発症する場合が多い。

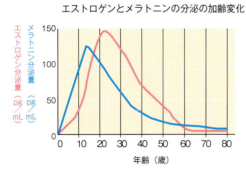
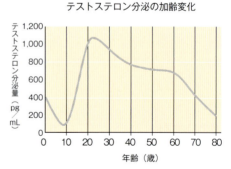

図4　内分泌の加齢による変化（文献8より引用改変）

9）生殖器系

- 生殖器系の加齢変化には性差が存在する。
  - →女性の生殖能力は20代後半にピークに達する。その後、徐々に低下し、50歳前後で閉経を迎えると、排卵と月経が停止し妊娠しない。ホルモンバランスの変化が起こり、更年期障害と重なることが多い。
  - →男性では、テストステロン（男性ホルモン）の分泌低下による精力減退等がおこる。しかし、生涯に渡って精子は作られる。環境ホルモンや食生活の変化による、精子数や活動量の低下が起きているとの報告もある。

10）免疫系

- 加齢に伴い、機能低下が起こる。
  - →感染の機会が増加し、日和見感染が起きる。主な感染症として、帯状疱疹、MRSA、カンジダ症が挙げられる。
- 免疫系は、先天性免疫（自然免疫）と後天性免疫（獲得免疫）の2つに大別される（図5）。

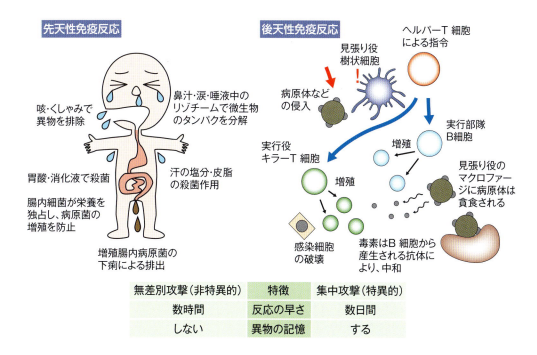

図5　免疫反応の違い（文献9より引用改変）

- →先天性免疫系の顆粒球、マクロファージは生涯を通じて変化が少ない。
- →後天性免疫系のB細胞、T細胞の機能は20歳代にピークを迎え、その後低下する。
- →T細胞は胸腺で増殖、分化する。胸腺は加齢とともに退縮し、これにともない免疫機能も低下する（図6、7）。

III 加齢と老化

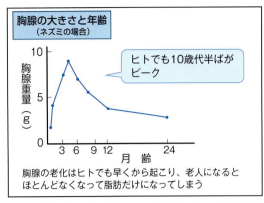

図6　胸腺の大きさと年齢による変化（文献10を参考に作成）

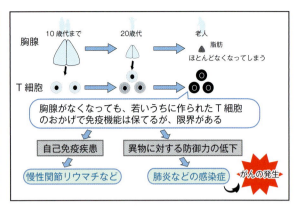

図7　胸腺の退縮に伴う変化（文献10を参考に作成）

> **NOTE**
>
> ● アンチエイジング医学とサプリメント
>
> 　加齢に関する科学が発展したことで、老化に介入し、動脈硬化やがんのような加齢関連疾患の発症を防ぎ、健康長寿を目指すことを目的に抗加齢医学（アンチエイジング医学）が提唱され、歯科も大きく貢献している。
>
> 　実際のアンチエイジングの治療は、老化のチェックポイントを専門医が検査し対応する。近年、サプリメント療法が広く知られるようになってきた。サプリメント（Supplement＝補う）は不足したビタミン、ミネラル、アミノ酸などを補うものである。これらはエビデンスに基づいた有効性や機能性の高い成分を、医師や歯科医師の指導の下に服用することが重要である。なお、日本において狭義のサプリメントは健康食品と呼ばれ、法律上は栄養機能食品に分類されている。

3　知的機能の加齢変化

高齢者の知的機能の変化は個人差が大きい。

1）知的機能

・知的機能の低下には脳の影響が大きい。
・知的機能は流動性知能と結晶性知能がある。
　→脳神経細胞は加齢に伴い減数し、脳重量は減少し萎縮する。
　→脳の老化に伴い、学習能力や精神機能が低下する。
・加齢による知的機能の低下のなかで、高齢者では認知機能障害が多く認められる。
　→認知機能：記憶、見当識、遂行機能、失語、失行、失認などが挙げられる。

（1）記憶

　記憶は、記銘・把持・再生からなり、短期記憶と長期記憶に大別される。加齢による影響を受けやすく、認知症では、記銘と把持が障害されることが多い。

（2）見当識

時間（日付、曜日）、場所（住所）、人物の判断力をいう。認知症では、時間の見当識から障害されていくといわれている。

（3）遂行機能

行動目標や計画を実行し修正完結する能力。認知症では、遂行機能の障害により ADL が低下する。

（4）失語

多くの場合、左大脳半球の障害が原因で、読む、聞く、話す、書く機能が低下する。構音器官の障害（舌、口蓋の切除等）とは区別している。

（5）失行

運動麻痺によらない運動が遂行できない状態。

（6）失認

感覚障害によらない認知障害。代表例に視覚失認がある。

（→認知機能の評価は、各論 I 章 - 3「3）認知機能」参照、症状は各論 III 章 - 1「2）認知症」参照）

2）心理的因子

心理的因子においても、高齢者では個人差が大きい。高齢期にはさまざまな喪失（体験）が生じる。

・定年退職、社会的地位や経済的自立の喪失

・配偶者、近親者、友人の死去

・生活目標や健康の喪失　　　→これらが原因で、高齢者ではうつ状態を呈することが多い。

（1）うつ病　depression

・気分障害の一種で、抑うつ、精神活動の低下、食欲低下、不眠、不安などを特徴とした精神障害。高齢者のうつ病患者は 15％に達するとの報告もある[1]。

・うつ病（大うつ病性障害　major depressive disorder）の診断基準として「精神障害の診断と統計マニュアル」第 5 版（DSM-5）が知られている。

・うつ病は症候群であり、1 日のほとんどや、ほぼ毎日の抑うつや不眠が続いた後、寛解するが再発することが多い。

（2）高齢者に多くみられる精神症状

①抑うつ：うつ病の主要症状。気分が落ち込み、活動、思考、行動、感情が低下した状況。
　　原因は多岐にわたり、精神障害だけでなく、認知症の初期や更年期障害などによってもおこる。

②せん妄　delirium：高齢男性に多く、何らかの原因で脳の機能が低下し、意識の混濁、幻覚、錯覚がみられるような状態。手術後の患者（術後せん妄）、Alzheimer 病、脳卒中、アルコール依存症の患者にみられる。

（佐藤裕二、北川 昇）

文献

1）武田雅俊：高齢者のうつ病，第52回日本老年医学会学術集会記録〈Meet the Expert 1：老年症候群の見方〉（日老医誌 2010；47：399-402）

2）小谷順一郎，砂田勝久編：新訂版 知りたいことがすぐわかる高齢者歯科医療-歯科医療につながる医学知識. 永末書店. 2017.

3）藤本大三郎：図解雑学 老化のしくみと寿命. ナツメ社，2001.

4）特定非営利活動法人日本咀嚼学会編：咀嚼の本，口腔保健協会，2006

5）Harris JA, Jackson CM, Patterson DG, Scammon RE：The measurement of man. Minnesota：University of Minnesota Press, 171-215, 1930.

6）Miller RD：Anesthesia. 1sted，New York：Churchill Livingstone，1232，1981.

7）Christin Glorioso and Etienne Sibille：Between destiny and disease: genetics and molecular pathways of human central nervous system aging. Prog Neurobiol.; 93(2): 165-181. 2011.

8）米井嘉一：イラスト図解　老化と寿命のしくみ. 日本実業出版社，2003.

9）萩原清文：好きになる免疫学. 講談社，2001.

10）加藤邦彦：老化探求　ヒトは120歳まで生きられる. 読売新聞社，1987.

III 加齢と老化

●幸せな食事と咀嚼の深い関係● column

高齢者の楽しみは？

「平成26年度 高齢者の日常生活に関する意識調査」[1]によると、普段の生活のなかの楽しみは、47.5％の高齢者が「食事や飲食」を挙げている（**図1**）。また、「福祉施設および老人病院等における住民利用者の意識実態調査」によると、高齢者の日常生活での楽しみは、どの施設でも「食事」が第1位で、半数近くであった。

咀嚼は食事に必須だが、口のトラブルでうまく噛めないと気分まで落ち込むことがある。最近の研究で、咀嚼は身体の各所にさまざまな効果を及ぼしていることがわかってきた。

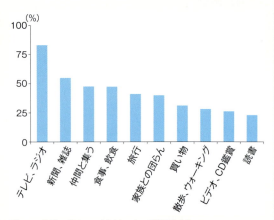

図1　普段の楽しみ（文献1より引用改変）

さまざまな咀嚼の効果

ラットを軟らかい飼料で飼育し、十分に咀嚼を行わせないと自発運動（うろうろと歩き回ったり、後ろ足で立ち上がる動作）が有意に増加した。これは、ストレスや不安の表れであり、血液中のストレスに関係するホルモンは高濃度で検出された[2]。すなわち、咀嚼は感情やストレスと関連をもっている。

咀嚼は視床下部（中脳や扁桃体と協働して怒りや喜びの感情を作る）に影響を与えることが知られており、例えば、十分な咀嚼で視床下部内の重要な脳由来神経栄養因子（神経細胞の成長・生存、シナプス形成を促すタンパク質）が増加する（**図2**）。

十分な咀嚼で食物がより細かく粉砕され、さらに唾液分泌の促進も加わり、味をよく感じる。味覚情報が脳に伝達されると脳内では種々の反応をおこす。例えば、脳内物質のβ-エンドルフィン（脳内モルヒネ）によって多幸感がもたらされる。特に好みの味を感じたときに最も多く分泌されることから、おいしいものを食べて幸福を感じるのはこの作用である。

近年、高齢者の口腔機能の低下や偏食から全身

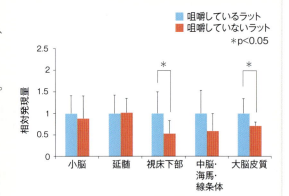

図2　咀嚼しているラットと、咀嚼していないラットの脳由来神経栄養因子の発現の比較。咀嚼しているラットの大脳皮質と視床下部で脳由来神経栄養因子の発現が増えている（文献3より引用改変）

的な虚弱へと進行し、さらには要介護に至ることが問題となっている。おいしく楽しい食事がいつまでも続けられ健康寿命が伸びるよう、咀嚼機能を維持することは歯科医療の重要な役割の1つといえる。

（豊下祥史、越野 寿）

文献
1）内閣府：平成26年度 高齢者の日常生活に関する意識調査.
2）Suzuki H, Tanaka M, Kawanishi K et al.：Alteration of masticatory function by diet change induces stress responses in Wistar rats. In Vivo 27(5), 611-616, 2013.
3）渡部真也，豊下祥史，川西克弥，會田英紀，越野 寿：咀嚼による脳由来神経栄養因子を介したコレステロール合成の促進，日本補綴歯科学会誌6（2），167-174，2014.

●咀嚼と脳●　　　　　column

口腔機能と脳との関係

　咀嚼は、脳があってこそ可能である。咀嚼によって入力される歯根膜、粘膜、顎関節、筋感覚などの口腔感覚情報は、主に三叉神経から脳幹、視床を経由して大脳皮質の一次体性感覚野に伝達される。そして、その情報が「記憶に関与する海馬」や「情報の統合、判断、行動のコントロールをする前頭前野」へと伝達され、そこで過去の味覚・食感・温度などの記憶と照合されることによって、何を食べているのかを認知・判断することができる。すなわち、脳が口腔感覚から得た情報をもとに、どのように食べれば良いのか指令を出すことで、咀嚼が成り立っている。

　一方、口腔機能と脳機能は密接に関係しており、記憶・学習の低下や認知症の発症にも影響を及ぼしている。咀嚼によって脳内の血流が増え、神経活動が活発になるが、咀嚼が十分に行えないと脳の機能は低下するという報告[2]もあり、そのメカニズムの解明が急がれている。

咀嚼時のヒトの脳活動

1. 加齢による脳賦活の変化（図1）

　高齢者と若年者とでは咀嚼運動時の脳の賦活が異なり、加齢によりニューロンネットワークが変化している可能性がある。

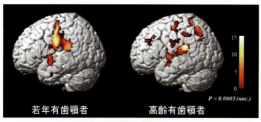

図1　若年者と高齢者の咀嚼時の脳賦活

2. 口腔機能の変化による脳賦活の変化（図2）

　80歳以上で「歯が20本残存している高齢者」と80歳以上で「無歯顎の高齢者」で咀嚼時の脳賦活を比較すると、明らかに無歯顎者で賦活が低下している。これは歯根膜感覚の消失と筋感覚の低下によるものと考えられる。無歯顎者に全部床義歯を装着して咀嚼機能を回復させると、有歯顎高齢者ほどではないが賦活が回復している。脳機能を維持するためには、咀嚼機能の維持と回復が、重要である。

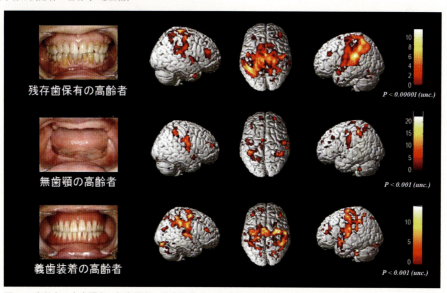

図2　高齢者の有歯顎者・無歯顎者・義歯装着者の咀嚼時の脳賦活

（近藤尚知、小林琢也）

文献
1）鳥谷悠, 小林琢也：加齢変化が咀嚼時の脳機能活動に及ぼす影響. 岩手医科大学歯学雑誌, 36：35-45, 2011.
2）小林琢也, 近藤尚知：口腔機能の障害は脳機能活動にどのように現れるか. 岩手医科大学歯学雑誌, 39：88-97, 2015.

総論

IV　口腔に関連した加齢と老化

POINT
①加齢に伴う口腔内の形態的変化の特徴について理解する。
②加齢に伴う口腔内の機能的変化の特徴について理解する。
③加齢に伴う口腔内の変化により発生する障害について理解する。

1　歯　tooth

歯と歯周組織は加齢により、構造と形が変化し（図1）、歯数も減少する（病的老化）。

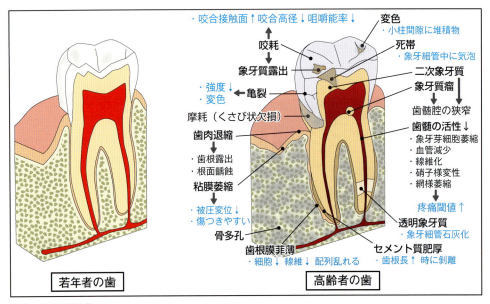

図1　歯の加齢変化

1）エナメル質　enamel

- 石灰化が進行（フッ素濃度が増加）し、透過性が低下し、色調が暗くなる。
- 硬く、脆くなり、亀裂を生じやすくなる。
  → 亀裂に色素沈着を生じることで審美障害を生じる（図2）。
- 咬耗や摩耗により形態も変化する（図3）。
  → 咬合高径低下、咀嚼能力低下、隣接面への食片圧入が生じる。

2）象牙質　dentin

（1）第二象牙質 ⚠ の形成：歯根完成後の生理的加齢変化
- 原生象牙質の形成を終えた象牙芽細胞は、基質を形成し続け、歯髄腔が狭窄する。
  → 髄室角が後退し、露髄の危険は小さくなる。
- 大臼歯では髄室蓋や髄室底に、多量の象牙質が形成される。

2．歯周組織

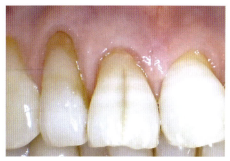

図2　亀裂に生じた色素沈着

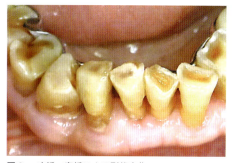

図3　咬耗・摩耗による形態変化

→髄室の開拡が困難になる。

（2）第三象牙質（修復象牙質、補綴象牙質）🟥：病的加齢変化

- 齲蝕や咬耗により露出した象牙質の歯髄腔側にできる。
    - →歯髄を保護するが、根管治療を困難にする。
        - →露出した象牙細管に空気が入ると、光学顕微鏡で暗く見える（死帯）。

（3）象牙質の硬化（象牙細管の閉塞）：透明象牙質（硬化象牙質）🟥

- 象牙細管が石灰化し、閉塞し、固くなる。
    - →光の屈折率が変化し、象牙質の透明度が増す。
    - →象牙質の知覚を鈍麻させるが、細管の閉塞は根管治療を困難にする。

3）歯髄　dental pulp

- 第二象牙質により、根尖孔が細くなり、血流が減少する
    - →細胞成分が減少し、線維が増える（網様萎縮🟥）。変性を伴うと変性萎縮🟥という。
    - →低酸素状態になり、アルカリフォスファターゼ活性が上昇し、石灰化が亢進する（石灰変性🟥や象牙質粒〈歯髄結石〉を生じる）。
    - →空胞変性🟥（空洞状の構造）、硝子様変性（タンパクが均質無構造）🟥も生じる。
    - →歯髄神経の変性により、疼痛閾値は上昇するので、削除時の疼痛は少ない。
    - →歯髄の活性（再生力）が低下し、歯髄切断・直接覆髄が困難となる。

2　歯周組織　periodontal tissue

1）歯肉　gingiva

- 粘膜上皮は菲薄化し、角化傾向が減少し弾性が低下する（→次節「3 口腔粘膜」参照）。
- 歯肉が退縮することで歯根が露出し、根面齲蝕が発生しやすくなる（病的老化）。

2）セメント質　cementum🟥

- 歯根全体を覆う原生セメント質表面に第二セメント質が生涯にわたり添加され続ける（75歳のセメント質の厚みは10歳時の約3倍に達し、特に根尖側の1/3と根分岐部に多い）。
    - →解剖学的根尖孔は広がり、生理的根尖孔との距離は拡大する（歯根が長くなる）。
    - →厚くなったセメント質は深層が変性し歯からはがれやすく、歯周炎の原因となる。

IV 口腔に関連した加齢と老化

3) 歯根膜　periodontal ligament

- 歯根膜腔が狭窄して線維芽細胞が減少し、コラーゲン線維の硝子様変性がおこる。
  → 咬合力の緩衝能力が低下する（個人差が大きい）。

4) 歯槽骨　alveolar bone

- 歯槽骨の減少（歯周病などによる病的老化）が生じる。
- 無機質含有量が低下して多孔性となる（特に女性）。
  → 骨折しやすくなり、インプラント治療時の初期固定が困難となる。

（佐藤裕二）

文献
1) 小谷順一郎, 砂田勝久編：新訂版 知りたいことがすぐわかる高齢者歯科医療-歯科医療につながる医学知識-. 永末書店. 2017.
2) 藤本大三郎：図解雑学 老化のしくみと寿命. ナツメ社, 2001.
3) 特定非営利活動法人日本咀嚼学会編：咀嚼の本. 口腔保健協会. 2006.

●歯列の変化● column

歯の欠損の三大原因は歯周病、齲蝕、外傷である。1歯でも欠損すると、歯列 dental arch にも大きな変化が生じる。そこで、機能の回復のために歯科的対応が必要となる。従来から1歯欠損に対する補綴治療として、部分床義歯（1本義歯）、ブリッジ、インプラント治療が行われている。

臨床的影響

①対合歯の挺出がおこると、咬合平面の乱れが生じる。これによって、咬合干渉が発生する。
②欠損歯の隣在歯が近心傾斜する。これによって、食片圧入、咬合性外傷、支持能力低下がおこる。
③歯の近心移動が起こると接触点の面積は増加する。これによっても、食片圧入、咬合の変化が起こり、歯列全体としては叢生となる。
④多くの歯を失って、補綴治療を行わないと、歯列の崩壊はさらに進行する（図2）。

（佐藤裕二）

咬合干渉
調和のとれた安定した咬合面接触を妨げる歯の接触。

咬合性外傷
歯周組織の適応能や修復能を超える咬合力によって生じる損傷。

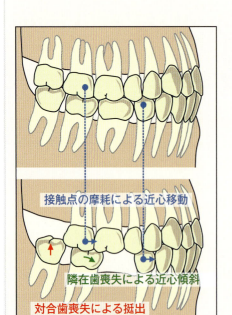

図1　さまざまな要因による歯列の変化

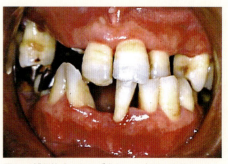

図2　補綴治療を行わず進行した歯列の崩壊

3 口腔粘膜　oral mucosa

1）概要と働き

- 口腔粘膜は口の中で歯以外の表面（歯肉、口腔底、舌、頬、口蓋、口唇）を覆う粘膜である。
- 基本的に粘膜上皮、粘膜固有層、粘膜下組織から構成されるが、部位によって求められる機能が異なるため構成に違いがある。多様性を示している（**図1、表1**）。
- 常に機械的刺激（食べ物）や細菌、ウィルスといった外的因子にさらされている。
- 唾液によって保湿されている。
- 生体防御機構。
- 恒常性を保つために常に代謝を繰り返しており、同じく表層を覆う皮膚よりも代謝がはやい。
（皮膚：1～2カ月、口腔粘膜：数日～2週間）

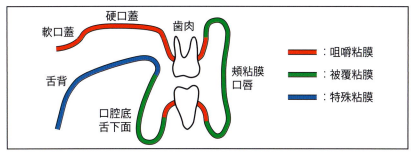

図1　口腔粘膜の分類

表1　口腔粘膜の粘膜構成と特徴

咀嚼粘膜	硬口蓋　歯肉	角化	・咀嚼時に圧力や摩擦を受ける部位 ・粘膜固有層のコラーゲンは発達 ・粘膜固有層は骨と直接結合
被覆粘膜	口唇　歯槽粘膜 頬　口腔底 舌下面　軟口蓋	非角化	・筋運動を示す部位 ・粘膜は柔軟で咀嚼運動に順応
特殊粘膜	舌背	非角化	・糸状乳頭、茸状乳頭、葉状乳頭、有郭乳頭で構成 ・糸状乳頭以外には味蕾が存在 ・糸状乳頭の変化が舌背表面の変化に反映

2）加齢変化

- 口腔粘膜も他器官と同様に加齢変化をうけるが、十分に解明されていない。
- 性差があり、女性ホルモンのエストロゲン減少によって粘膜が萎縮しやすい。
- 唾液分泌量低下の影響を受けやすく組織損傷や易感染性につながる。

（1）上皮組織

- 菲薄化（舌粘膜が顕著）および平坦化がみられる。
- 上皮突起の短縮および減少が認められる。
- 乾燥（唾液分泌低下による）しやすい。

（2）粘膜固有層・粘膜下組織

- 菲薄化する。
- 弾性線維の崩壊によって弾性および伸縮性が低下する。

IV 口腔に関連した加齢と老化

- 細胞の減少に伴いコラーゲン線維が増加する。
- コラーゲン線維は粘膜表面とほぼ平行に走行するようになる。
- コラーゲン線維の増加によって細胞活動が低下する。
  →細胞間質のコラーゲン線維の増加によって、細胞-血管、細胞-細胞のコミュニケーションがとれず、栄養、老廃物の運搬に支障をきたし細胞活動の減少および細胞死が増加する。
- 血流量が減少する。
  〈原因事象〉
  ①歯肉の血液供給能の低下
  ②口腔粘膜動脈における動脈硬化の出現[2]
  ③毛細血管の減少による代謝能の低下
- コラーゲン線維は増殖するが合成能は低下する。
  〈原因事象〉
  ①合成されたコラーゲンの成熟率および膨潤度の低下
  ②コラーゲンの老化、架橋構造の増加（不規則な架橋構造で柔軟性と伸縮性が低い）

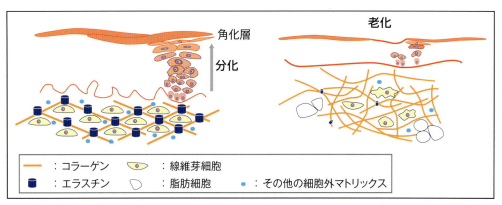

図2　咀嚼粘膜にみられる変化

（田中陽子）

文献
1）下野正基：加齢と歯周組織　老年歯学4巻1号108-112, 1990.
2）仙波伊知郎：歯の周囲組織の加齢変化　ヘルスサイエンス・ヘルスケア12：1：26-32, 2012.

4　唾液腺

1）唾液腺　salivary gland（図1）

加齢に伴い形態学的・機能的変化が認められるが、両者と唾液分泌量との関係性は不明である。

（1）形態学的加齢変化

- 腺房細胞の萎縮、増殖能低下とそれに伴う実質細胞数の減少が認められる。
- 腺房細胞および導管上皮細胞内に脂肪滴が蓄積される（糖尿病患者は特に顕著である）。
- 腺房細胞および導管上皮細胞内に老化性色素（リポフスチン顆粒）が認められる。
- 細動脈内膜が肥厚する。
- 二次的に間質が線維化される（細胞数の減少による）。

（2）機能的変化

- 唾液分泌量低下に伴うアミラーゼ等の酵素量低下によって唾液腺機能が低下する。
    ※加齢による筋力低下、糖尿病などの慢性疾患やがん、ストレスなどから影響を受ける。
- 分泌型IgAの濃度減少を認め細菌や外的因子に対する防御機能が低下する。

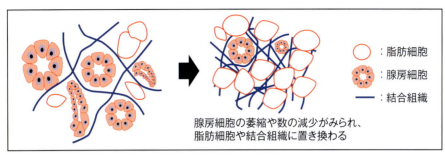

図1　唾液腺の加齢変化

2）唾液　saliva

唾液における加齢変化については、明確にされていないことも多い。

（1）唾液の種類と役割（表1）

表1　唾液の機能と成分

機能対象	機能	成分
口腔粘膜および歯質	歯の保護および石灰化促進	カルシウム、リン酸
	緩衝作用	炭酸・重炭酸
	口腔粘膜の保護・修復作用	ムチン　Epidermal growth factor（EGF；上皮細胞増殖因子）
	抗炎症作用	カタラーゼ、ペルオキシダーゼ
食物	食塊形成作用	ムチン
	消化作用	アミラーゼ
	自浄作用	タンパク
	味覚形成	亜鉛
微生物	抗菌作用、自浄作用	ムチン、リゾチーム、ラクトフェリン ヒスタチン、シスタチン、sIgA

（2）唾液の分泌量（表2）

表2　唾液腺と分泌量

	種類	分泌量割合	性状
大唾液腺	耳下腺	20%	漿液腺
	顎下腺	65-70%	混合腺（漿液腺中心）
	舌下腺	5-8%	混合腺（粘液腺中心）
小唾液腺	口唇腺 頬腺 臼歯腺 口蓋腺 舌腺	7%	口唇腺・頬腺・臼歯腺：混合腺 口蓋腺：粘液腺 舌　前舌腺：混合腺 　　後舌腺：粘液腺 　　Ebner腺：漿液腺

- 高齢者の唾液分泌量は若年者（1日1〜1.5L）の約1/2から1/7に減少する。
- 年齢、性差の影響が大きく、特に女性は加齢の影響が強い。
- 安静時唾液は加齢により減少する（主に女性は耳下腺からの分泌量が減少する[1]）。

- 刺激唾液は加齢による分泌量変化は少ない。
- 主に耳下腺の分泌量が減少するため、相対的にムチンの比率が高くなり粘調度が増す。
- 原因の多くは服用薬によるものと考えられている。

（原因薬剤：消炎鎮痛薬、抗うつ薬、降圧薬、利尿薬、抗けいれん薬、抗精神病薬）

（3）唾液の口腔内貯留
- 摂食嚥下障害の存在を疑う。

（田中陽子）

文献
1）老木浩之，山本悦生ら：加齢による唾液分泌能の変化．口咽科．7：2：139-144，1995．

5 顎骨・筋と顎関節　alveolar bone・muscle・temporomandibular joint

1）顎骨
- 顎骨は全身の骨と同様に骨密度、骨量が加齢とともに減少し、骨梁の減少、骨髄腔やハバース管の拡大、皮質骨の多孔化などがおこる。
- 顎骨の形態は歯の残存状態に影響を受ける。
- 無歯顎では下顎角の鈍角化❗がみられる。
- 上顎の顎堤は頬（唇）側の吸収が大きく、歯槽弓が狭くなる❗。
- 下顎の顎堤は舌側の吸収が大きく、歯槽弓は広くなる❗。

2）筋肉系
- 加齢に伴い筋線維の萎縮や減少が生じ、収縮力は低下する。
- 加齢に伴い全身の骨格筋の筋肉量は減少し、筋線維では速筋の割合が減り、遅筋の割合が増す。
- 咀嚼筋も加齢に伴い筋肉量は減少する。
- 神経筋系や感覚器系の加齢に伴う変化のために筋の協調性が低下し、咀嚼機能や嚥下機能が低下する。
- 嚥下機能に関与する最大舌圧は加齢に伴い減少する[1]。

図1　顎堤における加齢変化

3）顎関節
- 顎関節の退行性変化は歯の喪失や咬合状態に影響を受ける。
- 加齢に伴い、顎関節では下顎窩の平坦化、関節結節の平坦化、下顎頭上端の扁平化、下顎頭骨面の粗造化❗が生じる。
- 関節円板では菲薄化、穿孔、弾性の減少と硝子化❗が生じる。
- 関節包や靭帯では弛緩が生じる。
- 顎関節の退行性変化により、下顎頭の可動性の増加、下顎頭の位置の不安定、顎関節雑音が生

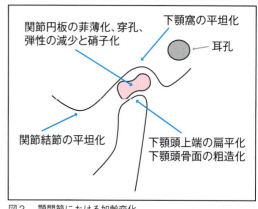

図2　顎関節における加齢変化

じる頻度が増加する。
・習慣性顎関節脱臼や陳旧性顎関節脱臼が生じる頻度が増加する。

（飯田 崇、小見山 道）

文献
1）Utanohara Y, Hayashi R, Yoshikawa M, Yoshida M, Tsuga K, Akagawa Y. Standard values of maximum tongue pressure taken using newly developed disposable tongue pressure measurement device. Dysphagia 23(3), 286-290. 2008.

6 舌　tongue

舌は発生学的に異なる鰓弓から形成されるため分界溝を境として、その前方2/3の舌体と後方1/3の舌根に分けられ、知覚や味覚が異なる神経の支配を受けている（図1）。縦舌筋と横舌筋が内舌筋として主に形を構成し、オトガイ舌筋、舌骨舌筋などの外舌筋が舌体に入り込み協調しながらさまざまな複雑な動きを可能としている。咀嚼時には舌の側方運動で食物を臼歯部に運び、頰とともに臼歯部に食物を保持して咀嚼時の食塊形成をする役割がある。嚥下時において舌の役割も大きく、蠕動様運動で食塊を口腔から咽頭へ移送させる。さらに味覚、触覚などの感覚受容や唾液、リンパ液の産生も行っている。

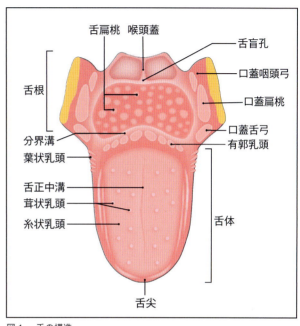

図1　舌の構造

舌は口腔内に摂取した食物のざらつきや形状など物性を感知しながら、味覚をつかさどる味蕾が存在することから味わうことができるため、食の楽しみに貢献している。舌体の上側を舌背といい、舌背は粘膜固有層を伴う粘膜小突起で覆われており、糸状乳頭、茸状乳頭、葉状乳頭、有郭乳頭の4種の乳頭が存在する。味覚を受容する味細胞の集合体である味蕾は主に糸状乳頭を除く舌乳頭に存在するが、なかでも葉状乳頭と有郭乳頭に多くみられる。

（1）加齢による変化

①**巧緻性の低下**

　咀嚼障害、嚥下障害、構音障害

②**筋線維の減少、弾力性の低下**

　舌体の萎縮、義歯不適合、夜間のいびき

③**脂肪組織の増加**

　巧緻性が低下

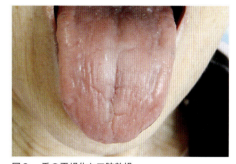

図2　舌の平坦化と口腔乾燥

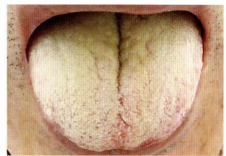

図3　舌苔の付着

IV 口腔に関連した加齢と老化

④粘膜の萎縮

舌の平坦化（図2）、味蕾の減少・消失、口腔乾燥、舌痛

⑤粘膜の代謝異常

舌苔の付着（図3）

⑥味覚の変化

味覚閾値の上昇が認められるため、味を感じにくくなってしまう。詳細は後述。（→ p.72「（4）味覚」参照）

（野本たかと）

7　咽頭・喉頭　→ p.183「（2）口腔、鼻腔、咽頭、喉頭、食道」参照

咽頭・喉頭は多くの筋肉から構成されており複雑な構造をしている。ともに摂食嚥下、呼吸、構音に重要な役割を担っている。人は声によるコミュニケーションが発達したため、咽頭や喉頭の構造は他の動物に比べて複雑な形になっている。したがって、加齢による解剖学的、機能的変化により、摂食嚥下はもちろんのこと構音にも影響が出てくる。なかでも咽頭・喉頭の加齢変化により問題となるのは嚥下であろう。咽頭の後壁および外側壁は咽頭収縮筋からなり、嚥下時には狭くなる。喉頭の役割としては、開大によって呼吸、閉鎖によって嚥下が営まれる。咳反射による下気道の保護や息こらえで呼気が排出されないように弁の役割がある。

（1）加齢による変化

①咽頭・喉頭の知覚低下

咽頭・喉頭粘膜には知覚受容体が存在するが、加齢により触覚やさまざまな刺激に対する反応が低下する。

②咽頭の蠕動様運動の低下

③咽頭クリアランスの減少

④嚥下反射惹起遅延

感覚閾値の上昇によって嚥下反射が誘発されにくくなる。

⑤喉頭下垂

喉頭は下垂し、嚥下反射も低下する。機能的には筋力低下による喉頭挙上の低下や声帯閉鎖不全などが生じるため、これらが相乗して誤嚥の危険性が増してしまう。さらに舌骨、甲状軟骨の下降により声門上部の空間が拡大、それに伴い喉頭室、喉頭前庭の拡大が認められる。

⑥喉頭蓋の萎縮、変形

⑦声帯の萎縮

声帯筋が萎縮するため、発声や構音にも影響がみられる。

（野本たかと）

文献
1）高木 実：口腔の機能と構造. 医歯薬出版. 2004.
2）金子芳洋, 千野直一 監：摂食嚥下リハビリテーション. 医歯薬出版. 1998.
3）脇田稔, 前田健康, ほか編：口腔組織・発生学（第2版）. 医歯薬出版. 2015.
4）向井美恵, 山田好秋, 編：歯学生のための摂食・嚥下リハビリテーション学. 医歯薬出版. 2008.

8 感覚　sensation

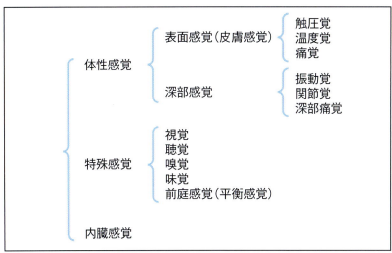

図1　感覚の分類

1）体性感覚　somatic sensation

　体性感覚は体の表面や内面でおきていることに関する情報を提供し、表面感覚（皮膚感覚）として皮膚や粘膜から得る触圧覚、温度覚、痛覚や筋の受容器などから受ける振動覚、関節覚、深部痛覚から成る。

　顎口腔領域における表面感覚として、顔面、口唇における皮膚感覚、口唇、頬、歯肉等の粘膜感覚が、深部感覚として、歯、顎関節、筋感覚、顎骨や骨膜感覚が存在する。

- 通常、温度覚は粘膜には存在しないが、口腔領域においては例外的に認められる。
- 皮膚触覚をつかさどる感覚点の数は痛覚＞触圧覚＞温度覚である。
- 加齢に伴い、皮膚の弾性は低下し、感覚受容器（マイスナー小体、パチニ小体等）の機能が低下する。
- 加齢に伴い、痛点の分布は減少する。
- 触圧覚、痛覚、温度覚といった皮膚感覚は、加齢に伴い低下する❗。
- 振動覚、関節覚、深部痛覚といった深部感覚も、加齢に伴い低下する❗。
- 感覚機能の低下により、感覚は鈍くなり、閾値は上昇する❗。

2）特殊感覚（含む味覚）　special sensation

（1）視覚

- 加齢に伴い、水晶体の弾性の減弱や毛様体筋の萎縮が生じ、調節力が低下することで老視となる。
- 加齢に伴い、水晶体の混濁が生じ、顕著になると白内障を呈する。
- 光覚の低下が生じ、明暗の順応に時間がかかるようになる。
- 眼瞼下垂、網膜神経細胞数の減少、視覚中枢までの視覚伝達路の機能低下が生じることで視野が狭くなる。

（2）聴覚

- 加齢に伴い、蝸牛の機能低下が生じ、老人性（加齢性）難聴が生じる。
- 低音域の聴力は比較的保たれるが、高音域の聴力は低下する。

IV 口腔に関連した加齢と老化

（3）嗅覚
- 加齢に伴い、嗅神経の減少と嗅覚中枢の機能低下が生じ、匂いに対する感受性と識別能が低下する。
- Alzheimer型認知症の初期症状では嗅覚障害が生じる。

（4）味覚
甘味、塩味、酸味、苦味の4基本味とうま味、脂味より構成される。
- 加齢に伴い、味覚の受容器である**味蕾の数が減少**❗することを主因として味覚は低下する。
- 特に、**塩味と苦味は加齢に伴い低下しやすい**❗。
- 味蕾数の減少のほかに、薬物の影響や加齢に伴う**唾液分泌能の低下**❗によって味覚は低下する。
- 味覚障害はなんらかの原因で生じる味覚の減退から完全な味覚消失までの味覚の異常のことであり、味覚消退、味覚消失、自発性異常味覚、乖離性味覚障害、悪味症、異味症に分類される。
- 味覚試験は全口腔法、電気味覚試験、濾紙ディスク試験、血液試験などである。

（5）前庭感覚（平衡感覚）
- 加齢に伴い、平衡感覚は低下する。
- 平衡感覚の低下とともに、加齢に伴い筋力も低下していることから、高齢者における転倒事故は生じやすい。

（飯田 崇、小見山 道）

文献
1）一般社団法人日本老年歯科医学会編：老年歯科医学用語辞典（第2版）．医歯薬出版，東京．2016．

9 機能　function

1）摂食嚥下機能　→各論V章参照

摂食嚥下機能の低下にはさまざまな要因が影響を及ぼす。加齢に伴う唾液分泌量の低下、舌口唇運動機能の低下、歯の喪失、安静時の喉頭の低位化、味覚閾値等の口腔感覚閾値の上昇などを因子とする。

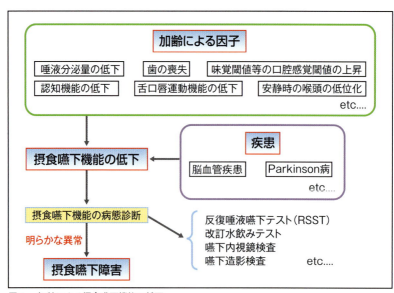

図1　加齢による摂食嚥下機能の低下

・摂食嚥下機能に明らかな異常が認められた場合は、摂食嚥下機能低下ではなく「摂食嚥下障害 ❗ 」と診断される。
　→摂食嚥下障害の病態診断は反復唾液嚥下テスト（Repetitive Saliva Swallowing Test：RSST）、改訂水飲みテスト（Modified Water Swallow Test：MWST）といった嚥下機能簡易評価法を第一選択とする。
　→嚥下内視鏡検査（video endoscopic examination of swallowing：VE）、嚥下造影検査（videofluoroscopic examination of swallowing：VF）は、嚥下機能簡易評価法により問題を認めた場合において、目的に応じて用いる。
・摂食嚥下障害の多くは脳血管疾患やParkinson病といった中枢神経疾患を原因とするが、加齢や認知機能の低下を原因とすることもある。

2）咀嚼機能

(1) 咀嚼機能の評価

　咀嚼機能の評価は主観的評価方法、客観的評価方法からなる。咀嚼能力は咀嚼機能を客観的に評価するための重要な指標となる。
　→主観的咀嚼機能評価法として、山本の咬度表（山本式総義歯咀嚼能率判定表）[1]、佐藤らの咀嚼機能評価表[2]、平井らの咀嚼機能評価表[3]が用いられる。
　→客観的咀嚼機能評価法として、色変わりチューインガムによる咀嚼能力検査法、パラフィンワックスによる咀嚼能力検査法、検査用グミゼリーを用いた咀嚼能力検査が用いられる。グミゼリーを用いた咀嚼能力検査法ではグミゼリー咀嚼時のグルコース溶出量の測定が可能となる。

(2) 咀嚼機能の低下

　咀嚼機能の低下もさまざまな要因が影響を及ぼす。

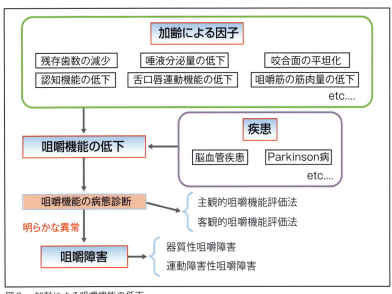

図2　加齢による咀嚼機能の低下

　→咀嚼機能は残存歯数の減少、咬合面の平坦化、咀嚼筋の筋肉量の低下、唾液分泌量の低下 ❗ 等の加齢変化に影響を受け、低下傾向を示す。

IV 口腔に関連した加齢と老化

　→咀嚼粉砕能力の低下に起因した咀嚼能力の低下を代償するために、咀嚼時間の延長や嚥下までの咀嚼回数の増加が生じる。
- 咀嚼能力は咬合力と相関が高く、8020達成者の咬合力は20歳代正常咬合者と比較して有意差は認めないことから[4]、残存歯数の減少は咀嚼能力の低下に大きな影響を及ぼすことが考えられる。
- 残存歯数の減少は咀嚼能力のほかに認知機能の低下に影響を及ぼす。
- 口渇の訴えを有する高齢義歯装着患者において、唾液分泌促進作用のある薬を投与することで咀嚼能率の改善を認めることから、唾液分泌量の低下は咀嚼機能の低下に影響を及ぼすことが考えられる。
- 咀嚼障害は歯数の不足、歯根膜疾患、不正咬合、齲蝕、歯肉炎、歯周炎、口内炎、咀嚼習慣、舌の病変・実質欠損・運動障害、咀嚼筋・顎関節機能異常などにより咀嚼の機能が減退した状態あるいはそれを表す病名と定義されている[5]。
- 咀嚼障害は歯の喪失等によっておこる**器質性咀嚼障害**❗と口腔機能の低下による**運動障害性咀嚼障害**❗に分類される。

3）発語機能（構音機能）　→各論Ⅵ章参照

- 高齢者における構音機能の低下の大部分は、加齢に伴う舌口唇の運動機能低下や障害により生じる。
- 脳血管疾患やParkinson病といった中枢神経疾患が原因の1つとしてあげられる。
- 加齢に伴い老人性（加齢性）難聴が生じることによって、聴覚障害を原因としても構音障害が生じる。
- 向精神薬の服用や加齢によって発症するオーラルジスキネジアによっても構音障害が生じる。
- 構音障害の検査方法としては構音検査、会話明瞭検査、発語明瞭度検査、舌運動の検査が用いられる。
- 主として口唇、舌の巧緻性および速度を評価する**オーラルディアドコキネシス**❗の値は加齢とともに低下する[6]ことが明らかとなっている。
- 口腔周囲の骨格筋は四肢の骨格筋と比較して老化に伴う萎縮、変性は少ない。

　　　　　　　　　　　　　　　　　　　　　　　　　　　　　　　　（飯田 崇、小見山 道）

文献
1）山本為之：総義歯臼歯部人工歯の配列について(2)－特に反対咬合について－，補綴臨床，5:395-400，1972．
2）佐藤裕二ほか：総義歯装着者の食品摂取状況，補綴誌，32:774-779，1988．
3）平井敏博ほか：摂取可能食品アンケートを用いた全部床義歯装着者用咀嚼機能判定表の試作，補綴誌，32:1261-1267，1988．
4）竹内史江，宮崎晴代，野村真弓，茂木悦子，原崎守弘，谷田部賢一，山口秀晴，平井基之，佐藤晃一：Dental Prescale®を用いた8020達成者の咬合調査．歯科学報，105(2)，154-162．2005．
5）公益社団法人日本補綴歯科学会編：歯科補綴学専門用語集（第4版）．医歯薬出版，東京．2015．
6）原修一，三浦宏子，山崎きよ子：地域在住の55歳以上の住民におけるオーラルディアドコキネシスの基準値の検討．日本老年医学会雑誌，50(2)，258-263．2013．

●高齢者と咀嚼● column

なぜ加齢に伴って咀嚼機能が低下するのか？

　高齢者は若年者に比べて咀嚼機能が低いといわれている。最も大きな原因としては歯数が減少することにより、十分な咀嚼が難しくなるためだと考えられるが、そのほかにも加齢によって引きおこされるさまざまな要因が咀嚼機能低下につながっていると考えられる。

　咀嚼のメカニズムを改めて整理すると、食物を摂取する際、まず十分な筋力を発揮して開口筋を緊張させ、大きく開口し、食物を口腔内に挿入する。次に適切な咬合力を発揮し、食物を咬断、粉砕し、唾液と混和することで食塊を形成する。続いて食塊の形態やテクスチャーを舌や粘膜で触知し、認識する。そして舌と頬の適切な働きにより、再度咬合面にのせ、咀嚼を繰り返している。つまり、動揺のない歯や補綴装置以外の要因として、以下のようなものが咀嚼機能の低下に影響していると考えられる。

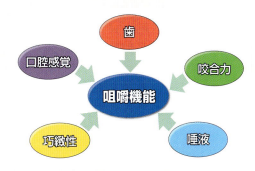

図1　咀嚼機能に影響するさまざまな要因

1．咬合力の低下

　加齢に伴い、全身の筋肉量や筋力が低下するため、咬合力が低下することが考えられる[1]。咬合力が低下すると、硬い食品等が十分に咬断、粉砕することが難しくなる。なお、最大咬合力は咀嚼能率と非常に高い相関があることが知られている。

2．唾液分泌速度の低下

　高齢者では、さまざまな全身疾患や、そのために多くの薬を服用することによる副作用等で唾液分泌速度が低下することが知られている[2]。唾液量が減少すると、食片を十分な唾液と絡ませて混和することが困難となり、十分な食塊形成ができなくなると考えられる

3．口腔感覚の低下

　高齢者では、加齢とともに口腔内の感覚が低下し、口腔内の食品などの形を認知する能力（口腔立体認知能）が低下することが知られている[3]。そのため、食塊の咀嚼の程度を把握することが困難となると考えられる。

4．巧緻性の低下

　加齢に伴い、口腔の巧緻性が低下するといわれている。口腔に関する巧緻性が低下すると、舌や頬を用いて食品を歯の咬合面へのせることが困難となると考えられる。

　以上のことから、われわれ歯科医師は、高齢者の歯科治療を行って、歯の欠損を単に補綴装置に置き換えるだけでなく、咀嚼機能に関係しているさまざまな要因を併せて評価することが重要である。

（松田謙一、池邉一典）

文献
1) 三原佑介, 松田謙一, 池邉一典, 八田昂大, 猪俣千里, 武下肇, 榎木香織, 小川泰治, 前田芳信：高齢者における筋力と口腔機能との関連, 日補綴会誌, 8: 320, 2016.
2) Ikebe, K. Matsuda, K. Morii, K. Hazeyama, T. Kagawa, R. Ogawa, T. Nokubi, T. : Relationship between bite force and salivary flow in older adults, Oral Surg. Oral Med. Oral Pathol. Oral Radiol. Endod. , 104:510-5. 2007.
3) Ikebe, K. Amemiya, M. Morii, K. Matsuda, K. Furuya-Yoshinaka, M. Yoshinaka, M. Nokubi, T. : Association between oral stereognostic ability and masticatory performance in aged complete denture wearers, Int. J. Prosthodont., 20: 245~250, 2007.

IV 口腔に関連した加齢と老化

●「オーラルフレイル」と「口腔機能低下症」● column

「オーラルフレイル」の概念

図1に男女の自立度と年齢の関係を示す。男性の10.9%は死ぬまで介護は不要で元気な状態を保つ。いわゆる「ピンピンコロリ」である。19.0%は60歳台で脳卒中などの何らかの病気を患って急激に自立度が低下し要介護状態になり、そのまま死亡に至る。残りの約70%の人は70歳を超えたところから徐々に自立度が低下し要介護状態になる。女性の場合は87.9%の人が70歳を超えたところから徐々に自立度が低下し要介護状態になる。明確な疾患やイベントがなくても自立度が低下するのは「フレイル（虚弱）」を意味している。平成26年に国立長寿医療研究センターの研究班より「オーラルフレイル」の概念が紹介された。口腔機能や食環境の悪化に起因する身体機能の低下や虚弱の発生から要介護状態に至る流れを前フレイル期やオーラルフレイル期といった4期に分けて説明し口腔の機能低下を経由して、全身の機能低下が進行する過程の概念をはじめて示した（図2）。

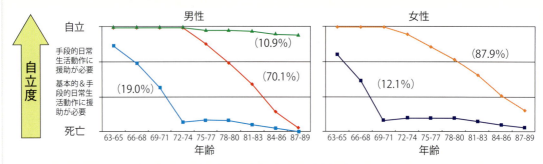

図1　自立度の変化パターン　全国高齢者20年の追跡調査（文献1より引用改変）

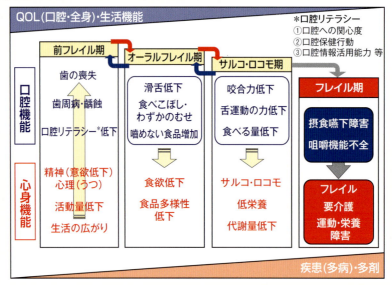

図2　口腔の機能低下を経由した全身の機能低下（文献2より引用改変）

段階に応じた歯科の介入

そこで日本老年歯科医学会は「健康」から「口腔機能障害」までの広い範囲の低下の途中段階に「オーラルフレイル」と「口腔機能低下症」が存在すると仮定し、それぞれの段階すなわち、ほぼ健

康な状態を表す1番目の段階にはマスコミなどのポピュレーションアプローチで対応し、2番目の「オーラルフレイル」には地域保健事業や介護予防事業による対応、3番目の「口腔機能低下症」には知識を有する一般の歯科診療所で対応し、4番目の「口腔機能障害」にはスキルを有する医療職による専門的な対応という構図を作成した（**図3**）。すなわち「オーラルフレイル」で高齢者を啓発しつつ介護予防事業に誘導し、そこで「口腔機能低下症」の可能性のある人は歯科医院受診を勧めるという流れを意図した。そして、7つの項目（口腔不潔、口腔乾燥、咬合力低下、舌口唇運動機能低下、低舌圧、咀嚼機能低下、嚥下機能低下）を「口腔機能低下症」の診断に必要な症状と考え、その診断基準の初期値を設定した。さらにこれらの症状のうち3項目を満たすものを「口腔機能低下症」とすることを提案した。ここで重要なのは「口腔機能低下症」の状態は介入や訓練によって上の段階に戻ることができるということである。「口腔機能低下症」の患者に歯科医療関係者が適切に介入することによって口腔機能障害に落ち込ませず、フレイルを排除し要介護状態になることを防ぐ。健康長寿社会達成への歯科医療の貢献はきわめて重要である。

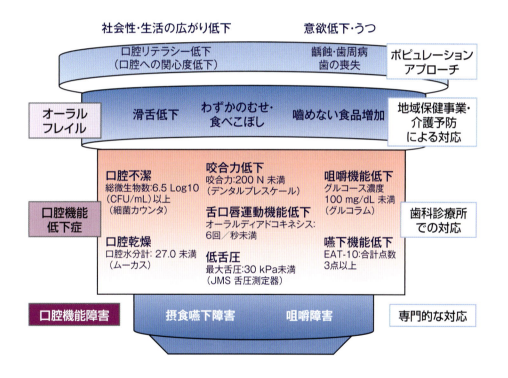

図3　老化による口腔機能低下（文献3より引用改変）

（水口俊介）

文献
1）秋山弘子:長寿時代の科学と社会の構想．科学 80(1), 59-64, 岩波書店．2010.
2）平成26年度 老人保健事業推進費等補助金 老人保健健康増進等事業「食(栄養)および口腔機能に着目した加齢症候群の概念の確立と介護予防(虚弱化予防)から要介護状態に至る口腔機能支援等の包括的対策の構築および検証を目的とした調査研究」事業実施報告書〈http://www.iog.u-tokyo.ac.jp/wp-content/uploads/2015/06/h26_rouken_team_iijima.pdf〉
3）水口俊介，津賀一弘，池邉一典，上田貴之，田村文誉，永尾 寛，古屋純一，松尾浩一郎，山本 健，金澤 学，渡邊 裕，平野浩彦，菊谷 武，櫻井 薫：高齢期における口腔機能低下―学会見解論文 2016年度版―，老年歯学，31：81～99, 2016.

各論

I 高齢患者の臨床評価と診療方針の決定

POINT
1. 高齢者の診療には全身疾患への配慮が不可欠。
2. 高齢者の生理機能には個人差が大きい。
3. 高齢者の治療には、生活環境や身体機能、介護者などへの配慮が必要。

1 高齢患者に対する歯科診療の進め方

1）診療の流れ

（1）高齢者の臨床的な特徴

　高齢者の臨床は、侵襲への抵抗性や予備力が低下しているために、偶発症の発現頻度が高く、また重篤化しやすい可能性がある。このため、偶発症を避けるために積極的な歯科治療を回避して長期的なQOLの低下につながったり、反対に安易な処置が思わぬ偶発症を惹起させることがある。このような状態を回避するために必要なこととして、十分な医療情報の収集とアセスメント、周辺状況の把握とキーパーソンからの理解の取得などが重要である。

　一般的には、高齢者の臨床的特徴には**表1**のようなものがある。

表1　高齢者の臨床的特徴（文献1より引用改変）

1. 症状・所見が乏しく、非典型的で、経過も非典型的である
2. 生理的な老い、加齢による退行性変化を認める
3. 複数の疾患、多臓器にわたる健康問題を有する
4. 多くの薬剤が使われていることもあるので、副作用にも注意する
5. QOLや療養の場など、さまざまなアウトカムを勘案した臨床判断が求められる
   - 負担や侵襲をふまえて治療や検査を考える
   - 治療のゴールを明確にして、過度な期待をさせないことも重要
6. 社会的な問題が関与していることが多い
7. 環境面が大いに影響する
8. 高齢に伴う精神的問題がある
9. 高齢になるほど個人差が大きい
   - 90歳以上でも身体的にも社会的にも元気な高齢者も多い
   - 暦年齢のみで判断しないこと

（2）基本的な診療の流れ

　緊急的な処置を必要とする場合を除き、高齢者の診療においては全身状態を正確に把握したうえで治療計画が立案され、治療内容が決定される（**図1**）。

　高齢者に対する歯科診療の特徴は、個々の患者が有する問題が多様であり、それらの条件を加味した安全で確実な治療を求められる点である。また、通院の条件や身体機能、介護の条件などによっても治療方針は大きく変わってくる。

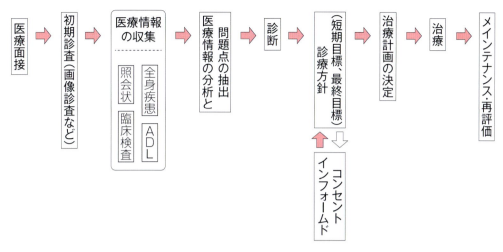

図1　診療の流れ

2）医療面接

　全身疾患をもつ高齢の患者の歯科治療には、医療情報の収集が重要である。医療面接の実際は、高齢者の認知機能、聴力や視力などの身体機能、基礎疾患などによって異なる。

　高齢者の医療面接でとくに留意する点は、
1. 高齢者のペースにあわせて傾聴する。
2. 言いたいことを言える雰囲気を醸成する。
3. 「ゆっくり」「はっきり」と話しかける。
4. わかりやすい言葉を使う。
5. 1回の面接で扱うトピックは1つにする。
6. 要点を要約する。
7. 理解を促すために箇条書き、図、絵にして渡す。

などが挙げられている。実際には、以上に気をつけて面接を行っても、本質的な情報収集や意思確認ができない高齢者を診察する機会も多い。そのため、ある程度は本人から情報収集を行いつつも、本人からの情報収集に限界のある場合には、付き添いの家族や介護者から情報収集を行って補完することや、かかりつけの医療機関に医療情報の提供を依頼することも重要である。

　付き添いの家族や介護者などの第三者を医療面接のやりとりに加える場合には、個人的な情報を開示しない傾向があることや、第三者との会話が多くなって患者本人の意思が反映しなくなる可能性があることから、患者の自律性を確保するために、かならず発言の権限が患者に戻るように配慮する必要がある。

3）POS（SOAP等も含む）

　医療面接においては、情報の記録も重要である。多職種での連携が重要であり、他科からの医療情報の収集も頻繁に行われる高齢者の臨床においては、他の医療従事者が医療関連情報の記録を理解しやすいように、患者の問題ごとに記録を実施するようシステム化された**問題指向型システム（POS：Problem Oriented System）**による記録方法も開発されている。なかでもよく使用されるシステムには**SOAP記載法**があり、これにより患者の訴えの内容を明確にし、必要な検査内容や所見、および評価と対応の記録、

患者の問題ごとの記録を行い、多職種での連携を容易にするものである（**表2**）。

　また、最近ではさらに患者の問題（Focus）に焦点を当てて記録を行うフォーカスチャーティングの手法も採り入れられてきている。この手法は「Focus（フォーカス）」「Data（データ）」「Action（アクション）」「Response（レスポンス）」の4つの構成要素を記載する方法であるが、一般的にはFを除いてDARと呼ばれる。

表2　問題指向型システムによる医療情報記録法

SOAP 記載法		フォーカスチャーティング（DAR）	
S（Subject）	主観的な情報としての患者の訴え、現病歴	F（Focus）	明らかにされた患者の問題
O（Object）	客観情報としての所見・現症、検査値	D（Data）	問題のもとになる情報・事実
A（Assessment）	評価、診断	A（Action）	治療計画や実際の治療内容
P（Plan）	上記3情報をもとにした計画	R（Response）	それによる患者の反応

（内藤 徹）

文献
1）木村琢磨編：高齢者における患者背景の考え方；もう困らない！ 高齢者診療でよく出合う問題とその対応. 羊土社. 2012.

2　医療情報の収集

1）照会状 🔴

　高齢者は全身疾患を有することが多く、他の医療機関に通院中の場合がある。患者の正確な病態や病状を把握するために、照会状による医療情報の収集は有効である。正式な医療書類であるため、必ず文書で行う。郵送または患者から主治医への手渡しがよく行われる。緊急を要する場合には、電話で直接問い合わせることもある。

　照会状に記載すべき主な点は、歯科病名、照会目的、歯科での治療内容である。歯科特有の専門用語は避け、照会目的を明確にし、どのような診療情報が必要かを具体的に書く。一般的には下記のような情報を収集する。

（1）全身疾患
　・現在の病状（重症度）、合併症の有無や歯科処置時の注意点などを把握する。
　　→患者から知り得た情報以外にも、他の全身疾患を有することもある。
　・複数の診療科に主治医がいる場合は、それぞれの医師に必要な情報を求める。

（2）服用薬剤
　・投与されている薬剤の種類や量、使用期間、服薬アドヒアランスを確認する。
　・骨粗鬆症治療薬に代表される**ビスホスホネート製剤** 🔴 では注射製剤も使用される。
　　→内服薬に限らず、注射薬、外用薬なども把握する。

（3）血液検査
　・どの情報を必要としているかを明記し、可能な限り最新の情報を入手するのが望ましい（**表1**）。

（4）その他
　・不整脈があれば心電図検査、呼吸器疾患があればスパイロメトリー検査など、各疾患に応じて必要

2．医療情報の収集

な情報を求める。

表1　把握すべき主な検査値

関連機能	検査項目
血液凝固	血小板数（Plt）、活性化部分トロンボプラスチン時間（APTT）、プロトロンビン時間（PT）、プロトロンビン国際標準化比（PT-INR）[1]
体液	ナトリウム（Na）、カリウム（K）、ヘマトクリット（Ht）
感染	C反応性タンパク（CRP）、白血球数（WBC）、ヘモグロビン（Hb）
肝機能	AST（GOT）、ALT（GPT）、γ-GTP
腎機能	血清クレアチニン（Cr）[2]、尿素窒素（BUN）、推算糸球体濾過量（eGFR）
ウイルス	HIV抗体、HBs抗原/抗体・HCV抗体

1）観血的処置の場合、PT-INRは24時間以内、少なくとも72時間前のINR値を参考にする。ダビガトランに代表される新規経口抗凝固薬の抜歯基準は確立されていない。
2）血清クレアチニンと尿中のクレアチニンを測定し、クレアチニンクリアランス（CCr）を求める検査がある。腎機能障害の程度によって、適切な鎮痛薬や抗菌薬の選択、投与量を調整する。

2）日常生活動作　ADL：Activities of Daily Living

　食事、移乗、移動、入浴など、生活を営むうえで不可欠な基本行動である日常生活動作のことであり、通院が困難な患者や介護が必要な患者の自立度の把握に有効である。

（1）バーセル指数（BI：Barthel Index）

・食事、移乗、整容、トイレ動作、入浴、移動、階段昇降、更衣、排便コントロール、排尿コントロールの10項目で構成される。
・自立、部分介助、全介助の自立度で評価する。

（2）機能的自立度評価表（FIM：Functional Independence Measure）

・介護負担度の評価が可能であり、ADL評価法のなかでも、最も信頼性と妥当性がある。
・1点から7点までの7段階評価で行い、介助が必要かどうかによって自立と介助を分類する（**表2**）。

表2　FIMの評価項目

運動項目（13項目）						認知項目（5項目）	
セルフケア	・食事 ・整容 ・清拭 ・更衣（上半身） ・更衣（下半身） ・トイレ	移乗	・ベッド・いす・車いす ・トイレ ・浴槽・シャワー	コミュニケーション	・理解 ・表出（言語・非言語）		
排泄	・排尿コントロール ・排便コントロール	移動	・歩行、車いす ・階段	社会認識	・社会的交流 ・問題解決 ・記憶		

（3）カッツ指数　Katz Index

・入浴、更衣、トイレ、移動、排尿・排便コントロール、食事の6項目で構成される。
・点数化は行わず、自立・介助の関係よりAからGまでの7段階の判定を行う。

81

3）手段的日常生活動作　IADL：Instrumental Activities of Daily Living

（1）IADL Scale

- 電話の使用、買い物、食事の支度、家事、洗濯、外出時の移動、服薬管理、金銭管理の8項目で構成される。
- ADLよりも複雑で高次な行動や行為であり、在宅生活の可能性を検討する際に重要である。

（2）老研式活動能力指標　TMIG Index of Competence

- ADLの測定では捉えられない高次の生活能力を評価するために開発された13項目の多次元尺度である。
- 手段的自立、知的能動性、社会的役割の3つの活動能力を測定する。

4）生活自立度

（1）障害高齢者の日常生活自立度（寝たきり度）（表3）

- 要介護認定における、コンピュータによる一次判定や**介護認定審査会** における審査判定の際に利用される。

表3　障害高齢者の日常生活自立度（寝たきり度）の判定基準（文献3より引用改変）

生活自立	ランクJ	なんらかの障害等を有するが、日常生活はほぼ自立しており独力で外出する
		1. 交通機関等を利用して外出する
		2. 隣近所へなら外出する
準寝たきり	ランクA	屋内での生活は概ね自立しているが、介助なしには外出しない
		1. 介助により外出し、日中はほとんどベッドから離れて生活する
		2. 外出の頻度が少なく、日中も寝たり起きたりの生活をしている
寝たきり	ランクB	屋内での生活は何らかの介助を要し、日中もベッド上での生活が主体であるが、座位を保つ
		1. 車いすに移乗し、食事、排泄はベッドから離れて行う
		2. 介助により車いすに移乗する
	ランクC	1日中ベッド上で過ごし、排泄、食事、着替において介助を要する
		1. 自力で寝返りをうつ
		2. 自力では寝返りもうてない

※判定に当たっては、補装具や自助具等の器具を使用した状態であっても差し支えない

（2）認知症高齢者の日常生活自立度

- 病院や施設に入る際や介護保険の認定の際に用いられている。
- ランクには「自立・Ⅰ・Ⅱa・Ⅱb・Ⅲa・Ⅲb・Ⅳ・M」の8段階がある。

（3）BDR指標　BDR Index

- 歯磨き（Brushing）、義歯の着脱（Denture Wearing）、うがい（Mouth Rinsing）の3項目について自立、一部介助、全部介助の3段階評価で行う。

5）QOL：quality of life

近年、QOLは医療評価のための重要な視点となっており、歯科治療や口腔ケアはQOLの向上、維

3. 全身の評価

持に貢献することができる。QOL がどのような状況にあるかを定量的に評価する指標には以下のようなものがある。

（1）包括的尺度

① WHO QOL26

・身体的領域、心理的領域、社会的関係、環境領域の 4 領域の QOL を問う 24 項目と、QOL 全体を問う 2 項目の、全 26 項目から構成されている。

② SF-36、SF-12、SF-8

・ある疾患に限定した内容ではなく、健康についての万人に共通した概念のもとに構成されている。

③ EQ-5D（Euro QOL）

・5 項目（移動の程度、身の回りの管理、ふだんの生活、痛み・不快感、不安・ふさぎ込み）と視覚評価法の 2 部で構成される。

・質調整生存年（QALY：Quality-Adjusted Life Year）の算出に用いるための QOL 値を提供する。

（2）口腔関連 QOL（OHRQOL：Oral health-related quality of life）❗

① GOHAI：General Oral Health Assessment Index

・過去 3 カ月間における口腔に関する 12 の質問項目で構成される。

・高齢者だけでなく、他の年齢層にも使用可能である。

② OHIP（Oral Health Impact Profile）-J54

・8 つの質問領域（機能の制限、痛み、心理的不快感、身体的障害、心理的障害、社会的障害、ハンディキャップ、日本語版の追加項目）から構成される。

（水谷慎介）

文献
1）矢郷 香, 片倉 朗, 飯嶋 睦, 朝波惣一郎：そのままつかえる照会状の書き方. クインテッセンス. 2013.
2）子島 潤, 宮武佳子, 深山治久, 森戸光彦：改訂　歯科診療のための内科（第 2 版）. 永末書店. 2011.
3）平成 3 年老健第 102- 2 号 厚生省大臣官房老人保健福祉部長通知.

3 全身の評価

1）全身状態

　高齢者はなんらかの全身疾患を有していることが多い。特に、高血圧、脳血管疾患、心疾患や糖尿病などが多く、歯科治療を行ううえでそれらの病状を把握することは重要である。2 つ以上の疾患を有する場合もあり、服用薬剤の確認も不可欠である。また、栄養状態や認知機能の低下も生じている可能性がある場合には、適切なスクリーニング検査を行うことは有効である。

2）栄養評価

（1）低栄養指標

・BMI：Body Mass Index は身体計測指標として最も汎用されているが、寝たきりの状態では、身長が測定できない（**表 1**）。

　→体重の変動は高齢者において有効な栄養指標となる。

・血液データを使用した場合、それぞれの半減期に注意する（**表 2**）。

・アルブミンの測定値は、測定法により結果が異なるので、解釈に注意が必要である。

Ⅰ 高齢患者の臨床評価と診療方針の決定

（2）主観的包括的アセスメント（SGA：Subjective Global Assessment）（表3）

・主観的に判断する手法で、採血の必要がない。

→簡便で場所を選ばない栄養のスクリーニングとして、広く用いられている。

表1　身体計測による低栄養指標（文献1より引用改変）

体格指数：body mass index（BMI） ＝体重（kg）÷[身長（m）]²	
18.5 未満	やせ
18.5 以上〜25 未満	標準
25 以上〜30 未満	肥満
30 以上	高度肥満
理想体重比：% ideal body weight ＝現体重（kg）÷理想体重（kg）×100（%） ※理想体重（kg）＝身長（m）²×22	
110% 以上	肥満
90% 以上〜110% 未満	普通体重
80% 以上〜89% 未満	軽度栄養不良
70%〜79% 未満	中等度栄養不良
70% 未満	高度栄養不良
平常時体重比：% usual body weight（%UBW） ＝測定時体重÷平常時体重×100（%）	
75% 未満	高度栄養障害
75%〜85% 未満	中等度栄養障害
85%〜95% 未満	軽度栄養障害

体重減少量：% loss of body weight ＝（平常時体重－現在の体重）÷平常時体重×100（%）		
期間	有意な体重減少	重度な体重減少
1 週間	1〜2%	2% 以上
1 カ月	5%	5% 以上
3 カ月	7.5%	7.5% 以上
6 カ月	10%	10% 以上

表2　血液検査データによる低栄養指標（文献1より引用改変）

指標	半減期	低栄養基準
血清アルブミン	17〜23 日	3.5g/dL 未満
トランスサイレチン	2〜3 日	17mg/dL 未満
トランスフェリン	7〜10 日	200mg/dL 未満
レチノール結合蛋白	0.5 日	3.0mg/dL 未満
血清 総コレステロール	－	150mg/dL 未満
リンパ球数	－	1,500/μL 以下

表3　SGA

A　病歴

1. 体重変化
   過去 6 カ月間の体重減少：＿＿＿kg、減少率：＿＿＿%
   過去 2 週間の体重変化：□増加　□無変化　□減少
2. 食物摂取変化（平常時との比較）
   □変化なし
   □変化あり：（期間）＿＿＿＿＿＿＿（月、週、日）
   食事内容：□固形食　□完全液体食　□低カロリー液体食
   　　　　　□飢餓
3. 消化器症状（過去 2 週間持続している）
   □なし　□悪心　□嘔吐　□下痢　□食欲不振
4. 機能性
   □機能障害なし
   □機能障害あり：（期間）＿＿＿＿＿＿（月、週、日）
   　　タイプ：□制限ある労働　□歩行困難　□寝たきり
5. 疾患と栄養必要量
   診断名：＿＿＿＿＿＿＿＿＿
   代謝性ストレス：□なし　□軽度　□中等度　□高度

B　身体（スコア：0 ＝正常、1 ＝軽度、2 ＝中等度、3 ＝高度）

皮下脂肪の喪失（三頭筋、胸部）：＿＿＿＿＿＿
筋肉喪失（四頭筋、三角筋）：＿＿＿＿＿＿
くるぶし部浮腫：＿＿＿＿＿＿、仙骨浮腫：＿＿＿＿＿＿、
腹水：＿＿＿＿＿

C　主観的包括評価

□栄養状態良好　□中等度の栄養不良　□高度の栄養不良

（3）MNA-SF®(Mini-Nutritional Assessment-short form)（表4）

・合計 14 ポイントで、正常（12 〜 14）、低栄養のリスクあり（8 〜 11）、栄養不良（0 〜 7）と判断される。

・BMI 値がない場合は、下腿周囲長を代用して計算できる。

→介護施設や在宅でのスクリーニングで使用しやすい。

3．全身の評価

表4　MNA®-SF（文献2より引用改変）

A　過去3カ月間に食欲不振、消化器系の問題、咀嚼・嚥下困難などで食事摂取が減少しましたか？
　　0= 著しい食事量の減少
　　1= 中等度の食事量の減少
　　2= 食事量の減少なし

B　過去3カ月間の体重減少がありましたか？
　　0=3kg を超す減少
　　1= わからない
　　2=1〜3kg の減少
　　3= 体重減少なし

C　自力で歩けますか？
　　0= 寝たきりまたは車いすを常時使用
　　1= ベッドや車いすを離れられるが、歩いて外出はできない
　　2= 自由に歩いて外出できる

D　過去3カ月間で精神的ストレスや急性疾患を経験しましたか？
　　0= はい 2= いいえ

E　神経・精神的問題の有無
　　0= 強度認知症またはうつ状態
　　1= 中程度の認知症
　　2= 精神的問題なし

F-1　BMI
　　0=BMI が 19 未満
　　1=BMI が 19 以上、21 未満
　　2=BMI が 21 以上、23 未満
　　3=BMI が 23 以上

BMI が測定できない場合、
F-2　ふくらはぎの周囲長 (cm)
　　0=31cm 未満
　　3=31cm 以上

＊ 12-14 ポイント：栄養状態良好、8-11 ポイント低栄養のリスクあり、0-7 ポイント：栄養不良

3）認知機能　cognitive function

　認知症や脳血管疾患などにより、認知機能に支障をきたした状態を認知障害という。認知症があると、口腔のセルフケアや通院が困難になる可能性がある。認知機能障害が疑われる場合には、下記のようなスクリーニング検査が有効である[3]。

（1）改訂長谷川式簡易知能評価スケール（HDS-R）⚠

- ・日本における認知機能の評価スケールとして最も歴史があり、広く使われている。
- ・年齢、見当識、3単語の即時記銘と遅延再生、計算、数字の逆唱などの9項目から構成される。
- ・最高得点は 30 点であり、20 点以下で認知症が疑われる。

（2）ミニメンタルステート検査（MMSE：Mini-Mental State Examination）⚠（図1）

- ・時間の見当識、場所の見当識、3単語の即時再生と遅延再生、計算などの計 11 項目から構成される。
- ・最高得点は 30 点であり、23 点以下で認知症の疑いである。
- ・27 点以下は軽度認知障害 (MCI：Mild Cognitive Impairment) が疑われる。

（3）MoCA（Montreal Cognitive Assessment）⚠

- ・軽度認知機能低下のスクリーニングツールである。
- ・視空間・遂行機能、命名、記憶、注意力、復唱、語想起などで構成される。
- ・最高得点は 30 点であり、25 点以下で認知症の前駆状態と考えられる MCI（Mild Cognitive Impairment：軽度認知障害）の疑いがあると判定される。（→ p.133「2）認知症」参照）
- ・検査終了後、教育年数が 12 年以下の場合には 1 点を加える。

（4）臨床的認知症尺度（CDR：Clinical Dementia Rating）

- ・最も一般的に用いられている観察式の評価方法である。
- ・認知症にみられる臨床症状を、専門家が全般的に評価する。
- ・患者の日常生活を把握している家族や介護者からの情報をもとにして、評価することも可能である。

I 高齢患者の臨床評価と診療方針の決定

（5）FAST 分類：Functional Assessment Staging（FAST）（表5）

・Reisberg らによって 1984 年に考案された、Alzheimer 病（AD）の病期を判定する観察法の評価表[5]。

・ADL 障害の程度によって認知症の進行度を7段階に分類したもの。

・通常はステージの順に症状が進み、今後生じる症状を予測して、対応を考えることができる。

・Alzheimer 病のために考案された評価法であるが、他の認知症でもほぼこの経過で進行する。

Mini-Mental State Examination（MMSE）

質問と注意点		回答	得点	
1 時間の見当識（5点） ※最初の質問で被験者の回答が複数の項目にわたっていてもよい。その際は、該当項目の質問は省く	「今日は何日ですか」	＿＿＿＿日	0	1
	「今月は何月ですか」	＿＿＿＿月	0	1
	「今年は何年ですか」	＿＿＿＿年	0	1
	「今日は何曜日ですか」	＿＿＿曜日	0	1
	「今の季節は何ですか」	＿＿＿＿	0	1
2 場所の見当識（5点）	「ここは都道府県でいうと何ですか」	＿＿＿＿	0	1
	「ここは何市（町村区など）ですか」	＿＿＿＿	0	1
	「ここはどこですか」 ※被験者の回答が地名であれば、「この施設の名前は何ですか」と質問を変える。正答は建物名のみ	＿＿＿＿	0	1
	「ここは何階ですか」	＿＿＿＿階	0	1
	「ここは何地方ですか」	＿＿＿＿	0	1
3 即時想起（3点）	「今から私がいう言葉を覚え、繰り返してください。 『さくら、ねこ、電車』はい、どうぞ。」 ※テスターは3つの言葉を1秒に1つずついう。その後、被験者に繰り返させて、この時点でいくつ答えたかで得点を与える。		0　1 2　3	
	「今の言葉は、後で聞きますので覚えておいてください」 ※質問5で復唱させるので、3つ全部を答えられるようになるまで繰り返す（ただし6回まで）。			
4 計算（5点）	「100から順番に7を繰り返し引いてください」 ※5回続けて引ければ満点。答えが止まったら、「それから」と促す （正答：93、86、79、72、65）		0　1 2　3 4　5	
5 遅延再生（3点）	「さきほどの3つの言葉は何でしたか」 ※質問3の言葉を再度、復唱させる。		0　1 2　3	
6 物品呼称（2点）	（時計を見せながら）「これは何ですか」 （鉛筆を見せながら）「これは何ですか」	＿＿＿＿ ＿＿＿＿	0　1　2	
7 復唱（1点）	「今から私が言う文章を繰り返し言ってください」 『みんなで力をあわせて綱をひきます』		0	1
8 口頭での指示（3点）	「今から私が言うとおりにしてください。 右手にこの紙を持ってください。それを半分に折りたたんでください。そして私にください。」	＿＿＿＿ ＿＿＿＿ ＿＿＿＿	0　1 2　3	
9 書字の理解、指示（1点）	「次の文章を読んで、このとおりにしてください」 『目を閉じてください』		0	1
10 自発書字（1点）	「何か文章を書いてください。どんな文章でもかまいません」		0	1
11 図形の描写（1点）	「この図形を正確にそのまま書き写してください」		0	1

図1　Mini-Mental State Examinaton（MMSE）（文献5より引用改変）

表5　Alzheimer 病の FAST 分類とその特徴

FAST	臨床診断	特徴
1	正常	・主観的にも客観的にも機能低下は認められない
2	年齢相応	・物の置き忘れの訴え ・喚語困難（あれ、それと物の名前が出てこない）
3	境界状態	・複雑な仕事ができない。 ・他人が見て、仕事の機能低下がわかる
4	軽度 AD	・将来の計画を立てたり、段取りをつけることができない ・金銭管理など日常生活での複雑な仕事ができない
5	中等度 AD	・TPO に合わせた服を選んで着ることができない ・理由なく、着替えや入浴を嫌がる
6	やや高度の AD	・着衣：介助が必要 ・入浴：介助が必要 ・排泄：トイレの水の流し忘れ、尿・便失禁など
7	高度の AD	・言語機能：理解できる語彙が限られた単語になる ・身体機能：歩行や座位の保持ができない。笑顔がなくなる ・混迷および昏睡

4）服用薬剤　→p.8「3）高齢者の薬物動態」参照

（1）多剤併用（服用）　polypharmacy ⚠

・作用の増強、相互作用や口腔乾燥、錐体外路症状、筋弛緩作用などの副作用の問題が生じる。

・薬物有害事象の増加につながる。

（水谷慎介）

文献
1）葛谷雅文：栄養状態の評価，老年医学系統講義テキスト（日本老年医学会編）．87．西村書店．2013．
2）Mini-Nurtritional Assessment：http://www.mna-elderly.com/forms/mini/mna_mini_japanese.pdf
3）一般社団法人日本老年医学会「認知機能の評価法と認知症の診断」〈https://www.jpn-geriat-soc.or.jp/tool/tool_02.html〉
4）加藤伸司ほか：老年精神医学雑誌1991; 2: 1339.
5）Reisberg B et al: Functional staging of dementia of the Alzhermer's type. Ann NY Sci 485:481-483, 1984.

4　口腔機能の評価

1）摂食・咀嚼・嚥下・舌運動　※摂食・嚥下→各論Ⅴ章参照

（1）咀嚼　mastication, chewing

食物を口腔内で切断、破砕、粉砕し唾液と混和し食塊形成する生理的過程[1]。

①咀嚼能力検査法[2]

A．直接的検査法：咀嚼能力を咀嚼する咀嚼試料より直接判定する方法。咀嚼された咀嚼試料の状態を客観的数値として表す方法と、咀嚼能率判定表により摂食能力を主観的に評価する方法がある。

　a．咀嚼試料の粉砕粒子の分布状態から判定する方法

粉砕性のある咀嚼試料を咀嚼させ、その粉砕粒子の分布状態を重量、および表面積により測定し、咀嚼能率を評価、判定する。代表的な方法に篩分法(しぶんほう)が挙げられる[3]。

> **篩分法**
> 一定量の咀嚼試料を一定回数咀嚼させ、粉砕粒子の分布状態を測定。

b. 咀嚼試料の内容物の溶出量から判定する方法

咀嚼によっておこる咀嚼試料の成分変化を測定することにより、咀嚼能力を評価、判定する。咀嚼試料としては、チューインガム、グミゼリー（図1）、米、ATP顆粒薬などが使用され、咀嚼によって流出する糖、ゼラチン、グルコース、澱粉、色素などの量を比色法および重量により測定することで、咀嚼能率を評価する。

c. 咀嚼試料の穿孔状態から判定する方法

咀嚼における咬断（切断）能力を評価する方法は少なく、ポリエチレンフィルムを噛ませ、穿孔した面積を電気的に測定することにより咬断（切断）能力を評価、判定する。

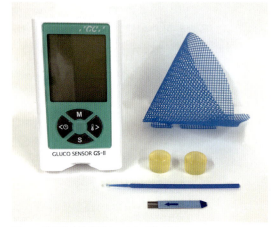

図1　咀嚼能力検査用セットとグミゼリー

d. 食品の混合状態から判定する方法
e. 咀嚼能率判定表から判定する方法

義歯装着者などの咀嚼機能を摂取可能な食品により、総合的に評価、判定する。特別な設備装置を必要とせず、臨床の場において簡便に行うことが可能。「山本式総義歯咀嚼能率判定表」[4] が一般的に知られている（図2）。

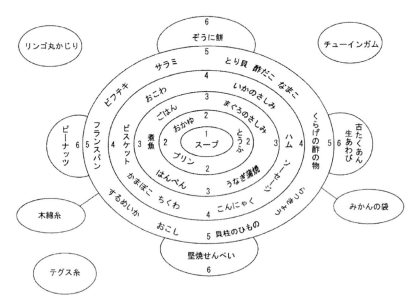

図2　山本式総義歯咀嚼能率判定表

4．口腔機能の評価

B．**間接的検査法**：咀嚼能力の間接的検査法は咀嚼に関与しているほかの要素、すなわち、顎運動、筋活動、**咬合接触状態、そして咬合力**などより咀嚼能力を評価、判定する。
　a．咀嚼時の下顎運動より判定する方法
　　咀嚼試料を咀嚼し、そのときの切歯点運動を測定し、運動経路、運動のリズム、そして運動速度などを分析することにより、咀嚼能力を評価、判定する。
　b．咀嚼時の筋活動より判定する方法
　c．咬合接触状態より判定する方法
　d．咬合力より判定する方法

（2）舌運動　tongue movement
舌は嚥下、発音、構音などにおいて重要な役割を担う。
①舌運動の評価法
　A．舌の可動域評価：挺舌させ、舌尖の位置と偏位の有無を評価する。
　　下唇より前下方に出せれば「十分」とし、それ以下は「不十分」、挺舌ができない場合は「不能」とする。舌尖の偏位の方向を記載する。
　B．舌圧測定：舌が食物を口蓋前方部との間でつぶす力を舌圧[5)]とし、その舌圧を測定する（**図3**）。
　C．嚥下造影検査（VF）：食物摂取時の食塊形成、食物の送り込み時の舌運動の評価が可能。

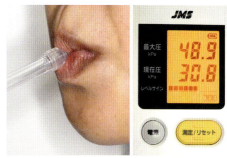

図3　舌圧測定

2）発音・構音　→各論Ⅵ章参照

構音器官である口唇、下顎、舌、軟口蓋などにより発話する音が作られる。
（1）発音・構音の評価法
　①**発話明瞭度検査**：自由会話もしくは単音節、単語音読の発話明瞭度を聴覚的に評価する。
　　→5段階評価が一般的である。
　②**鼻咽腔閉鎖機能の評価**：鼻咽腔閉鎖が不十分であれば開鼻声となる。
　　→鼻咽腔閉鎖機能に評価には内視鏡、鼻息鏡などを用いて行う。
　③パラトグラム検査：口蓋あるいは薄い人工口蓋に粉を吹きつけ、発話時の舌と硬口蓋との接触状態を評価する。
　④オーラルディアドコキネシス：舌、口唇、軟口蓋などの運動速度や巧緻性を発音を用いて評価する。
　　（→p.192「（3）②オーラルディアドコキネシス」参照）

3）審美

高齢患者の審美については、加齢による変化（口腔、顔貌）、歯の喪失による変化がある。
（1）加齢による変化
　①**口腔**：咬耗、摩耗、くさび状欠損など。
　②**顔貌**：頰の皮膚の老化や皮下脂肪の萎縮・下垂、表情筋の萎縮や硬化などの影響を受けることで、鼻唇溝の明瞭化や口角の下垂、口角から顎先に向けてマリオネットラインが出現する。

（2）歯の喪失による変化

　　前歯部欠損によるリップサポートの喪失、臼歯部欠損による咬合支持の喪失・咬合低下により、人中の平坦化、口角の下垂、鼻唇溝の明瞭化などの特徴的な顔貌、いわゆる「老人性顔貌」を呈するようになる。

4）味覚

　　味覚障害は高齢者に多く、原因として、加齢に伴う感覚の低下よりも、亜鉛摂取量の不足、多剤服用、唾液分泌量低下、全身疾患による亜鉛排泄量の増加によるものが多い[6]。

（1）味覚障害の症状

①**味覚減退**：1ないし2種類の基本味の感受性が悪いケースや、6カ所行う味覚検査のうち特定の部位だけ味覚感受性が悪い患者に多い。

②**味覚欠如、無味覚（症）**：全く味がしないという症例。症例数はきわめて少なく、1％程度である。

③**自発性異常味覚**：食事の味は識別できるのに、常に口の中で特定の味質の味がしている。

④**解離性味覚異常**：基本味のうち1ないし2種類の味質が識別できない症状。

⑤**異味症**：本来の食事の味と異なった味質を訴える症例。

⑥**味覚錯誤**：本来の基本味を異なった基本味として認識する症例。

　→高齢者には味覚減退、自発性異常味覚の症状を訴える患者が多い。

（2）味覚の評価法

①**唾液分泌量の測定**：3分間無味のガムを噛んでもらい、3分間の合計分泌量で判断する。

　→1分間あたり1mL以上の分泌を基準値としている。

②**食塩味覚閾値判定濾紙検査**：塩味が塗布された濾紙を口に含み、口全体で塩味を認知してもらう。

　→簡便で短時間に検査できるが、味質が塩味のみのため、正確性は低い。

③**電気味覚検査**：口腔粘膜に直接電気刺激することにより、釘をなめたときの酸味のある嫌な味を検査する。

　→簡便で患者に対する負担は少ないが、味覚発生機序の違いからこの検査だけでは不十分との報告がある。

④**濾紙ディスク検査**：四基本味を各5濃度用い、濾紙ディスクに滴下し味質を認知できるか調査する。3濃度までに味質を認知できれば基準範囲内になる。

　→前述の②③の検査より詳細な結果が得られるが、検査時間を要する欠点がある。

⑤**血液検査**：一般血液検査、血清亜鉛値、銅値の測定を行う。

　→血清亜鉛値の基準値は65～110μg/dLである。

　　　　　　　　　　　　　　　　　　　　　　　　　　　　　　　（呉本晃一、津賀一弘）

文献

1）The Glossary of Prosthodontic Terms. J Prosthet Dent 81: 39-110, 1999.
2）歯科医療領域3疾患の診療ガイドライン　III．咀嚼障害評価法のガイドライン―主として咀嚼能力検査法―．補綴誌46巻4号：620-624，2002.
3）Manly RS, Braley LC：Masticatory performance and efficiency. J Dent Res 29：448-462, 1950.
4）山本為之：総義歯臼歯部人工歯の配列について（2）―特に反対咬合について―．補綴臨床5：395-400,1972.
5）Hayashi R, Tsuga K, Hosokawa R, Yoshida M, Sato Y, Akagawa Y．：A novel handy probe for tongue pressure measurement．Int J Prosthodont．15（4）:385-8, 2002.
6）田﨑雅和：日本歯科医師雑誌 Vol. 63 No.4: 372-382, 2010.

5 医療情報の分析と問題点抽出

1）プロブレムリスト

　高齢者は歯科的問題点だけでなく、全身的問題点が多い。医療情報を分析するのに、歯科的問題点、全身的問題点、その他の問題点をそれぞれ抽出し、プロブレムリストを作成する必要がある。

2）歯科的問題点

　高齢になると全身状態に個人差があるように、口腔内の状況にも個人差がある。全身状態が口腔内に影響を及ぼすこともあり、高齢者の口腔内はさまざまな様相を呈している。歯科的問題だけにとらわれることなく、後にあげる全身的な条件やその他の諸条件を考慮して、診療方針を決定する必要がある。また、それぞれの問題から優先度を判断することも求められる。高齢者によくみられる歯科疾患を表に示す（**表1**）。

3）全身的条件

　高齢者の歯科治療でまず考慮すべきは、臓器の加齢変化である。ほとんどの臓器で機能低下がみられる。治療を行う際に特に注意する必要があるのは、循環・呼吸・代謝の生理学的変化である（それぞれの臓器の加齢変化はここで述べるのは割愛する。）。

　また、高齢者はさまざまな全身疾患に罹患している可能性が高い。それに伴い、多くの薬を服用している可能性が高い。安全な歯科治療を行うために、全身状態の把握は重要である。高齢者に多くみられる全身疾患を表に示すので、医療情報の分析時に参考にしてほしい（**表2**）。

表1　高齢者によくみられる歯科疾患

1. **齲蝕をはじめとする硬組織疾患**

   根面齲蝕、楔状欠損、残根、咬耗・摩耗、歯髄・根尖性疾患

2. **歯周病**

   歯根露出、服用薬剤による歯肉腫脹など

3. **歯の欠損への対応**

   義歯不適合（高度な顎堤吸収）、義歯性潰瘍、フラビーガム、クラウン・ブリッジの支台歯の破折や二次齲蝕など

4. **軟組織に関連する疾患**

   ・腫瘍および腫瘍類似疾患：義歯性線維症、前がん病変、良性腫瘍、口腔がん、白血病・悪性リンパ腫
   ・口腔粘膜・皮膚疾患：口腔カンジダ症、口腔扁平苔癬、義歯性口内炎、口角びらん、口角潰瘍、口唇疱疹、帯状疱疹、アフタ、褥瘡性潰瘍、舌炎

5. **硬組織に関する疾患**

   骨折、顎関節脱臼、薬剤関連顎骨壊死、顎骨骨髄炎

6. **神経疾患**

   三叉神経痛・舌咽神経痛、舌痛症、非歯原性歯痛、顔面神経麻痺、オーラル（口腔）ジスキネジア

7. **唾液腺などの疾患**

   唾液腺疾患、口腔乾燥症（ドライマウス）、味覚障害、口臭

8. **摂食嚥下障害**

表2　高齢者に多くみられる全身疾患

循環器疾患（高血圧・虚血性心疾患など）

神経疾患（Parkinson病、三叉神経痛・舌咽神経痛、舌痛症、顔面神経麻痺、オーラル（口腔）ジスキネジアなど）

代謝・栄養疾患（糖尿病など）

肝・胆・膵疾患（慢性肝炎・肝硬変など）

腎・尿路疾患（慢性腎臓病、尿路感染症など）

血液・造血器疾患

呼吸器疾患（気管支喘息・慢性閉塞性肺疾患など）

リウマチ性疾患、アレルギー性疾患、免疫不全

内分泌疾患

精神疾患（うつなど）

消化器疾患

I 高齢患者の臨床評価と診療方針の決定

4）その他の諸条件

　高齢者の歯科治療を行ううえで、高齢者の心理的特性を理解しておく必要がある。高齢者の人格は、次に示す2つの要因によって形成されている。1つめは今までの人生経験と環境によって形成された「人格」、2つめは脳の老化や老年期における喪失体験などの「生活状況の変化」である。これらによって、高齢者は「保守的」「自己中心的」「孤独感が強い」「短気」「不安感が強い」などのような性格的特徴をもつことが多い。もちろん患者一人一人の特徴を捉えたうえで治療を行うべきである。

　また、精神的な問題として認知症やうつ病があげられる。歯科治療の必要性が理解できないと開口拒否などの治療拒否につながることがある。このような問題点に直面した際は、治療開始前にラポールの形成を第一の目標とするとよい。ラポール形成後に治療を行うとスムーズである。

　ほかに、「家族と同居しているか」などのような生活環境や社会的環境も把握しておく必要がある。また、要介護状態である場合は ADL や介護者の有無も把握しておく。通院困難な場合は居宅や施設で治療を行うので、さまざまな制約が加わる。歯科治療を行うのに加わる制約を把握しておく必要がある。

6　診療計画の立案

1）診療方針

　高齢者を対象とする場合には、診療方針として短期目標と最終目標を設定する。短期目標として、急性症状の緩和、保存治療、補綴治療による口腔機能の回復がある。口腔衛生指導による口腔衛生状態の改善も短期目標としてあげられる。一方、最終目標は「患者の QOL の維持・向上」に置くことに変わりはないが、要介護高齢者の場合は長期的な口腔の健康の維持が困難なことが多いため、口腔の健康管理の容易さ、将来の変化に対する対応の容易さを考慮に入れた診療方針が求められる（→ p.79 図1「診療の流れ」参照）。

2）インフォームドコンセント

　一般的な歯科診療の流れとして、プロブレムリストに基づいて作成した診療方針に対して、患者のインフォームドコンセントを得る必要がある。要介護高齢者で意思決定が困難な場合は、キーパーソンに対してインフォームドコンセントを得ることもある。

3）診療計画の決定

　インフォームドコンセントを得た診療方針に対して、プロブレムリストを考慮しそれぞれの優先度を決定する。その優先度を反映した診療計画を立案・決定し、実際に診療を行う。まずは設定した短期目標を達成するために保存治療、補綴治療、口腔外科治療などを行うが、ときには治療の状況に応じて短期目標を変更せざるを得ないこともある。その際は再度短期目標を設定し、診療計画を立案し直す必要がある。

4）多職種連携

　高齢者の治療は診療室から在宅での診療に移行することも考慮する必要がある。診療室では歯科医師と歯科衛生士の多職種連携が中心であった。全身状態を把握するのに医師との連携をすることもあった。

6. 診療計画の立案

しかし、在宅などの訪問診療では、在宅主治医、訪問看護師、薬剤師、管理栄養士、理学療法士、作業療法士、言語聴覚士、ケアマネジャー、介護福祉士、介護支援員などのような多職種と連携することで患者の口腔内の環境を維持していく必要がある（図1）。

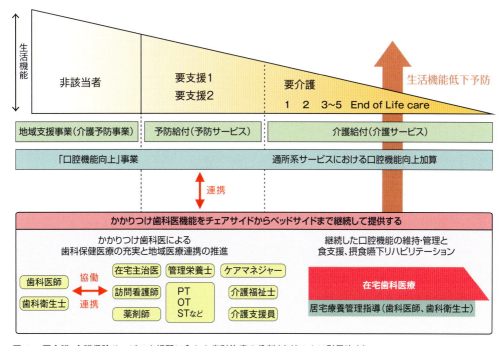

図1　要介護・介護保険サービスを視野に入れた歯科治療の役割（文献1より引用改変）

（牧野路子）

文献
1）全国歯科衛生士教育協議会　監修：最新歯科衛生士教本高齢者歯科（第2版）．医歯薬出版．2013．

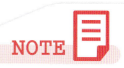

多職種連携を円滑に行うためのコミュニケーションの心得

　心臓が悪いという初診の患者さんのお話を聞いたが、いつごろ、どのようなイベントがあったのかさっぱり要領を得ない。そこで、かかりつけの循環器内科の先生に診療情報を求めたところ、「ECGでST上昇があり、心エコーでも前壁にasynergyがあったためCAGを実施し、#7が99%狭窄であったためにPCIを…」なる返書が来た。自分の不勉強のためではあるが、意味を理解するまで小一時間を消費してしまった。

　自分も他科や施設、在宅看護などに情報提供する際には気をつけよう。きっと、「左下の4のFMCの適合が悪いため、TECに置き換える予定ですが、義歯の床下粘膜に潰瘍形成がみられるためまずはフィットチェッカーで…」なんて、気付かずに言ってしまっていることもあるだろうから。①歯科の業界だけで通じるような略語の使用は避け、②特定の商品名は使わず、③専門用語はやさしい一般語に置き換えるよう気を付ければ、きっと多職種のコミュニケーションもさらにスムーズになるはず。

I 高齢患者の臨床評価と診療方針の決定

臨床例題 —順次回答4連問—

1問目／4問

93歳の女性。食べられないという主訴で、在宅の訪問診療を行っている。半年ほど前より体重が5％ほど低下し、歩行が不能となり、車いすで移動しているという。下肢の写真を示す。
この患者の状態を示すのはどれか。

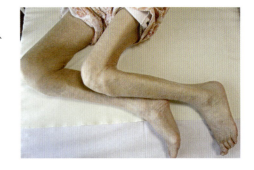

A．アカシジア　　D．サルコペニア
B．アノレキシア　E．ディサースリア
C．カヘキシア

A：× 下肢が絶え間なく動き静座不能になる状態。座位で静止を強いると不穏になる。
B：× 一般には拒食症ともいわれる病的なやせを呈する摂食障害。若年者に好発する。
C：× 何らかの疾患を原因とする栄養失調により衰弱した状態。
D：○ 加齢や疾患により筋肉量が減少することで、握力や下肢筋・体幹筋など全身の筋力低下が生じた状態。
E：× 発声発語器官のどこかに運動障害が生じて、うまく話すことができない状態。

サルコペニアとは加齢や疾患により筋肉量が減少することで、歩行速度が遅くなる、杖や手すりが必要になるなどの身体機能の低下がおこる。

正答：D

2問目／4問

93歳の女性。食べられないという主訴で、在宅の訪問診療を行っている。半年ほど前より体重が5％ほど低下し、歩行が不能となり、車いすで移動しているという。下肢の写真を示す。
かかりつけ内科の訪問診療においてサルコペニアと診断された。認知機能には問題がなく、指示に従うことはできる。この診断のために必要な検査はどれか。

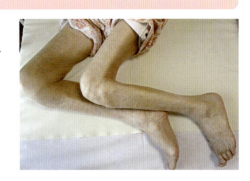

A．握力　　　D．背筋力
B．咬合力　　E．膝蓋腱反射
C．肺活量

サルコペニアになると、握力や下肢筋・体幹筋など全身の筋力が低下する。診断基準はさまざまなものがあるが、ヨーロッパのワーキンググループ European Working Group on Sarcopenia in Older People（EWGSOP）、アジアのワーキンググループの AWGS、日本の国立長寿医療研究センターによる定義がよく使われている。それぞれ細かな基準値の違いがあるが、歩行速度、握力、筋肉量の測定を行うところは同じである。

正答：A

3問目／4問

93歳の女性。食べられないという主訴で、在宅の訪問診療を行っている。半年ほど前より体重が5％ほど低下し、歩行が不能となり、車いすで移動しているという。認知機能には問題がなく、指示に従うことはできる。診療時に写真のような舌の動きをしきりに繰り返し、自分の意思で止めることができない。Parkinson病に罹患し、5年ほど服薬をしたのち、昨年から生じるようになったとのこと。この症状はどれか。

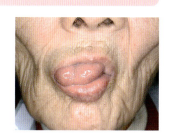

A．アテトーゼ　B．オーラルジスキネジア　C．ジストニア
D．セネストパチー　E．ミオクローヌス

- A：× アテトーゼはゆっくりとねじるような運動を行う不随意運動。脳性麻痺などが原因となる。
- B：○ Parkinson病治療薬の副作用として、身体に不随意運動がしばしば生じる。
- C：× ジストニアは筋肉の持続的な収縮により生じる不随意運動。姿勢異常や、全身あるいは身体の一部が捻れたり、硬直、けいれんといった症状が生じる。
- D：× セネストパチーは見た目などからは異常はないにもかかわらず、奇妙な異常感や痛みなどがある症状。体感異常症、体感幻覚症のこと。
- E：× ミオクローヌスは、手指や顔面などが電気にうたれたように一瞬だけピクッと動く、不随意的な筋収縮である。

正答：B

4問目／4問

93歳の女性。食べられないという主訴で、在宅の訪問診療を行っている。半年ほど前より体重が5％ほど低下し、歩行が不能となり、車いすで移動しているという。認知機能には問題がなく、指示に従うことはできる。診療時に写真のようなオーラルジスキネジアを示す。Parkinson病に罹患し、5年ほど服薬をしたのち、昨年から生じるようになったとのこと。
この症状の発現に関係する薬剤はどれか。

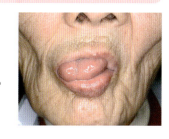

A．レボドパ（L-dopa）　　D．抗コリン薬
B．NSAIDs　　　　　　　E．ビスホスホネート製剤
C．抗菌薬

Parkinson病は、脳内のドパミンが不足しておこるため、それを補うレボドパ（L-dopa／L－ドパ）やドパミンの代わりに作用するドパミンアゴニストが治療薬の中心となる。レボドパの数年以上の長期服用によって、ドパミンの供給が持続できないためにおこる症状が遅発性のジスキネジアであると考えられている。
レボドパ治療開始5〜10年後の患者の半数以上におこり、年数が長くなるほどジスキネジアをおこす患者の割合は高くなるとされている。

正答：A

（内藤 徹）

各論

II 高齢者歯科の臨床

> **POINT**
> ①高齢者の歯および歯周組織の疾患を理解し、その治療法を合わせて理解する。
> ②高齢者にみられる軟組織疾患と硬組織疾患および神経疾患と唾液腺疾患を理解する。
> ③高齢者の周術期口腔機能管理と高齢者が服用していることが多い薬物について理解する。

1 歯および歯周組織の疾患

1）齲蝕

（1）高齢者の齲蝕の特徴

高齢者の口腔には一般に、①唾液分泌量の減少、②歯列形態の複雑化、③歯肉退縮による根面露出、という特徴がみられ、さらに脳血管障害や神経筋疾患などに伴う運動機能低下、感覚閾値の上昇などが現れる場合があるため、口腔の自浄作用が低下し、セルフケアも困難になり、齲蝕リスクが大きくなる。特に、歯肉退縮に伴って露出した根面や修復物辺縁に近接した歯根面の齲蝕の多発は高齢者に特徴的な齲蝕の病態である（図1）。

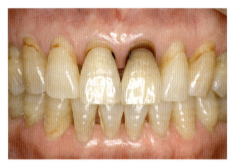

図1　根面齲蝕

・エナメル質の脱灰臨界 pH が 5.5 であるのに対し、根面のセメント質や象牙質は 6.4 以下で、高齢者の露出根面は容易に齲蝕に罹患する。
・根面齲蝕は歯肉退縮のない若年者ではほとんどみられず、日本では 40% 近くもの高齢者に頻発[1]。

（2）根面齲蝕の臨床的分類

根面齲蝕は、進行速度によって活動性と非活動性の病変に分けられる。非活動性病変の場合は、患者から特に審美性や機能上の訴えのないかぎりは、そのまま経過観察することが望ましいと判断される場合も多い。

①活動性根面齲蝕
・色調：黄色あるいは淡褐色の色調。
・性状：病変部を触診すると軟らかく、容易に探針が挿入できる。

②非活動性根面齲蝕
・色調：暗褐色あるいは黒色。
・性状：健全歯と同程度に硬く、探針の挿入はできない。しばしば光沢を示す。

（3）修復処置

活動性病変で、明確な実質欠損が認められる場合、今後の病変の拡大が予測される場合には、修復処置の対象となる。根面齲蝕の修復材料には、象牙質接着性、耐摩耗性、操作性、審美性などの条件を満たすものが望まれる。現在のところ、グラスアイオノマーセメントと光重合型コンポジットレジンが主に使用されているが、近年のコンポジットレジンは良好な治療成績を示すようになってきている。

- ボンディング材やレジン自体にフッ素徐放性を付与した材料も提供されている。
- コンポジットレジンは象牙質とも良好な接着が得られるようになっている。

2）摩耗・咬耗と破折

（1）Tooth wear の区分とその治療

健常なエナメル質の生理的な咬耗・摩耗量は、大臼歯部の咬合接触部で 29μm/ 年、小臼歯部では 15μm/ 年程度とされている[2]。しかし、なんらかの理由によって歯質の喪失が著しく進行し、象牙質が露出すると、知覚過敏や咀嚼障害、審美障害が生じてくる（図2）。このような状態を総称して **Tooth wear** という。

- **Tooth wear の成因による分類**

　咬耗　attrition：歯と歯の接触によるもの。
　摩耗　abrasion：歯とそれ以外の物質によるもの。
　酸蝕　erosion：酸性物質や酸性の摂食物に由来するもの。
　楔状欠損　abfraction：歯頸部にかかる応力によるもの。

高齢者に特有なリスクファクターとしては、**胃食道逆流症**による胃酸への曝露、Parkinson 病などの治療薬の副作用として発現するジスキネジアなどがあるため、ブラキシズムなどの習癖や食生活などの一般的なリスク因子のほかに、合併疾患や服薬などについても注意して聴き取りを行うべきである。

Tooth wear に対する治療としては、前歯および臼歯部のいずれについてもコンポジットレジンによる修復が一般的である。しかし、急性症状を呈さない場合には、緩徐に進行することが多いので、患者の年齢や QOL を考慮し、修復治療の要否について判断を行う必要がある。

（2）歯の破折

2005 年に行われた調査では、抜歯の原因のうち 11.4% が破折であった[3]。破折のほとんどは歯根破折であり、歯髄処置を行われた歯に金属による支台築造が施されている場合に発生しやすい。このため、ポストの材質として、金属よりも象牙質に近い弾性率を有する**ファイバーポスト　Fiber post** が支台築造として普及してきている（図3）。

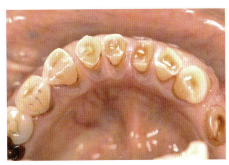

図2　咬耗（attrition）

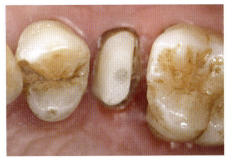

図3　ファイバーポストによる歯冠修復

3）歯髄・根尖性疾患

高齢者の歯髄は、血管、歯髄細胞、神経線維ならびに神経細胞の分岐が減少し、象牙芽細胞には萎縮が生じている。また、髄腔内にも齲蝕に伴う修復象牙質の添加、加齢に伴う第二象牙質の添加、象牙質

II 高齢者歯科の臨床

粒などの石灰化物の形成・添加がしばしばみられる。特に、歯肉退縮によって口腔内に露出した歯根面は、外来刺激によって第二象牙質や修復象牙質が形成しているため、齲蝕は慢性的に疼痛を伴わずに経過していることも多い。

齲蝕の深部進行により、抜髄を余儀なくされた場合には、高齢者の歯内治療は成人の歯内治療と基本的には同じである。ただし、高齢者の歯内治療時には次のような注意を要する。

・歯髄腔は著しく狭窄していることが多い。
・根管治療時に根管口を明示することが困難な症例もある。
・切削時の疼痛は少ない。
・セメント質の添加によって根尖孔の位置が大きく変化していることもあり、根管治療の際には根管の彎曲に注意が必要。

4）歯周病

2016（平成28）年に実施された歯科疾患実態調査[4]では、80歳で20本以上の歯を有する者の割合は51.2%と推計され、健康日本21（第二次）の目標値の50%がとうとう達成された。このように、近年の高齢者における現在歯数の増加は著しいが、75歳以上の年齢階層においては4mm以上の歯周ポケットを有する者の割合は調査を重ねるごとに増加する傾向を示している。後期高齢者においては、歯周炎に罹患した歯を有する者が増えているのが現状である。高齢者の歯周疾患の現状と問題点は次のようなものである。

・高齢者の現在歯数は徐々に増加している。
・歯周疾患に罹患した現在歯を有する高齢者も増加している。
・運動機能や認知機能の低下によるセルフケア能力の低下を伴うことがある。
・口腔清掃を介護者に依存している要介護高齢者の場合には、治療目標の設定には配慮が必要。

（内藤 徹）

文献

1）Imazato S, Ikebe K, Nokubi T, Ebisu S, Walls AW. Prevalence of root caries in a selected population of older adults in Japan. J Oral Rehabil. 2006 Feb;33(2):137-43.
2）Lambrechts P1, Braem M, Vuylsteke-Wauters M, Vanherle G. Quantitative in vivo wear of human enamel.J Dent Res. 1989 Dec;68(12):1752-4
3）8020推進財団：永久歯の抜歯原因調査報告書〈http://www.8020zaidan.or.jp/m/03.html〉
4）厚生労働省：平成28年歯科疾患実態調査結果の概要〈http://www.mhlw.go.jp/file/04-Houdouhappyou-10804000-Iseikyoku-Shikahokenka/0000169622.pdf〉

2　歯の欠損への対応

加齢とともに歯の欠損は増加し[1]、加齢に伴う種々の機能の変化は**義歯**をはじめとする欠損補綴にも影響を及ぼす（**図1**）。しかし、適切な補綴歯科治療で口腔機能を維持・回復することは、高齢者の健康維持だけではなく、生活の質や幸福にもつながる。

1）**義歯補綴　removable prosthodontics**

（1）治療計画

・新しい義歯を受け入れにくくなる（**図1**　適応能力の低下）。

2．歯の欠損への対応

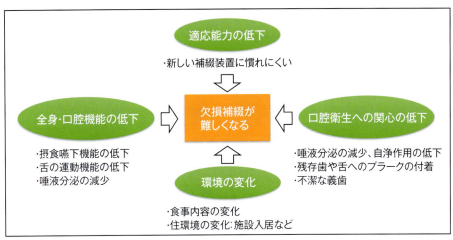

図1　欠損補綴に影響する加齢変化

　　→義歯調整、修理、リラインなどで問題が解決するなら、新しい義歯を作らない選択もある。
　　→義歯の形態や咬合を大きく変えない複製義歯も有用である。
　・将来おこり得る変化を見越した治療方法を考える。
　　→欠損の拡大に対応できるような義歯の設計を心がける。
　　→認知症や寝たきりになる可能性も考慮する。
　・顎堤の条件が悪い場合や唾液が少ない場合は、軟質裏装材、義歯安定剤や口腔湿潤剤の使用も考慮する。

（2）義歯の設計
　・着脱しやすい設計にする（図2）。
　　→加齢や脳卒中の後遺症などで指先の動きが悪くなるので、取り外しやすさに配慮する（図1　全身、口腔機能の低下）。
　・不潔域の少ないシンプルな設計にする（図1　口腔衛生への関心の低下）。
　　→将来、要介護になった場合に備えて、家族や介護者が取り外しやすい設計を考える（図1　環境の変化）。
　・増歯などの義歯修理が容易な設計にする。
　・誤飲誤嚥の可能性を考慮のうえ、設計する。

> **取り外しが容易な義歯を製作するためには**
> ○支台装置に強すぎる維持力を与えない
> ○着脱時に支台装置が口角や頬粘膜を傷つけないように設計する
> 　→鉤尖部が隅角を越え、近心に位置するように
> ○片手でも着脱できるように着脱方向を設定する
> 　→咬合平面に垂直かやや前方傾斜に
> ○義歯床の研磨面に、着脱のための指を懸けられるようなくぼみや切れ込みを入れる

図2　取り外しやすい義歯とは

99

- 予後が悪そうな歯は無理に歯冠補綴や保存をせず、早めに抜歯、あるいは歯冠を削除して残根上義歯（**オーバーデンチャー**）にする（**図3**）。

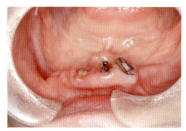 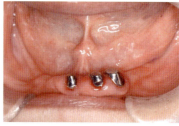 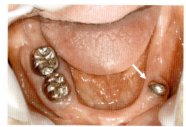

図3　残根に対するメタルコーピング（歯冠破折症例）。無理に歯冠補綴せず、メタルコーピングで対応（左：破折直後、中：メタルコーピング後、右：ドーム型のメタルコーピング）

（3）管理
- 定期的な観察により、義歯の不適合、清掃不良、残存歯の齲蝕や歯周病を早期に発見できる。
- 義歯の取り扱いや清掃方法、保管方法などは、本人だけではなく、家族や介護者への教育も重要である。

2）クラウンブリッジ　fixed prosthodontics

（1）治療計画
- 治療そのものに年齢による大きな違いはないが、高齢者に対して新たにクラウンブリッジ治療を行うときには、歯の加齢変化に配慮が必要である。
  - →歯の咬耗や挺出がしばしばみられる（**図4**）。
  - →歯肉の退縮により見かけの歯冠長が伸びていることがある。
  - →歯質の色調が暗く変化していることがある。
- 治療時間を短縮できる接着ブリッジも有用であるが、脱離-誤飲誤嚥の可能性も高くなるので症例選択に注意する。
- 将来的に義歯を装着する可能性がある場合は、あらかじめガイドプレーンやレストシートを形成したクラウンを製作することもある。
- 要介護になった場合にベッドサイドで対応できる補綴装置を選択する。
  - →除去が難しい**ジルコニア**フレーム等は使用しない。

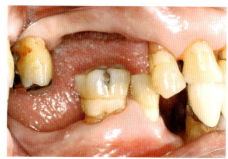
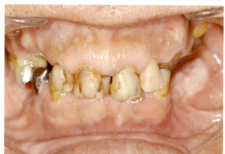

図4　補綴歯科治療を難しくする歯の咬耗・摩耗（tooth wear）、根面齲蝕などの加齢的病変

（2）管理
- 治療の予後を良好に保つためには、歯の加齢変化と、歯周疾患や齲蝕の罹患リスクを正しく評価・把握することが重要である。
  - →口腔清掃状態、唾液の量と質、歯質、食習慣などを把握しておく。
- 高齢者のクラウンブリッジ治療は、若い頃に装着した補綴装置の再治療であることが少なくない。

→原因となるのは、二次齲蝕、支台歯の破折、歯周病の悪化などである。
→メインテナンスの頻度を高くして、これらの兆候を早期に発見できるようにする。

3）インプラント・その他　dental implant

（1）治療計画
- インプラントの成功率に年齢による違いはないが、高齢者の場合は、施術後の余命に対する配慮も必要である。
  →身体的、精神的、経済的な負担に見合うだけの予後が見込まれるかどうか、メリット・デメリットをよく考える。
- 高齢者は、何らかの病気をもっていることが多い。
  →施術や予後に影響のある既往歴を、治療計画の段階で十分に把握する。
- インプラント治療では固定性の上部構造を強く望まれることが多いが、加齢による全身・口腔機能の低下とのバランスを考える。
  →自分で口腔清掃ができるか、嚥下機能が低下していないか、認知機能の低下がないかなどを、術前にしっかりと診査する。
  →清掃性のよい設計を考え、可撤性の上部構造も考慮する（図5）。

（2）管理
- 加齢とともに、清掃が難しくなったり、メインテナンスに通院できなくなることがある。
  →口腔衛生状態が悪くなると、インプラント周囲炎のリスクが高くなる。
- 高齢期の転居を考え、使用しているインプラント材料の情報を患者にあらかじめ与えておく。
  →清掃や管理をしやすくするために、要介護になる前に、上部構造の設計を固定性から可撤性のオーバーデンチャーに変更することが有効である。
- アタッチメントを含む上部構造の清掃方法を、家族や介護者にも習得してもらう。

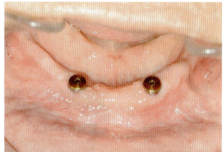
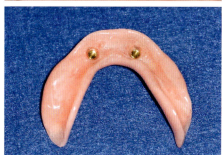

図5　インプラントオーバーデンチャー。アタッチメントもバーアタッチメントからスタッドアタッチメントへ、さらにはよりティッシュレベルのものを選択する（画像はドーム型磁性アタッチメント）

（渡邉 恵、市川哲雄）

文献
1）厚生労働省：平成23年歯科疾患実態調査.
2）一般社団法人日本老年歯科医学会編：老年歯科医学. 医歯薬出版, 2015.
3）植松宏, 稲葉繁, 渡辺誠編：高齢者歯科ガイドブック. 医歯薬出版, 2003.

●義歯安定剤● column

　義歯安定剤　denture stabilizer とは、維持、安定の不良な義歯の機能改善を目的として患者自身によって用いられる市販材料である[1]。

[種類]
　義歯床を床下粘膜に固定する方法により、以下のように分類される。

①義歯粘着剤　denture adhesive
- **作用**：義歯床粘膜面と床下粘膜の間で唾液を吸収して粘着性を発揮させることにより、義歯の維持、安定を向上させる（粘着作用）。
- **剤型**：クリームタイプ（図1）、粉末タイプ、シート（テープ）タイプ

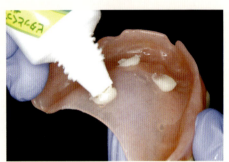

図1　クリームタイプ義歯安定剤の使い方。全部床義歯の場合、小豆3粒程度（3cm以内）の義歯安定剤を義歯床粘膜面に塗布し、咬合させる。薄く広がる程度の量でほとんどの場合十分である。

- **成分**：水膨潤性の水溶性高分子化合物（カルボキシメチルセルロースナトリウムやメトキシエチレン無水マレイン酸共重合体など）を主剤としている。クリームタイプは水溶性高分子化合物と軟膏基材（白色ワセリンや流動パラフィンなど）が混合されたものである。

②ホームリライナー　home-reliner
- **作用**：義歯床粘膜面と床下粘膜間の間隙を埋めて義歯を固定させる（密着作用）。
- **剤型**：クッションタイプ
- **成分**：酢酸ビニル樹脂を主成分とし、エチルアルコールが含有されている。

[現在の見解]
　従来、義歯安定剤は術者の治療技術が未熟であるため患者が使用しているとの見解が大多数を占めており、歯科医師の多くは本剤に対して否定的な見解であった。しかしながら、最近は歯科医師や歯科衛生士の適切な指導のもと適切な症例（表1）に正しく使用すれば、本剤は義歯のケアに有効であるとの見解になっている[1]。

[特徴]
- クリームタイプと粉末タイプの義歯安定剤は流動性が高く、義歯床に薄く均一に広がるため、咬合高径の変化や咬合のずれが生じにくい。
- 義歯安定剤のうちホームリライナーは粘度が高いため、義歯床に均一に広がりにくく、義歯床と床下粘膜間の不適合や不適切な咬合関係を引きおこす可能性を否定できない。

[患者指導]
- 定期的に歯科医院に来院してもらう。義歯安定剤のみに頼ることにより不適合義歯に対する適切な処置が放置されないようにする。
- 義歯安定剤が必要な場合、クッションタイプよりもクリームタイプや粉末タイプを勧める。
- 義歯安定剤の誤使用は種々の弊害を引きおこす。本剤を有効に活用するためには、歯科医師や歯科衛生士が正しい知識をもち、患者に正しく指導することが重要である。

（村田比呂司）

表1　義歯安定剤の適用症例と目的

1. 新義歯完成までの期間、適合性や維持力が低下した現有義歯の維持、安定性を向上させる。
2. 加齢や服用薬などが原因で唾液の分泌量が減少しているため、適合が良好な義歯を装着していても、維持、安定が不良になり、痛みを生じる症例が存在する。このような症例に唾液の粘度を上昇させ、あるいはその不足を補うことにより、義歯の維持、安定性を向上させる。
3. 適合が良好な義歯を装着していても、維持力をさらに向上させることにより精神的な安心感を得ることができる。
4. 適合が良好な義歯において、本剤の層により咀嚼力の口腔粘膜への刺激を軽減させる。

文献
1) 村田比呂司, 山田真緒, 岡崎ひとみ：どう付き合う？　義歯安定剤. ザ・クインテッセンス. 36（3）：42-59, 2017.

●義歯洗浄剤●　　　　　　　　　　　　　column

義歯を長期間使用すると、デンチャープラーク denture plaque が付着する。これによる種々の弊害を防ぐため、義歯用ブラシによる機械的清掃（図1）と義歯洗浄剤 denture cleanser による化学的洗浄（図2）の併用によるデンチャープラークコントロールが重要である。

デンチャープラーク

義歯の表面に付着するプラークで、*Candida* の比率が高く、この *Candida* とその産生物などからなる微生物塊である。デンチャープラークは義歯性口内炎 denture stomatitis を引きおこし、残存歯の齲蝕、歯周病、さらには誤嚥性肺炎などの原因にもなる。

義歯洗浄剤の種類

患者が家庭で使用するホームケア用と歯科医院で使用されるプロフェッショナルケア用がある[1]。

①-1　ホームケア用義歯洗浄剤（ブラッシング用）

- 義歯の機械的清掃には研磨材が添加されていない、あるいはその含有量の少ない義歯専用の歯磨剤の使用を勧める。
- とくに界面活性剤や潤滑剤などが含有されたブラッシング用の義歯洗浄剤は、義歯材料の保護という観点から有効である。

①-2　ホームケア用義歯洗浄剤（浸漬用）

- 主成分により①酵素入り過酸化物、②酵素、③過酸化物、④次亜塩素酸、⑤銀系無機抗菌剤、⑥生薬、⑦酸、⑧消毒薬、⑨二酸化チタン光触媒などのタイプに分類される[2]。
- 一般的に次亜塩素酸系や酸、過酸化物は、微生物に対する作用は強く、洗浄効果も高い傾向である。一方、酵素系や生薬の洗浄力は次亜塩素酸系などに比べ低いが、義歯材料への影響は少ない。ただ臨床的にはどの義歯洗浄剤も有効な洗浄効果を有している。さらに通常のレジン床義歯に劣化などの悪影響を及ぼすことはない。
- 軟質リライン材などには、次亜塩素酸などを主成分とする義歯洗浄剤は材料を劣化させる可能性がある。これらには銀系無機抗菌剤配合の義歯洗浄剤が適している[2]。また各メーカーとも自社の軟質リライン材に適した義歯洗浄剤を指定している。
- 義歯洗浄剤は毎日使用してもらう。

②プロフェッショナルケア用義歯洗浄剤

- 家庭での義歯のケアに加え、数カ月に一度は歯科医院でのプロフェッショナルケア用義歯洗浄剤によるケアが推奨される。特に人工歯の着色はホームケア用義歯洗浄剤のみでは除去できないこともある。
- 本剤の主成分は次亜塩素酸ナトリウムや酸などで、ホームケア用よりも高い洗浄効果を有している。
- 超音波洗浄の併用は効果的である。

（村田比呂司）

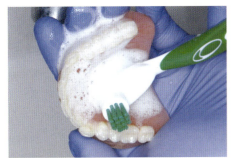

図1　ホームケア用義歯洗浄剤（ブラッシング用）と義歯用ブラシを用いた義歯の清掃

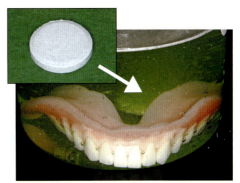

図2　ホームケア用義歯洗浄剤（浸漬用）を用いた義歯の化学的洗浄

文献

1）村田比呂司, 山下利佳, 黒木唯文, 山田真緒：効果的な義歯ケアのために。今選びたい義歯洗浄剤, 義歯安定剤, 口腔湿潤剤103種. QDT. 39（12）：3-33, 2014.
2）浜田泰三, 二川浩樹, 夕田貞之：義歯の洗浄. デンタルダイヤモンド社, 2002.

●歯科衛生士による義歯洗浄・指導の手順● **column**

義歯洗浄の手順

　義歯管理指導を歯科衛生士が行うと、非常に効率的で、その際には、義歯を洗浄することも必要である。

　2カ月に1回程度、診療前に以下の手順で行う（義歯管理困難患者では、少なくとも月に1回）。手順の2・3は毎回必要で、沈着物が多い場合には、その他の項目も行う。

1. 患者の義歯管理状況を十分に聞き取る。調査票を使用すると効果的である。
2. 義歯を口腔内より撤去し、十分な照明下で表面を観察する（★）。義歯表面を乾燥させると、沈着物なども観察しやすい。
3. 水洗下で、義歯用ブラシを用いて、食渣やデンチャープラークを除去する。プラーク染色液を使用し、義歯用ブラシの使用法について実地指導を行う。
4. ぬるま湯に患者用の義歯洗浄剤を溶かし、義歯を浸漬し、10分程度、超音波洗浄にかける。この待機時間中に歯科衛生士が管理に関する指導を行う（後述）。
5. 義歯を乾燥させ、十分な照明下で着色や歯石を確認する。
6. 着色が多い場合は、着色除去が主目的の歯科医院専用義歯洗浄剤を、歯石が多い場合は、歯石除去を主目的とした歯科医院専用義歯洗浄剤を使用する。
7. 水洗・乾燥させて、照明を当てて沈着物の残存や亀裂の有無などをチェックする（★）。
8. 義歯床表面が粗糙であると再付着しやすいので、付着しやすい部位は仕上げ研磨する。
9. 義歯の適合、咬合、維持などを診察する（★）。

※★印は歯科医師による項目

歯科衛生士による指導項目

- 食後には、可能な範囲で義歯を撤去し、義歯用ブラシで水洗する。支台歯の歯磨きも重要。
- 撤去時には、義歯を乾燥させないように、水（または義歯洗浄剤）に浸漬する。
- 撤去時には、破損・紛失防止のために、専用の義歯用ケースに保管する。
- 通常の歯磨き剤は摩耗のリスクがあるために、義歯専用の歯磨剤などを使用する。
- 義歯洗浄時には、落下時の紛失・破損防止のために、流しに水をためるか、ザルなどの上で洗う。
- 義歯洗浄剤の使用頻度に関しては、歯科医師の指示に基づいて指導する。

（毎日が望ましいが、義歯や口腔内の汚れ方に応じて、2日に1回程度に減らすこともあり得る。）
- 夜間の義歯の装着が必要な場合もある（歯科医師の指示）。
（審美性、咬合の安定、残存歯・顎関節の保護、軟組織の咬傷防止、嚥下機能の保持など）
　※夜間装着する場合には、義歯撤去時間の確保（入浴時、食後など）と義歯洗浄剤の毎日の使用などの指導と、口腔内の状況の十分な定期的チェックが重要である。
- 義歯安定剤を患者が使用している場合は、患者に直接注意せずに、歯科医師の指示を受ける。

（佐藤裕二）

文献
1）日本老年歯科医学会：診療室における義歯洗浄と歯科衛生士による義歯管理指導の指針2013年版. http://www.gerodontology. jp/publishing/file/guideline/guideline_2013.pdf.

3. 軟組織に関連する疾患

1）炎症　inflammation

- 概要：日常、遭遇する歯性感染症は口腔内常在菌が原因で発症し、齲蝕、歯周病、智歯周囲炎や抜歯後感染に続発する。副鼻腔炎、ウイルス感染や逆流性食道炎も誘因となり、糖尿病や肝硬変など全身疾患がさらに炎症を増悪させる誘因となる。
- 症状：高齢者の残存歯数の増加により歯周病の急性増悪や歯槽骨の吸収により埋伏智歯の歯冠が露出して智歯周囲炎をおこし、消炎後の抜歯症例が増加している。また、口腔清掃不良や齲歯の放置などによる歯肉膿瘍、骨膜下膿瘍が組織隙に波及して蜂窩織炎❗や歯性上顎洞炎❗を併発する。
- 治療：高齢者の炎症性疾患は、急激な発熱や脱水への早急な対応、薬剤（抗菌薬、NSAIDs）の選択や全身疾患との関連を考慮する必要がある。また、局所麻酔薬、抜歯後出血や疼痛などに配慮が必要であり、治療の遅れが菌血症❗や敗血症❗を発症する可能性があり注意が必要である。

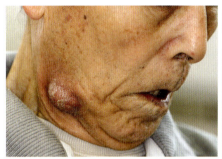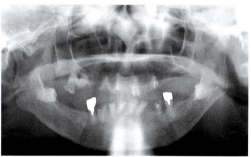

図1　87歳男性。認知症患者の智歯周囲炎（外歯瘻）

2）腫瘍および腫瘍類似疾患　neoplastic lesions

- 概要：口腔顎顔面領域には良性（上皮性、非上皮性）腫瘍と悪性腫瘍（癌腫、肉腫）が発生するが、症例数は多くはない。しかし、施設入所者や在宅療養者のなかにはそれらが見過ごされて放置されていることがある。
- 良性上皮性腫瘍：乳頭腫は舌、口蓋や歯肉に有茎性の乳頭状腫瘤を認める。
- 良性非上皮性腫瘍：線維腫が多く、舌尖、舌側縁や頰粘膜に好発し、境界明瞭な半球状の腫瘤を認め、不適合な義歯床縁によるものを義歯性線維腫という。血管腫は静脈性血管奇形が口唇や舌に好発し、毛細血管奇形が顔面や頸部に好発してSturge-Weber症候群❗やOsler-Rendu-Weber症候群❗の一症状として発症する。その他、神経鞘腫、神経線維腫、リンパ管腫、脂肪腫や筋腫などが発生するが少ない。
- 良性腫瘍の治療：いずれも切除すればよいが、不完全であれば再発することがある。
- 悪性腫瘍：口腔癌は全身に発生する癌腫のうち1～3％程度で、60～70歳代に好発し、80歳代以降では減少する[1]。舌に好発し、次いで下顎歯肉、上顎歯肉、頰粘膜、口底の順で、上顎洞癌や口唇癌は少ない。肉腫、悪性リンパ腫や悪性黒色腫は非常にまれであるが、悪性黒色腫は硬口蓋と上顎歯肉に好発することから、金属による着色や色素による母斑との鑑別が必要である。
- 腫瘍類似病変：エプーリス、義歯性線維腫や薬剤性歯肉増殖症（カルシウム拮抗薬、カルバマゼピ

105

ン、シクロスポリン）などがあり、腫瘍との鑑別が重要である。

3）口腔粘膜疾患

（1）口唇ヘルペス（口唇疱疹）　herpes labialis
- 概要：小児期に初感染した単純性ヘルペス　herpes simplex virus（HSV）❗のHSV-1の再発によるが、多くは不顕性感染である。
- 症状：口唇とその周囲皮膚に小水疱を形成し、疲労、発熱、紫外線曝露や歯科治療が誘因でおこる。高齢者では免疫力の低下や口腔内清掃不良により発症しやすい。
- 治療：アシクロビル軟膏を使用する。

（2）帯状疱疹　herpes zoster
- 概要：水痘に罹患後、顔面神経の膝神経節に潜伏感染していた水痘帯状疱疹ウイルス　varicella-zoster virus（VZV）❗が再活性化されて水疱を形成する。
- 症状：数日間発症部位に疼痛を認めた後、片側性で神経支配領域に一致して水疱が生じる。強い神経痛様疼痛を伴い、水疱はびらん、痂皮（かひ）、色素沈着や瘢痕形成後、3～4週間で治癒する。
  - → 三叉神経領域で口腔内に発現した水疱はすぐに破れ、びらんを形成して易出血性で強い疼痛を認める。
  - → 外耳道と耳介周囲の帯状疱疹、顔面神経麻痺と難聴、耳鳴やめまいなどを示すものをRamsay Hunt症候群（Hunt症候群）❗という。
  - → 帯状疱疹による皮疹の治癒後、患部の皮膚表面と深部に強い痛みが残る帯状疱疹後神経痛は高齢者ほど発症しやすい。
- 治療：アシクロビルやNSAIDs投与、神経ブロックや副腎皮質ホルモン薬を併用する。

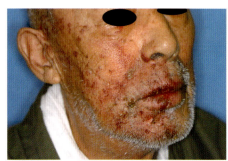
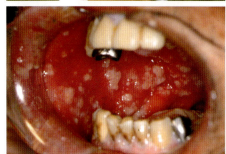

図2　78歳男性。帯状疱疹（下：同口腔内）

（3）薬剤性口内炎　drug-induced stomatitis
- 概要：皮膚と粘膜に紅斑、びらんや水疱を生じる急性非化膿性炎症性病変を多形滲出性紅斑❗という。
- 原因：抗てんかん薬、抗菌薬、NSAIDsやサルファ薬で発症し、HSVやマイコプラズマなどの感染や食物アレルギー反応も誘因となる。
- 症状：重症例では発熱（38℃以上）、関節痛、筋痛、胃腸障害とともに眼粘膜、鼻腔粘膜、外陰部に炎症症状がみられ、口腔内には水疱とびらんが多発する。
  - → 皮膚反応、粘膜症状、眼症状と全身症状を伴うものをStevens-Johnson症候群❗と呼ぶ。
- 治療：原因薬剤の中止と副腎皮質ホルモン薬の投与を行い、症状に応じた対症療法を行う。

（4）慢性再発性アフタ　chronic recurrent aphtha
- 概要：アフタは口腔粘膜に輪郭明瞭で紅暈（こううん）を有する類円形の有痛性偽膜性潰瘍である。これらのアフタが同じ部位か、または部位を変えて生じるものを再発性アフタという。疲労、ストレス、感染

症や女性の性周期が誘因である。
- **症状**：帯黄白色の偽膜が付着して、口唇、舌、歯肉や頬粘膜に好発し、軟口蓋、咽頭や舌背にもできる。
  - → 有痛性で接触痛は強いが自発痛は少なく、7～10日前後で瘢痕を残さずに治癒する。
- **治療**：アズレン含剤による含嗽や口腔内清掃を行い、副腎皮質ホルモン軟膏の局所塗布を行う。

（5）口腔扁平苔癬　oral lichen planus

- **概要**：口腔粘膜の角化異常を伴う慢性炎症性疾患で**前癌状態**であり、癌化率は1～3％と報告されている[1]。
- **原因**：不明で、歯科用金属による接触性アレルギー、C型肝炎や免疫異常などが考えられる。
- **症状**：中高年以降の女性に多く、両側の頬粘膜、舌や歯肉に好発する。線状から網目状、レース状、環状を呈し、発赤やびらんを伴う。
  - → 刺激痛、接触痛やザラザラした感じを認め、慢性の経過をたどり寛解と再発を繰り返す。
  - → 手背や四肢の皮膚に灰青色～紫紅色の丘疹や斑を認めることがあり、白板症やカンジダ症との鑑別が必要である。
- **治療**：副腎皮質ホルモン薬の局所塗布や含嗽薬を用いる。

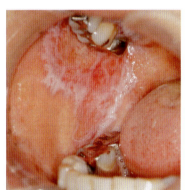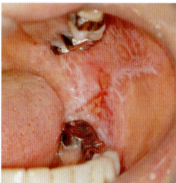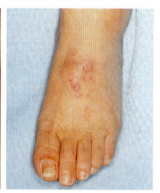

図3　77歳女性。扁平苔癬（左から、右頬粘膜、左頬粘膜、下肢）

（6）白板症　leukoplakia

- **概要**：臨床的あるいは病理組織学的に他のいかなる疾患にも分類されない白斑または白板を呈する粘膜の角化亢進を示す病変で、**紅板症**とともに**前癌病変**である。
- **原因**：不明で、不適合な補綴物や歯の鋭縁などの物理的刺激、たばこやアルコール飲料などの化学的刺激、貧血、ビタミンAやB複合体の欠乏や糖尿病などが誘因である。

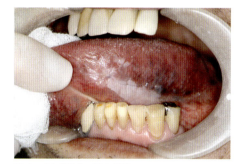

図4　74歳男性。舌白板症

- **症状**：男性に多く、舌、歯肉、顎堤粘膜、頬粘膜、口底や口蓋に好発し、癌化率は4～15％と報告されている[1]。疼痛は認めないが、紅斑やびらんを伴うものは接触痛を認めることがある。
  - → 部分的に上皮異形成を示すものでは扁平上皮癌に進展する確率が高く、すでに**上皮内癌**を発症していることがある。

・治療：誘因の除去を行い、上皮異形成を伴う場合は安全域を設定して切除する。

（7）口腔カンジダ症　oral candidiasis

・概要：口腔内常在菌のCandida albicans❗による日和見感染症である。
・原因：加齢による免疫力の低下、抗菌薬の長期間使用による菌交代現象、副腎皮質ホルモン薬の投与、義歯の長期間装着や口腔清掃不良なども誘因となる。
・症状：高齢者、妊婦や乳幼児に多発し、頰粘膜、下唇、舌や義歯床下粘膜に好発する。急性偽膜性、慢性肥厚性、慢性萎縮性および慢性粘膜皮膚カンジダ症に分類され、偽膜性カンジダ症と萎縮性カンジダ症は扁平苔癬や白板症との鑑別が重要である。
・治療：ミコナゾールやアムホテリシンBなどの含嗽薬や内服薬を用いる。

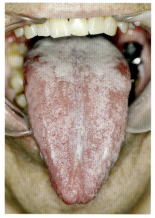

図5　67歳男性。舌カンジダ症

（8）舌の病変

①貧血を伴う舌炎　glossitis associated with anemia

・概要：貧血を伴う舌炎には鉄欠乏性貧血と悪性貧血がある。
　鉄欠乏性貧血：平滑舌、匙状爪と嚥下障害を伴うものをPlummer-Vinson症候群❗という。出血または鉄分の摂取量不足による小球性低色素性貧血で、治療は鉄剤投与による貧血の改善を行う。
　悪性貧血：貧血に伴いHunter舌炎❗がみられる。ビタミンB_{12}の吸収不全による巨赤芽球性貧血で、糸状乳頭の萎縮による舌背の平坦化と発赤、灼熱感やびらんがみられる。治療はビタミンB_{12}の投与を行う。

②溝舌（溝状舌）　fissured tongue

・概要：舌背に多数の溝がみられ、しわ状の状態をいい皺状舌（こうじょうぜつ）ともいう。先天性のものと舌炎や胃炎による後天的なものがあるが、加齢とともに溝が明瞭となる。
・症状：溝内の食渣や白苔により炎症症状が著明となり疼痛を生じることがある。
・治療：特に必要ないが、舌粘膜の湿潤と舌ブラシでの清掃が必要である。

③毛舌（黒毛舌）　black hair tongue

・概要：舌背の糸状乳頭が伸長と角化をきたし、その表面の細菌が産生した黒色から黒褐色の色素が沈着した状態で、高齢者や要介護者に多い。
・原因：乳頭間にカンジダ菌を主体とする産生色素や硫化水素と食品内の金属とによる着色と考えられる。抗菌薬や副腎皮質ホルモン薬の長期投与による菌交代現象、唾液分泌の低下や口腔内の自浄作用の低下、舌運動の低下などが誘因となる。
・症状：舌背が黒色から黒褐色に変色し、疼痛はないが、口臭、味覚障害や不快感を呈する。
・治療：原因薬剤の投与中止や変更を行い、舌ブラシなどのよる口腔内清掃状態の改善を行う。

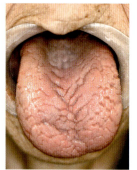

図6　84歳女性。溝（状）舌

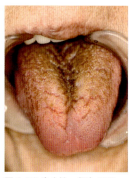

図7　79歳女性。（黒）毛舌

4．硬組織に関連する疾患

④ **地図状舌**　geographic tongue
- 概要：舌背部に類円形または不定形の境界明瞭な斑状変化がみられ、拡大と癒合を繰り返し形や位置が変化する。
- 症状：病変部の糸状乳頭は消失し中央部が発赤し、白色の上皮によって帯状に縁どられ、その様子が地図状を呈するため移動舌炎ともいう。自覚症状はほとんどないが、見た目を気にして来院することが多く、症状がなければ治療の必要はない。

④ **正中菱形舌炎**　median rhomboid tongue
- 概要：分界溝の前方部で舌背の後方中央に菱形や類円形の舌乳頭が消失して平滑で赤みを帯びた斑状または結節状変化である。
- 原因：胎生期の形成異常と考えられるが、接触性アレルギー、カンジダ症、喫煙や糖尿病の関連も疑われる。
- 症状：**有郭乳頭**と**糸状乳頭**が欠落し、自覚症状に乏しいが、接触痛や自発痛を伴うことがあり、高齢者や要介護者ではカンジダ症の併発が多い。
- 治療：特に必要ないが、疼痛への対症療法や抗真菌薬の投与を行う。

（9）**口角びらん症**　angular cheilitis
- 概要：口角の皮膚と粘膜に溝、びらんや潰瘍が生じ、慢性的に経過する状態である。
- 原因：カンジダ症、ビタミン B_2 欠乏症、鉄欠乏性貧血、糖尿病や **Sjögren 症候群**❗ が誘因となる。
- 症状：高齢者や要介護者に多く、開口時に出血や疼痛を生じる。嚥下障害による唾液の停滞、口唇周囲筋の緊張低下や咬合高径の低下により口角部が常に湿潤した状態になりカンジダ症の感染が症状を助長する。

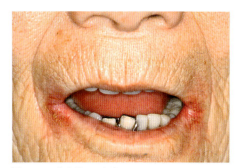

図8　80歳女性。口角炎

- 治療：対症療法としてグリセリンや軟膏塗布を行い、カンジダ症には抗真菌薬を用いる。

（髙井良招）

文献
1）白砂兼光, 古郷幹彦編：口腔腫瘍, 口腔外科学, 第3版. p.183-296. 医歯薬出版. 東京. 2010.

4　硬組織に関連する疾患

1）骨折　fracture of the jaw

- 概要：高齢者は加齢に伴う骨量の減少により骨の脆弱性が増大して骨折の危険性が増加する。**ロコモティブシンドローム**や**フレイル**のため **ADL**❗ が低下し、歩行障害や転倒の危険が増大して骨折が増加する。また、全身疾患や低栄養により創傷治癒が遅延し、易感染性であり治癒までには長期間を要する。
- 症状：顎顔面領域の骨折は転倒によるものが多く、上肢で顔面への衝撃を緩和することができず**直達骨折**が上下顎に併発する。転倒によるオトガイ部の強打により、両側関節突起部の**介達骨折**が生

109

II 高齢者歯科の臨床

じる。また、歯の喪失により小臼歯部の顎骨強度が低下して両側性の下顎体部骨折をきたす。要介護者には歯科治療が十分ではなく、嚢胞や腫瘍が放置されることがあり病的骨折をおこすことがある。

・治療：受傷時に脳、頸椎、眼窩への障害も精査し、軟組織の損傷に対する処置が必要である。整復後、線副子やプレート固定を行うが、無歯顎者では既存の義歯や床副子を用いた囲繞結紮により咬合の回復を行う。固定中は経口摂取が困難となり低栄養になるため、経管栄養や経静脈栄養による十分な栄養管理が必要である。固定後の摂食嚥下機能の回復や開口訓練などの機能回復訓練が重要である。

2）顎関節脱臼　dislocation of TMJ

・概要：強い外力により生理的範囲を超えて下顎頭が下顎窩より脱出または転移して復位しない状態をいう。

・原因：加齢による浅い関節窩、下顎頭の平坦化と相対的に過膨隆となった関節結節が原因と考えられていたが、最近では神経筋機構の異常が要因であると考えられている。欠伸（あくび）や歯科治療時の過度の開口、脳血管障害や Parkinson 病などが誘因である。

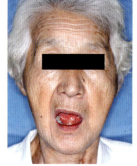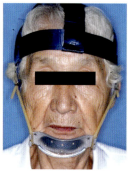

図1　81歳女性。顎関節脱臼。右：オトガイ帽による開口制限

・症状：閉口障害を伴う完全脱臼が多く、前方脱臼が大部分を占め後方脱臼は少ない。両側性は閉口不能となり下顎は前下方に偏位して顔面高が延長して面長になり、両側鼻唇溝の消失、嚥下障害、流涎や関節部疼痛を認める。片側性は下顎の健側への偏位、交叉咬合や患側の鼻唇溝の消失がみられる。エックス線写真では下顎頭が関節窩から逸脱して関節結節の前上方にみられる。脱臼状態が1週間以内の場合は新鮮脱臼、それ以上持続すると陳旧性脱臼という。

・治療：新鮮脱臼では早期に整復して一定期間の固定を要するが、高齢者は摂食嚥下障害による栄養不良や誤飲・誤嚥などをおこしやすいため注意が必要である。徒手整復法には Hippocrates 法 と Borches 法 があり、整復後は弾力包帯やオトガイ帽を用いて再脱臼を防止する。陳旧性では下顎頭の運動抑制法や下顎頭の運動平滑化法などの観血的整復術を行う。要介護者は長期間脱臼が見過ごされていることも多く、全身状態を考慮して早期に整復・固定する必要がある。

3）再吸収阻害剤関連顎骨壊死　Anti-resorptive agents-related osteonecrosis of the jaw：ARONJ

・概要：2003（平成15）年にビスホスホネート治療を受けている患者に、難治性の顎骨壊死が発生することが報告されて、以来 BRONJ（Bisphosphonate-related ONJ）と呼ばれていた。近年、骨粗鬆症やがんの骨転移治療薬としてデノスマブが用いられるようになり、BPと同じ頻度で顎骨壊死（DRONJ：Denosumab-related ONJ）が発生するため、両者を含めて ARONJ と呼ぶようになった[1]。さらに、その他の薬剤でも生じることが明らかになってきたので、薬剤関連顎骨壊死：(Medication-related osteonecrosis of the jaw：MRONJ) という呼称も提案されている。

・リスク・誘因：ARONJ のリスク因子は抜歯や歯周外科手術などの骨への外科的侵襲、不適合な義歯や根尖病巣であるが、口腔衛生状態の不良により発症のリスクは高まる。乳がんや前立腺がんの

骨転移予防に使用される BP やデノスマブには特に注意が必要である。併用薬として副腎皮質ホルモン薬や血管新生阻害薬（スニチニブ、サリドマイド）などにも注意が必要である。

- **症状**：ARONJ の発生率は 0.8 ～ 1.2％で、注射製剤を使用するがん患者に多い。BP 治療患者よりデノスマブ治療患者に多く、日本では BP 内服投与のみにより発生する症例が諸外国より多い。病理組織学的所見は骨壊死を伴った慢性骨髄炎である。近年 BP 治療によりきわめてまれであるが外耳道骨壊死の発生報告があり、今後の情報に注意を要する[1]。

- **治療**：骨吸収抑制薬の投与を受ける予定の患者の歯科治療は医師との緊密な連携を計り、薬剤投与の 2 週間前までには歯科治療を終えておく。薬剤の投与をすでに受けている患者の侵襲的歯科治療は BP 投与が 4 年未満で、リスクがない状態であれば休薬は必要ない。BP 投与が 4 年以上か、4 年未満で副腎皮質ホルモン薬や全身疾患などのリスクがある場合は、主治医と連携して 2 カ月休薬または代替薬に変更して処置を行う。

  → 処置前から抗菌性洗口薬による含嗽や歯垢、歯石除去と口腔内清掃を十分に行う。

  → 抜歯前には抗菌薬の術前投与を行い創部は骨膜を含む口腔粘膜で閉鎖創とする。

  → 侵襲的歯科治療後の骨吸収抑制薬の休薬は 2 カ月が望ましい。

- **注意**：歯科医師から休薬依頼を行った薬剤のうち約 30％が、BP とデノスマブ以外の薬剤であったとの報告がある[1]。医師と歯科医師とのコミュニケーション不足が指摘されており、連携体制の構築が急務である。ARONJ の病態、診断、休薬の必要性や治療方法についてはさらなる検討が必要であり、常に最新の情報に注視する必要がある。

（髙井良招）

文献
1）顎骨壊死検討委員会：骨吸収抑制薬関連顎骨壊死の病態と管理，顎骨壊死検討委員会ポジションペーパー 2016.

5　神経疾患　Neurological disorder

1）三叉神経痛・舌因神経痛

（1）三叉神経痛　Trigeminal neuralgia

①典型的三叉神経痛

- 加齢による動脈硬化の結果、三叉神経が橋の入口部で上小脳動脈等により圧迫される機能異常が原因となるため[1]、中年以降、特に 60 歳以上に多い。
- 症状としては、突発的な数秒から多くは数十秒と短いがきわめて強い痛み（電撃痛）であり、しばしば寛解と再発を繰り返す。
- 片側性の三叉神経知覚支配領域、主に第 2 枝（上顎神経）と第 3 枝（下顎神経）に発生する。
- 顔を洗う、ひげを剃る、風があたる、食物が触れる、歯を磨くなど、ごく軽い刺激で激痛を誘発し、日常動作が制限される。
- 洗顔や飲食も困難なので、即座にカルバマゼピンによる薬物療法が開始されることが多いが、副作用に運動失調や眠気がみられるので、高齢者での投与量は注意が必要である。

②症候性三叉神経痛

- 多発性硬化症、腫瘍、動静脈奇形などに伴う三叉神経痛であり、画像診断による精査が必須となる。

II 高齢者歯科の臨床

（2）舌咽神経痛

・片側性で、舌後部、咽頭、下顎角、耳などの嚥下時痛が多く、開口時痛、味刺激による痛みも訴えるので、鑑別すべき疾患に注意が必要である。

・表面麻酔薬を咽頭部と舌の後方 1/3 に噴霧し疼痛発作消失により診断する。

・治療は三叉神経痛に準ずる。

2）舌痛症　Glossodynia, Burning Mouth Syndrome

・高齢女性に多く、舌の先や縁に「ヒリヒリ」「ピリピリ」した痛みや灼熱感が持続的に長期間続くが、痛みは我慢できるレベルであり、食事中や何かに熱中している間は痛みを感じないことが多い。

・口腔乾燥や「ザラザラした感じ」、味覚異常、あるいは不眠や頭痛などを伴うことが多い。

・医療面接、口腔・顎顔面部の診察、検体検査などにより舌痛をおこす身体疾患を鑑別し、明確な原因が検知できない場合に診断する。

・舌に同様の疼痛を訴える鑑別すべき重要な疾患を以下に挙げる。

・傾聴・共感・受容・支持・保証といった心身医学療法が有効な場合が多く、神経障害性疼痛の薬物療法も行われる。

表1　舌痛症で鑑別すべき疾患

	疾患名
外傷	不良補綴装置、歯の鋭縁など
粘膜疾患	口腔カンジダ症 ❗、再発性アフタ、扁平苔癬
腫瘍	舌癌など
口腔乾燥の原因疾患	Sjögren 症候群、薬物の副作用など
貧血	鉄欠乏性貧血 ❗、悪性貧血 ❗
神経障害性疼痛	三叉神経痛、舌咽神経痛、糖尿病性ニューロパチー ❗ など
精神疾患	心気症、疼痛性障害、うつ病など

3）非歯原性歯痛

・歯や歯周組織に原因を認めないにもかかわらず、歯に痛みがあると感じる状態を指すが、診断にあたって重篤な疾患が隠れている場合があり、高齢者の非定型的な訴えに注意する必要がある。

・疼痛発生源と疼痛感受部位が異なる異所痛は、中枢神経系に組織損傷がある中枢痛、ある神経の中枢側に原因があり、その末梢部位に疼痛を生じる投射痛、疼痛の原因神経とは別の神経に痛みを生じ、疼痛は原因部位に依存する関連痛に大別される。

表2　非歯原性歯痛の原因となる疾患

疾患名	
咀嚼筋の筋・筋膜痛	咀嚼筋の侵害受容性疼痛による関連痛
三叉神経痛	三叉神経根の神経障害性疼痛による投射痛
帯状疱疹	三叉神経節の神経障害性疼痛による投射痛
上顎洞炎	上顎洞の侵害受容性疼痛による投射痛
心筋梗塞、狭心症	心臓の侵害受容性疼痛による関連痛
群発頭痛、片頭痛	頭蓋内の神経血管性疼痛による投射痛
身体表現性障害	大脳の機能障害による中枢痛

6. 唾液腺等の疾患

4）顔面神経麻痺　*Facial paralysis*

（1）末梢性顔面神経麻痺

- 特発性のものを Bell 麻痺と呼び、性差はなく、すべての年齢で発症するが、高齢での発症は予後不良が多い。
- 単純ヘルペスウイルス１型の再活性化に関連して発症し、顔面神経の浮腫と炎症細胞浸潤、そして脱髄が病態の主体とされる[2]。
- 顔面筋の診察で、眉を上げて額の皺を観察すると、麻痺側では皺が寄らず浅くなる。**麻痺側の閉眼不能**❗、**口角下垂**❗、**鼻唇溝消失**❗、**眼瞼下垂**❗ が代表的な徴候である。
- 急性期治療として経口副腎皮質ホルモン薬および抗ウイルス薬が投与される。

（2）中枢性顔面神経麻痺

- 大脳皮質から顔面神経核までに原因がある場合で、主に**脳梗塞**❗や脳腫瘍などで発症する。
- 顔面上部は、左右の大脳皮質で支配されるため、右側損傷の場合でも左側の機能が補足し、麻痺の程度は軽症となるが、顔面下部は末梢性と同様の症状を示す。

（3）Ramsay Hunt 症候群（Hunt 症候群）

- 帯状疱疹ウイルス感染による顔面神経膝神経節の炎症で生じ、耳介と外耳道の帯状疱疹に顔面神経麻痺が合併する。
- 後遺症を残しやすく抗ウイルス薬による早期の治療開始が重要である。

5）オーラル（口腔）ジスキネジア

- 神経学的な症候で、錐体外路系運動障害の１つである。
- 口をもぐもぐさせ、舌を捻転させる、突き出すなどの反復性で常同的な不随意運動を呈する。
- 歯科的問題点は、義歯の使用困難、不随意運動による口腔内外傷などである。
- 原因別の分類としては以下の３つに大別される。
  - ①**抗 Parkinson 病薬**❗の投与によりおこる**薬物性ジスキネジア**❗
  - ②**抗精神病薬の長期投与**❗（３カ月程度から）によりおこる**遅発性ジスキネジア**❗
  - ③高齢者にみられる原因不明の特発性ジスキネジア
- 対応としては、原因と考えられる薬物の休薬、減量、増量、変更によって改善することがあり、局所的対応では、ボツリヌス毒素療法により不随意運動を停止させることがある。

（小見山 道）

文献
1）日本口腔顔面痛学会編：口腔顔面痛の診断と治療ガイドブック（第２版），医歯薬出版．2016.
2）日本神経治療学会治療指針作成委員会編：標準的神経治療：Bell麻痺．神経治療（2）171-185，2008.

6　唾液腺等の疾患

1）唾液腺疾患　*salivary gland disease*

- **概要**：唾液腺は左右一対の**大唾液腺（耳下腺、顎下腺、舌下腺）**と口腔粘膜下に多数存在する**小唾液腺（口唇腺、舌腺、口蓋腺、頬腺、臼後腺）**からなる。腺房細胞の性状から**漿液腺**と**粘液腺**があ

り、**両者を有する混合腺**もある。加齢に伴う腺房細胞の萎縮や腺組織の脂肪化、線維化により分泌能が低下し、高齢者の口腔乾燥症や味覚障害を招く。

唾石症：加齢による唾液分泌量の低下と粘稠度の増大により顎下腺導管内唾石症が発症し、強い**唾仙痛**と腫脹を伴う。

炎症性疾患：唾液分泌量低下に伴い、口腔内常在菌が導管に沿って逆流する上行性感染により急性や慢性**化膿性唾液腺炎**をおこす。顎下腺では慢性炎症が長期化すると、腺体が線維化し硬化する**Küttner 腫瘤**❗️をみる。

Sjögren 症候群：口腔内と眼の乾燥を主症状とする自己免疫疾患で高齢の女性に好発し、口渇、口腔内灼熱感、舌痛、齲蝕の増加などの症状を呈する。

腫瘍：**多形腺腫**❗️や **Warthin 腫瘍**❗️などの良性腫瘍や**腺房細胞癌**❗️、**粘表皮癌**❗️、**腺様嚢胞癌**❗️などの悪性腫瘍が発生するが、比較的まれである。

2）口腔乾燥症（ドライマウス） xerostomia, dry mouth

- **概要**：口腔粘膜の乾燥や保湿度の低下をきたす状態で、患者の主観的な口腔乾燥感と客観的な検査による唾液分泌量低下の両者を含む。腺房細胞が萎縮して唾液分泌量が低下する Sjögren 型口腔乾燥症とそれ以外の非 Sjögren 型口腔乾燥症がある。

- **原因**：非 Sjögren 型口腔乾燥症では降圧薬、利尿薬、抗精神病薬、NSAIDs、抗アレルギー薬などの多剤併用による唾液分泌量の低下が最も大きな要因である。糖尿病や尿崩症、脱水や嘔吐による体液・電解質異常、口呼吸や摂取水分量の不足が要因でおこる。

- **症状**：口渇が主体で、唾液分泌量の低下により味覚障害や舌痛を生じる。齲蝕や歯周病の罹患率が上昇し、口腔カンジダ症の発症をみる。口腔粘膜の湿潤低下による発音の不明瞭化、義歯の維持安定の低下や義歯装着困難、咀嚼や食塊形成不良による嚥下障害がおこる。

- **検査**：自覚症状に対する病歴聴取と服用薬剤や生活習慣などを確認し、視診で分類する。分泌機能検査は**ガムテスト**❗️や**サクソンテスト**❗️、口腔水分計や湿潤度検査紙によるが、唾液腺シンチグラフィー、唾液腺造影や生検法もある。

- **治療**：唾液分泌促進薬（**セビメリン塩酸塩水和物、ピロカルピン塩酸塩**）や粘膜保湿剤や人工唾液の使用、筋機能療法、歯科疾患や粘膜疾患の改善や精神医学的治療を行う。

3）味覚障害 dysgeusia, taste disorder

- **概要**：味覚は苦味、酸味、甘味、塩味とうま味からなり、その閾値は苦味＞酸味＞塩味・甘味の順に敏感である。味覚は味蕾が感知するが、高齢者では神経伝達速度の低下、味蕾数の減少、味覚閾値の上昇などにより味覚障害患者が増加する。

- **原因**：薬剤併用によるものが多く、抗精神病薬、抗 Parkinson 病治療薬、降圧薬、NSAIDs、抗菌薬、抗ヒスタミン薬などがある。

- **症状**：味覚減退（味を薄く感じる）、味覚消失（味を感じない）、自発性異常味覚（何もないのに味を感じる）、解離性味覚障害（特定の味が分からない）、味覚錯誤（本来の味と異なる味に感じる）、悪味症（食物が嫌な味に感じる）や味覚過敏（味を濃く感じる）がある。
  - → 亜鉛やビタミン欠乏による栄養障害、口腔乾燥や舌炎、糖尿病、貧血や肝不全、中枢神経系障害、臭覚障害、義歯や補綴物の装着による異常味覚がある。

7. 周術期の歯科処置

- **検査**：味覚障害の状態検査（→ p.90「4）味覚」参照）、電気味覚検査、濾紙ディスク検査、ソルセイブ検査や唾液分泌量の測定と血液検査を組み合わせて行う。
- **治療**：薬剤が原因の場合には薬剤変更について対診する。口腔乾燥症と味覚異常との関連は強く、口腔内の湿潤を保持することが重要である。亜鉛やビタミンの欠乏には食事療法やそれらの補充療法を行うため医科歯科連携が重要である。

4）口臭　mouth odor, halitosis

- **概要**：口臭は本人あるいは第三者が不快と感じる呼気の総称である。口臭症は生理的・器質的や精神的な原因により不安を感じる症状である。高齢者の口臭は家族や周囲とのコミュニケーションの障害となり、孤立、虐待や介護の放棄につながり積極的な支援が必要である。
- **原因**：揮発性硫黄化合物（VSC：volatile sulfur compounds）で、歯周病による硫化水素やメチルメルカプタンの濃度が高い。その他にジメチルサルファイド、インドール、アミン類や低級脂肪酸などがある。全身疾患に関連して糖尿病のアセトン臭、肝疾患のアミン臭や腎疾患のアンモニア臭があり、またアルコール臭、ニンニク臭や活性型ビタミン剤による薬剤臭がある。
- **症状**：明らかに口臭があるものを真性口臭症といい、原因不明なものを生理的口臭という。歯周炎や口腔粘膜疾患、糖尿病や呼吸器疾患によるものを病的口臭という。患者は口臭を訴えるが、明らかな口臭は認められないものを仮性口臭症といい、精神科などの専門科医との連携が必要なものを口臭恐怖症という。
- **検査**：口臭測定器（ブレストロン®）や尿検査や呼気を直接嗅ぐ官能検査、口腔内診査や唾液検査を行う。
- **治療**：歯周病、口腔粘膜疾患や全身疾患の治療を優先して、ブラッシングを主体とした舌ブラシや舌へらによる口腔内清掃の徹底に努める。

（髙井良招）

7　周術期の歯科処置

平成 24 年度診療報酬改定において、歯科医師等による**チーム医療**や医師等との連携を推進する観点から、歯科を有する病院や病院と連携した歯科医療機関における、がん患者等の周術期（手術前後をふくめた期間）において以下の2つが新設された。

1）周術期口腔機能管理

- 歯科医師の包括的な口腔機能の管理をいう。
- 平成 28 年には、入院中や外来での化学療法治療等に伴い、周術期口腔機能管理料は（Ⅰ）（Ⅱ）（Ⅲ）に細分化された。

①周術期口腔機能管理料（Ⅰ）

　　がん等にかかる手術を実施する患者の周術期における口腔機能の管理を行うため、歯科診療を実施している保険医療機関において、周術期口腔機能管理計画に基づき、当該手術を実施する**他の病**

院である保険医療機関に入院中の患者又は他の病院である保険医療機関若しくは同一の病院である保険医療機関に入院中の患者以外の患者に対して、歯科医師が口腔機能の管理を行い、かつ、当該管理内容にかかる情報を文書により提供した場合は、当該患者につき、手術前は１回を限度として、手術後は手術を行った日の属する月から起算して３月以内において３回を限度として算定する。

②周術期口腔機能管理料（Ⅱ）

　がん等にかかる手術を実施する患者の周術期における口腔機能の管理を行うため、歯科診療を実施している病院である保険医療機関において、周術期口腔機能管理計画に基づき、当該手術を実施する同一の保険医療機関に入院中の患者に対して、当該保険医療機関に属する歯科医師が口腔機能の管理を行い、かつ、当該管理内容にかかる情報を文書により提供した場合は、当該患者につき、手術前は１回を限度として、手術後は手術を行った日の属する月から起算して３月以内において、月２回を限度として算定する。

③周術期口腔機能管理料（Ⅲ）

　がん等にかかる放射線治療、化学療法又は緩和ケアを実施する患者（以下「放射線治療等を実施する患者」という。）の口腔機能を管理するため、歯科診療を実施している保険医療機関において、周術期口腔機能管理計画に基づき、他の保険医療機関または同一の保険医療機関において放射線治療等を実施する患者に対して、歯科医師が口腔機能の管理を行い、当該管理内容にかかる情報を文書により提供した場合は、当該患者につき、周術期口腔機能管理計画策定料を算定した日の属する月から月１回を限度として算定する。

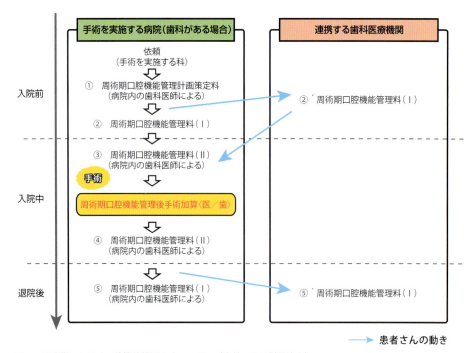

図１　周術期における口腔機能管理のイメージ１（文献１より引用改変）

7. 周術期の歯科処置

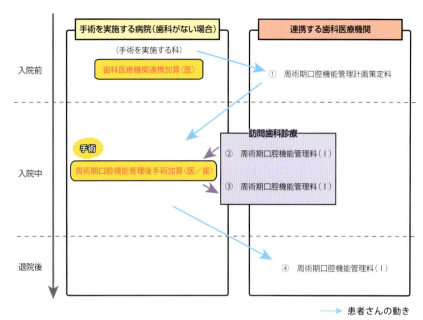

図2　周術期における口腔機能管理のイメージ2（文献1より引用改変）

2）周術期専門的口腔衛生処置

・周術期に行う歯科衛生士の専門的口腔衛生処置をいう。
・周術期口腔機能管理料（Ⅰ）（Ⅱ）（Ⅲ）を算定した患者に対して、歯科医師の指示を受けた歯科衛生士が専門的口腔清掃を行った場合に、月1回を限度として算定する。

3）歯科治療（歯周治療も含む）と管理

　大きな手術では、身体に大きな負担をかける。全身の免疫を総動員して治癒に向かう最中、口腔内の汚れ（図3）が、挿管されたチューブの脇から、無意識下の無防備な気道に侵入することで肺炎を引きおこし、または歯周病の病巣から血行性に菌血症をおこし、治癒の延長や肺炎治療によって予定外に入院が長引くことがある。その「予定外」の入院を減らすために、「周術期口腔機能管理」を医科歯科保険点数に設定し、入院患者の早期退院を目指している。

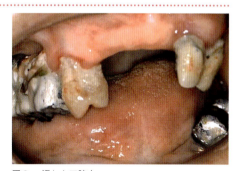

図3　汚れた口腔内

　口腔機能管理の名のとおり、単に口の中を綺麗にするだけではなく、入院加療中、動かさない口腔内を早期にマッサージ（摂食嚥下リハビリテーション）することで、廃用等を予防し、なるべく早くからの経口摂取により身体と心の健康を保持し、よって早期に退院することが可能となる。

（弘中祥司）

文献
1）中央社会保険医療協議会資料（平成27年7月22日より）

●口腔咽頭吸引● column

1. 口腔咽頭吸引 oropharyngeal suction とはなにか

歯科衛生士向けの教科書に「口腔咽頭吸引」が記載され、在宅医療の現場で20年以上にわたって実績を積み重ねてきた技術が歯科衛生教育に取り上げられたのは記憶に新しい。本コラムでは、口腔咽頭吸引とはなにか紹介する。

近年、介助によるケアの意味合いが強かった「口腔のケア」から口腔の健康を管理するという考え方が導入された。口腔管理には「口腔衛生管理」と「口腔機能管理」の2つの要素が車の両輪の関係として位置付けられた。口腔咽頭吸引は衛生管理だけでなく機能管理にも必要な技術である。日

本老年歯科医学会による用語解説が老年歯科医学用語辞典になされている（**表1**）[1]。

ここで重要なのは、看護師による「喀痰吸引」とは定義も目的も術式も異なる点である。すなわち、口腔管理の一環としての口腔からの咽頭吸引であるということである。口腔を管理することは、連続した腔である咽頭腔も管理する必要がある、ということである。汚染された口腔は、咽頭を汚染させる。乾燥して機能低下した口腔の状態は咽頭腔も同じ状態であるということである。口腔および咽頭を改善して食べられる状態を創ることが経口摂取の最低条件である、と考えるのである。

表1　口腔咽頭吸引（文献1より引用改変）

> 口腔から行う咽頭腔の吸引のこと。吸引カテーテルを口腔から咽頭に挿入して咽頭腔、とくに披裂周辺の痰や唾液などを吸引する。看護師による鼻腔からの吸引は気道確保を目的にしているが、本法は口腔管理上、ブラッシングにより口腔内に遊離した歯垢を誤嚥させる前に吸引回収する目的がある。摂食機能療法前後の口腔咽頭管理としても実施される。術式としては口腔内吸引も含む場合がある

2. 口腔咽頭吸引アセスメント

咽頭吸引は痛みを伴う侵襲的なケアになるので、そのリスクを熟知したうえで、必要時にのみ実施する。その必要性を判断する基準が吸引アセスメントである。アセスメントを行い、咽頭吸引の必

要性が認められたときのみ、実施する。

アセスメント項目の一例を**表2**に示す。これらを総合的に評価して吸引の必要性を判断する。

表2　口腔咽頭吸引アセスメント項目の一例

対象者の状況	口腔咽頭吸引が必要な場面
□　誤嚥性肺炎のリスクが高い（既往がある）	
□　摂食嚥下機能の低下もしくは障害がある	□　洗浄水が咽頭に落下流入した
□　仰臥位など体位のリスクを伴う	□　動脈血酸素飽和度が低下した
□　意識障害がある	□　呼吸音が変化した
□　水分の口腔内保持ができない	□　バブリング音を聴取した
□　認知機能の低下がある	□　血圧変動があった
□　含嗽ができない	□　顔色、表情の変化があった
□　喀出ができさない	□　ムセがおこった
□　経口摂取していない	

（菅 武雄）

文献
1）日本老年歯科医学会編：老年歯科医学用語辞典（第2版）. 医歯薬出版. 2016.
2）最新歯科衛生士教本　高齢者歯科（第2版）, 147, 医歯薬出版. 2013.
3）デンタルハイジーン34巻8号, 854-855, 医歯薬出版. 2014.

8 薬剤

1）薬物投与の作用・副作用　→ p.8「3）高齢者の薬物動態」参照

薬物投与に際して、老化に伴う身体的・心理的影響を考慮する。

（1）臓器予備能の低下
- 肝機能や腎機能の低下で、薬物の作用・副作用の延長や増強がおきる。
- 過剰投与とならないよう、成人量の1/3〜1/2から開始する。
  - →作用を確認しながら薬剤を増量するか検討する。

（2）多剤併用 polypharmacy
- 多疾患の高齢者では、併科受診により多剤併用[1]となりやすい。
- 多剤併用は薬物有害事象の発生頻度が多くなる。
  - →ふらつきによる転倒 ⚠・骨折、認知機能の低下、Parkinson症状、口腔乾燥、便秘などが生じる。
- 多剤併用対策として処方薬に優先順位をつけ、6種類程度に抑制することが検討されている。
  - →薬剤師や介護老人保健施設常勤医の役割が大きい。

（3）服薬アドヒアランス adherence の低下
- 認知機能の低下に伴い、服薬アドヒアランス（患者の治療協力に基づく内服遵守）も低下する。
  - →内服を忘れる、または内服したことを忘れて過剰に摂取するといった問題が生じる。
- アドヒアランスを改善させる方法として一包化や服薬カレンダーの利用がある（図1）。

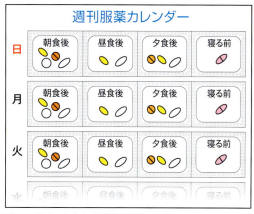

図1　薬の一包化と服薬カレンダーの例

2）高齢者慢性疾患に投与される薬物

（1）全身疾患 systemic disease に対する薬物
- 慢性疾患で投与される代表的な薬物と歯科での投薬との注意点を表1に示す。
- 患者に投与されているすべての薬物を聴取して、歯科での投薬が併用禁忌や重複投与でないことを確認する。
- 全身疾患で投薬されている薬物と抜歯との関係は、各論Ⅲ章「1　全身疾患」を参照のこと。

（2）口腔疾患に対する薬物

①炎症 inflammation

A. 抗菌薬
- 肝障害患者では胆汁排泄のマクロライド系、テトラサイクリン系抗菌薬は使用に注意する。
- 腎障害患者では腎排泄のβラクタム系（ペニシリン系、セフェム系）、アミノグリコシド系、ニューキノロン系抗菌薬は使用に注意する。
- てんかん患者ではニューキノロン系抗菌薬とNSAIDsの併用でてんかん発作のリスクが高まるので注意する。

II 高齢者歯科の臨床

表1 慢性疾患の代表的な薬物と歯科での投薬との注意点

慢性疾患	注意すべき薬物	歯科での注意点
高血圧症 ❗ 心不全や虚血性心疾患でも降圧薬を使用	・カルシウム拮抗薬 ❗ （ニフェジピン、アムロジピンなど）* ・ARB ** ・ACE 阻害薬 ** ・β遮断薬 ❗ ** ・利尿薬（フラセミド *** など）	*薬物性歯肉増殖症 ❗ の副作用あり。Azole の併用で血圧低下 **NSAIDs の併用は血圧低下や腎機能の悪化 ***AG 系、セフェム系抗菌薬の併用で腎毒性を増強 脱水による口腔乾燥に注意
脳梗塞・心筋梗塞および後遺症 （抗血栓療法）	・抗血小板薬 アスピリン ❗、チクロピジンなど ・抗凝固薬 * ワルファリンカリウム（ワーファリン®）❗ ・新規経口抗凝固薬 ** ダビガトラン、リバーロキサバン、アビキサバンなど	NSAIDs は全ての抗血栓療法薬で出血を増強するので基本的には使用しない *Azole は併用禁忌。マクロライド系、ニューキノロン系、AG 系、CP 系抗菌薬、アセトアミノフェン、副腎皮質ホルモン薬等は併用注意 **Azole は併用禁忌。マクロライド系抗菌薬は併用注意
糖尿病	・経口糖尿病薬 * スルホニル尿素剤 トルブタミド ・インスリン注射薬 **	アドレナリン、副腎皮質ホルモン薬薬は血糖降下作用を減弱 *マクロライド系、CP 系、テトラサイクリン系、ニューキノロン系抗菌薬、NSAIDs、Azole は低血糖に注意 **CP 系抗菌薬は低血糖に注意
気管支喘息 慢性閉塞性 肺疾患	・経口副腎皮質ホルモン薬 * ・β₂刺激薬 **	NSAIDs は気管支収縮するので注意 *Azole は副腎皮質ホルモン薬の作用を増強 **アドレナリンは不整脈を誘発
Parkinson 病	・ドーパミン補充薬（レボドパなど）	副作用にオーラルジスキネジア ❗
認知症	・アセチルコリンエステラーゼ阻害薬 （ドネペジルなど）	Azole、マクロライド系抗菌薬は抗認知症薬の作用を増強
骨粗鬆症	・ビスホスホネート製剤 ❗（アレンドロン酸など） ・デノスマブなど	副作用に薬剤関連顎骨壊死（MRONJ）❗ 副腎皮質ホルモン薬は骨密度の低下に注意

ARB：アンジオテンシンⅡ受容体拮抗薬、ACE：アンジオテンシン変換酵素、Azole：アゾール系抗真菌薬、NSAIDs：非ステロイド系抗炎症薬、AG 系：アミノグリコシド系、CP 系：クロラムフェニコール系

B. 鎮痛薬

・高齢者の鎮痛薬はアセトアミノフェン（カロナール®）を第一選択に考える。

・抗凝固薬を服用している患者では推奨できる鎮痛薬はない。

→現実的にはアセトアミノフェンを必要最少量投与する。

・NSAIDs は多くの薬剤で併用注意となることが多い（表1）。

②口腔カンジダ症 oral candidiasis・口角びらん angular stomatitis

・アゾール系抗真菌薬であるミコナゾール ❗（フロリードゲル®）やイトラコナゾールは抗凝固薬とは併用禁忌であり、多くの薬剤でも併用注意となることが多い（表1）。

・アンホテシリンB（ファンギゾンシロップ®）は消化管からほとんど吸収されないので副作用は少ない。

③扁平苔癬 lichen planus・アフタ性口内炎 aphthous stomatitis

・副腎皮質ホルモン薬 ❗ であるトリアムシノロンアセトニド（ケナログ®）やデキサメタゾン（デキサルチン®、アフタゾロン®）を用いる。

④単純疱疹 herpes simplex・帯状疱疹 herpes zoster

・抗ウイルス薬であるアシクロビル ❗（ゾビラックス®）、バラシクロビル、ファムシクロビルを用いる。

⑤口腔乾燥症 xerostomia

・人工唾液（サリベート®）は Sjögren 症候群と頭頸部の放射線照射による唾液腺障害のみが保険適応なので注意する。

(鈴木史彦)

文献

1）日本老年医学会：：高齢者の安全な薬物治療ガイドライン2015，第1版．11-20，メジカルビュー社，2015.

9 リハビリテーション rehabilitatuion

喪失した身体機能の回復に加えて、精神的、社会的、職業的、経済的な能力が発揮できる状態にして、QOL や生活機能を改善させる全人的な復権を図ることをいう。歯科領域では、歯科補綴治療による欠損歯列の回復による形態の回復に加えて、咀嚼、発音、審美などの機能の回復を通じて、食生活、会話、社会性の回復を行うことである。一般の歯科補綴治療に関しては、成書に譲る。

1）発音・構音

発音・構音機能のリハビリテーションに関しては特に重要であるので、まだ日本老年歯科医学会の教育基準には項目として挙げられていないが、各論Ⅵ章として独立した章とした。

2）その他

咀嚼機能の回復に関しては歯科補綴学の成書に譲る。摂食嚥下に関しては、改めて各論Ⅴ章で詳しく述べる。

10 歯科疾患予防とメインテナンス

一般成人に対する歯科疾患予防とメインテナンスに加えて、以下のような高齢者の特徴を踏まえて、考えなくてはならない。

　　①口腔の老化（形態と機能）　②全身の老化（機能）　③多疾患　④社会・経済的環境

・教育基準として以下の項目が挙げられている。

　1）齲蝕の予防
　2）歯周病の予防
　　→各論Ⅱ章「1　歯および歯周組織の疾患」参照
　3）その他の歯科疾患の予防
　　→各論Ⅱ章「3〜6」参照
　4）治療処置後のメインテナンス
　　→各論Ⅳ章「訪問診療・緩和ケア」参照

(佐藤裕二)

●高齢者への漢方のメリット● column

漢方医学の特徴

　超高齢社会が進展する日本の医療の問題点とし
て、臓器ごとに細分化した医療、病気を診てヒト
を診ない医療、薬漬け医療、医療費高騰などが挙
げられている。このような状況を打開する救世主
となりうるのが、漢方医学である。漢方医学は「心
身一如」の言葉どおり、全人的な観点から患者の
訴えを良く聞き、詳しく診察し、患者ごとに合っ
た適切な漢方薬を選択する。高齢者では複数の病
気や訴えをもっている場合がほとんどで、その1
つ1つを西洋医学で対応すると、いくつもの診療
科を受診し薬の数が膨大になり医療費も増大する。
多くの薬を飲むことで患者の心身の負担は大きく、
副作用の危険性も高まる。しかし、漢方薬は、複
数の生薬が絶妙なバランスで配合されているため、
1つの薬で多様な症状に対応でき、副作用も軽減

し、結果的に医療費削減に役立つ。

　現代西洋医学では、さまざまな検査を行っても
異常が認められない場合は病名が決められず、治
療方針が定まらない。しかし、漢方医学は患者の
複数の自覚症状から「証」という概念で捉え、治
療方針を決めるため、対応が可能である。しかし、
漢方薬は万能薬ではない。一般に一刻を争う緊急
処置が必要な病態や、重症感染症、悪性腫瘍、生
活習慣病などは西洋医学のほうが優れていること
は自明である。したがって、現代西洋医学である
程度良くなったがもっと良くなりたい、現代西洋
医学の治療では良くならない、現代西洋医学では
病気でないと見放された患者などが漢方医学のよ
い対象となる。あくまで西洋医学の補完治療の立
ち位置である（**表1**）。

表1　西洋医学と漢方医学の違い

	西洋医学	漢方医学
受診診療科	いくつもの診療科	1つの診療科
医療面接・診察・検査	原因を探るためのさまざまな検査	全人的視点による問診と診察
治療方針	病巣を攻撃することで症状をピンポイントに抑える	身体全体を改善することで病状を軽くする
使用薬物	病名から薬を選ぶ	「証」に応じて薬を選ぶ
副作用	大きい	少ない
相応しい疾患	急性疾患（外傷、感染症）悪性腫瘍、生活習慣病	補完治療（西洋医学で対応困難な症状や訴え）
医療費	高額	比較的低額
診療の方向性	原因追及、病変部・検査異常	個性追求、不快な自覚症状
対応	病気を排除する	自然治癒力を高める

漢方の歯学生教育

　このような状況を背景に、すでに2004年から全
国80の医学部すべてで漢方医学教育が導入されて
いる[1]。漢方薬は高齢者や中高年の女性に多く処
方され、高齢化が進む日本では医療現場、特に地
域医療でのニーズが今後一層高まると考えられて
いる。歯学部では残念ながら、学生教育に漢方医
学が導入されている大学はごく一部にとどまって
いる。しかし、歯科医師も地域包括ケアの一員と

して地域医療に貢献する責務があり、漢方薬の基
本的知識の習得は必要である。また現在、口腔乾
燥や、口内炎、歯周病などに対する7つの漢方薬
は歯科で処方可能であり、これらの使い方を知っ
ておくと診療の幅が広がる[2]。西洋医学と漢方医
学が互いの長所を利用し柔軟な医療を実践するこ
とが、今後ますます求められている。

（山崎　裕）

文献

1）今津嘉宏　他：80大学医学部における漢方教育の現状，日東医誌，63（No.2）：121-130, 2012.
2）王宝禮：歯科保険で適用される漢方薬の再考，日本歯科東洋医学会誌，32：44-45，2013.

●抗血栓療法患者の抜歯に関するガイドライン● column

高齢化に伴い、脳梗塞や心筋梗塞に代表される血栓塞栓症が増加し、抗血栓薬（抗血小板薬、抗凝固薬等）を服用している患者が増加の一途をたどる。こうした抗血栓療法患者における抜歯などの観血的処置には、出血の危険性を伴うが、塞栓症の危険性が重視され、服用を中止せずに実施することが勧められている。したがって、処置前の出血傾向の把握と適切な止血処置が重要である。

抗血栓療法患者の抜歯に関するガイドライン〔2015年改訂版〕

①抗血小板療法（アスピリン等により血小板を抑制）

抗血小板療法患者の抜歯時のモニタリングに適切な検査はない。医科主治医より原疾患が十分コントロールされていることが確認されれば、抗血小板薬継続下で抜歯は可能である。

②抗凝固療法（ワルファリンは肝臓でビタミンK依存性に産生される凝固因子を抑制）

ワルファリン服用患者で、原疾患が安定し、プロトロンビン時間国際標準比（Prothrombin time-international normalized ratio: PT-INR）が治療域にコントロールされていれば、継続投与のまま抜歯を行っても重篤な出血性合併症はおこらない。ワルファリン中断により約1％に重篤な血栓塞栓症による死亡例を誘発する危険性がある。

③新規経口抗凝固薬（近年発売された直接トロンビン阻害剤および第Xa因子阻害剤）

新規経口抗凝固薬患者で、原疾患が安定し、至適量が投与されていれば、継続投与のまま抜歯を行っても、適切な止血処置を行えば重篤な出血性合併症を発症する危険性は少ないとされている。ただし、科学的根拠を示す報告は少なく、今後のデータの蓄積が必要である。

血栓塞栓症

血管内に血栓（血の塊）が形成され血流障害がおこる病態を血栓症、血栓が別の場所に飛び、血管を塞ぐ病態を塞栓症という。

抗血栓療法

血栓形成を抑える抗凝固ならびに抗血小板療法、血栓を溶解する血栓溶解療法に大別される。

PT-INR

（ワルファリン服用患者血漿のPT［秒］／健常者血漿のPT［秒］）。試薬間のばらつきをなくし、異なる施設間でも比較できる指標。日本人の至適治療域はINR1.6-3.0。

（柏﨑晴彦）

文献

1）日本有病者歯科医療学会 他 編：科学的根拠に基づく抗血栓療法患者の抜歯に関するガイドライン〈2015年改訂版〉．学術社．2015.

II 高齢者歯科の臨床

臨床例題 ―順次回答4連問―

1問目／4問

74歳の女性。両側頰粘膜の違和感を主訴に来院した。3カ月前から白い模様に気付いていたが、痛みがないため放置していた。最近、白い模様がひろがり、違和感が増大したため来院した。初診時の両側頰粘膜の写真を示す。疑われる疾患はどれか。

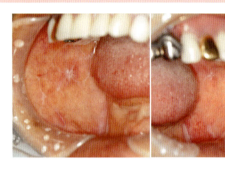

A．帯状疱疹
B．扁平苔癬
C．上皮内癌
D．尋常性天疱瘡
E．口腔カンジダ症

A：×　片側性に水泡形成がみられるため誤答である
B：○　両側性にレース模様がみられるため正答である。
C：×　潰瘍形成や硬結がみられるため誤答である。
D：×　粘膜や皮膚に水泡形成がみられるため誤答である。
E：×　点状の白苔や上皮の肥厚がみられるため誤答である。

正答：B

2問目／4問

74歳の女性。両側頰粘膜の違和感を主訴に来院した。3カ月前から白い模様に気付いていたが、痛みがないため放置していた。診査の結果、扁平苔癬と診断した。初診時の両側頰粘膜の写真を示す。
確定診断の方法はどれか。

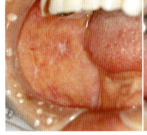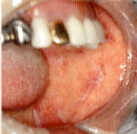

A．生検
B．細胞診
C．全摘生検
D．組織適合検査
E．ポジトロンエミッション断層撮影

A：○　病理組織学的に確定診断を得る方法であるため正答である。
B：×　細胞異形成の有無を確認する方法であるため誤答である。
C：×　全範囲を切除する方法であるため誤答である。
D：×　移植において宿主と移植片との拒絶反応の有無を確認する方法であるため誤答である。
E：×　ブドウ糖代謝機能から病期診断や再発・転移の確認をする方法であるため誤答である。

正答：A

3問目／4問

74歳の女性。両側頬粘膜の違和感を主訴に来院した。3カ月前から白い模様に気付いていたが、痛みがないため放置していた。初診時の両側頬粘膜の写真（1問目参照）と右側頬粘膜生検時の病理組織像（右図）とを示す。病理組織学的特徴はどれか。

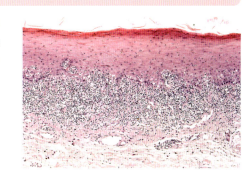

A．上皮の異形成
B．上皮層の萎縮
C．有棘細胞層の肥厚
D．上皮細胞間のIgG沈着
E．基底層直下のリンパ球帯状浸潤

A：× 上皮内癌の特徴であるため誤答である。
B：× 紅板症の特徴であるため誤答である。
C：× 白板症の特徴であるため誤答である。
D：× 尋常性天疱瘡の特徴であるため誤答である。
E：○ 扁平苔癬の特徴であるため正答である。

正答：E

4問目／4問

74歳の女性。両側頬粘膜の違和感を主訴に来院した。3カ月前から白い模様に気付いていたが、痛みがないため放置していた。初診時の両側頬粘膜の写真（1問目参照）と右側頬粘膜生検時の病理組織像（右図）とを示す。治療法薬はどれか。

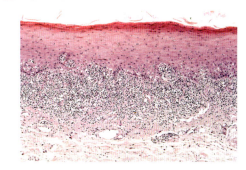

A．アシクロビル
B．カルバマゼピン
C．シクロスポリン
D．副腎皮質ホルモン薬
E．シクロフォスファミド

A：× 抗ヘルペスウイルス薬であるため誤答である。
B：× 抗てんかん薬であるため誤答である。
C：× 免疫抑制剤であるため誤答である。
D：○ 局所的な塗布剤（軟膏）であるため正答である。
E：× 抗悪性腫瘍薬・免疫抑制剤であるため誤答である。

正答：D

（髙井良招）

II 高齢者歯科の臨床

臨床例題 —順次回答 4 連問—

1問目／4問

69歳の男性。舌の白い汚れを主訴に来院した。半年前から白い汚れを自覚していたが、2カ月前から増悪したため来院した。初診時の舌の写真を示す。疑われる疾患はどれか。

A．アフタ
B．白板症
C．地図状舌
D．正中菱形舌炎
E．口腔カンジダ症

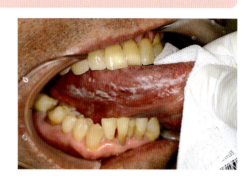

A：輪郭明瞭で紅暈を有する類円形の有痛性偽膜性潰瘍であるため誤答である。
B：板状あるいは斑状の白斑を伴った角化病変であるため誤答である。
C：類円形または不定形の境界明瞭な斑状模様であるため誤答である。
D：分界溝の前方に菱形や類円形の舌乳頭が消失して平滑で赤みを帯びた斑状または結節状変化であるため誤答である。
E：ガーゼで拭い取ることができる白苔であるため正答である。

正答：E

2問目／4問

69歳の男性。舌の白い汚れを主訴に来院した。半年前から白い汚れを自覚していたが、2カ月前から増悪したため来院した。診査の結果、口腔カンジダ症と診断した。初診時の舌の写真を示す。簡易検査法はどれか。

A．塗抹
B．培養
C．同定
D．Gaffky 号数
E．薬剤感受性試験

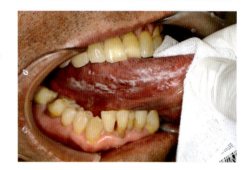

A：喀痰から抗酸菌を検出する検査であるため誤答である。
B：カンジダ菌検出用簡易試験液を使用する検査であるため正答である。
C：菌群レベルの同定を行う試験であるため誤答である。
D：喀痰中の結核菌の量を表すものであるため誤答である。
E：抗菌薬感受性を調べるための試験であるため誤答である。

正答：B

3問目／4問

69歳の男性。舌の白い汚れを主訴に来院した。半年前から白い汚れを自覚していたが、2カ月前から増悪したため来院した。初診時の舌（1問目参照）と簡易培養検査の写真（右図）とを示す。
感染が疑われるのはどれか。

A．*Vibrio cholerae*
B．*Escherichia coli*
C．*Candida albicans*
D．*Actinomyces israelii*
E．*Corynebacterium diphtheriae*

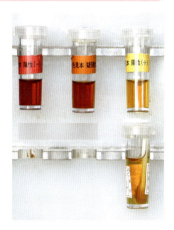

> A：コレラ菌であるため誤答である。
> B：大腸菌であるため誤答である。
> C：カンジダ菌であるため正答である。
> D：放線菌であるため誤答である。
> E：ジフテリア菌であるため誤答である。
>
> 正答：C

4問目／4問

69歳の男性。舌の白い汚れを主訴に来院した。半年前から白い汚れを自覚していたが、2カ月前から増悪したため来院した。初診時の舌（1問目参照）と簡易培養検査の写真（右図）とを示す。
治療薬はどれか。

A．アスピリン
B．アモキシシリン
C．アトロピン硫酸塩
D．アムホテリシンB
E．アジスロマイシン水和薬

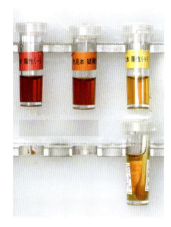

> A：抗血小板薬であるため誤答である。
> B：ペニシリン系抗菌薬であるため誤答である。
> C：抗コリン作動薬であるため誤答である。
> D：抗真菌薬であるため正答である。
> E：マクロライド抗菌薬であるため誤答である。
>
> 正答：D

（髙井良招）

III （歯科治療上）高齢者に多い全身疾患と歯科治療時の管理

POINT
①高齢者が要介護となる原因疾患とその特徴、歯科治療上の注意・管理を理解する。
②医療危機管理（リスクマネージメント）と感染予防対策の概念と方法を理解する。
③高齢者診療におけるバイタルサイン、モニタリングの意義と基本および介護技術（移乗や車いす操作）について理解する。

1 全身疾患

　高齢者に多い、あるいは高齢者に特徴的な疾患は「老年疾患」あるいは「老年症候群」と定義される[1,2]。脳血管疾患、認知症、誤嚥性肺炎などは老年疾患の代表的な疾患である。これらは機能低下や機能障害を伴うため QOL（生活の質）低下や要支援・要介護状態の原因（図1）となるとともに、家族・周辺の人たちの生活基盤にも障害を生じる。

要介護の原因
①認知症　　　　　　　18.0%
②脳卒中（脳血管疾患） 16.6%
③高齢による衰弱　　　13.3%
④骨折・転倒　　　　　12.1%
⑤関節疾患　　　　　　10.2%

生活習慣病（がん、心臓病、脳卒中、糖尿病など）の予防だけでなく、**老年症候群**の予防も重点をおかなければならない。

老年症候群とは…危険な老化のサインでもある。

高齢者に多い、高齢者に特徴的な疾患は、「老年疾患」「老年症候群」と定義される。
骨粗鬆症、認知症、脳血管疾患（動脈硬化性疾患）、誤嚥性肺炎などは代表的な老年疾患である。機能低下や機能障害を伴うため、QOLの低下だけでなく、家族や周辺の人たちの生活基盤にも障害が生じる。

図1　要介護の原因と老年症候群

1）脳血管疾患（脳血管障害）　cerebrovascular disease

　日本では年間約13万人が死亡する原因（日本人の死亡原因の第4位）であり、なかでも脳梗塞が多くを占める。また現時点で介護が必要となった原因の第2位である（平成28年厚生労働省「国民生活基礎調査」）。不整脈（心房細動など）の増加や生活習慣病（高血圧、糖尿病、脂質異常症、喫煙など）を基盤とするため、罹患患者は加齢とともに増加し、とくに高齢者では心原性脳塞栓症やアテローム血栓性脳梗塞が顕著となる[3]。また歯科診療中にも生じる可能性のある疾患でもあるため十分な理解が必要とされる[4]。脳血管疾患の分類と各疾患について記載する[3～6]。

（1）無症候性脳血管障害　asymptomatic brain dysfunction

　神経症候・自覚症状がないものの、画像上脳実質・脳血管病変と思われる変化があるものを指す。明らかな脳卒中の既往がなくても加齢とともに頻度が高くなる。

（2）局所性脳機能障害

　意識障害などの神経症候（神経脱落症状）を伴うものを指す。症状の持続時間によって一過性脳虚血発作（TIA）と脳卒中に分けられる。急激に麻痺やしびれなどの神経症状をおこす疾患を脳卒中という。

①一過性脳虚血発作　（transient ischemic attack: TIA）

　　　一時的に脳に血液が流れなくなり生じる。一時的に脳血管が詰まるため、片側の手足の痺れ、言語障害など脳梗塞と同様の症状が突然生じる。症状は 24 時間以内に完全に回復するものであるが、脳梗塞の前兆の可能性があるため、脳卒中の予防的治療を開始することが推奨されている。

②脳卒中　stroke, apoplexy（脳内出血、くも膜下出血、脳梗塞の総称）

　　　脳血管の閉塞や破綻により、突然神経症状が出現した状態の総称で、後遺症が残ることがある。出血性病変（脳内出血、くも膜下出血）と虚血性病変（脳梗塞）が含まれる。脳卒中のなかでも脳梗塞が最も多い（約 75 %）。

・脳卒中の最大の危険因子は加齢である。食生活の欧米化などで代謝性疾患（糖尿病、脂質異常症などメタボリックシンドローム）の増加が一因とされている。

・脳卒中は「出血性脳卒中」と「虚血性脳卒中」に大別される。

A．出血性脳血管疾患（出血性脳卒中）

・出血性脳卒中には「脳出血」と「くも膜下出血」の2種類があり、虚血性脳卒中は「脳梗塞」を指す。

a．脳内出血（脳出血）　cerebral hemorrhage

・脳実質内の出血であり、血管壊死による微小動脈瘤の破綻（破裂）や脳血管に負担がかかり続けることにより細動脈が傷ついて血管壊死によって脳内に出血が生じるもの。

・生活習慣病との関連が深く、とくに高血圧が危険因子である。このほかにも脳の血管奇形や脳腫瘍からの出血、血液疾患、肝疾患等が関与する。

b．くも膜下出血　subarachnoid hemorrhage

・くも膜下腔に出血が生じ、脳脊髄液に血液が混入した状態である。原因は脳動脈瘤の破綻（破裂）によって生じることが多い。

・突然の頭痛や吐き気によって発病し、また一過性の意識障害を伴うこともある。

・くも膜下出血だけでは麻痺などの神経症状は生じないが、出血が脳内に及ぶと運動障害や高次脳機能障害が生じる。

B．閉塞性脳血管疾患（虚血性脳卒中、脳梗塞）（図2）

・脳梗塞（①脳血栓②脳塞栓③ラクナ梗塞）　cerebral infarction

　　　脳梗塞は、脳卒中全体の約 75% を占める。ひとたび発症すると手足の麻痺や言語障害などが生じ、症状が重かったり治療が遅れたりすると、後遺症として残ることがある。後遺症を残さないためには早期発見・早期治療とリハビリテーションが重要とされている。

a．脳血栓（アテローム血栓性脳梗塞）：脳の太い血管が狭くなって血栓が詰まる。

・血管壁にコレステロールなどが溜まって動脈硬化が進行することで、血管壁にアテローム（粥腫）ができ、何らかの原因で破裂すると血栓ができる。とくに太い血管に起因するため症状として運動障害、感覚障害、高次脳機能障害が生じやすい。前兆として TIA が生じることも少なくない。

b．脳塞栓（心原性脳塞栓）：心臓にできた血栓が脳の血管に詰まる。

・不整脈などによって心臓でできた血栓が中大脳動脈など太い動脈に運ばれて脳の血管が詰まることで生じる。

- 原因の多くは心房細動（不整脈の1つ）である。
c. ラクナ梗塞：脳の細い血管が狭くなって血栓が詰まる。
- 日本人に最も頻度の高い脳梗塞である。
- 穿通動脈（脳血管の主幹部から分枝した細い動脈）が、高血圧性の動脈硬化によって細くなり閉塞することで生じる。
- 梗塞巣は1.5 cm以下で、意識障害や失語症などを伴わず無症候性のことが多いが、有症候性であっても運動障害などの症状は軽度で多くの場合、独歩可能とされている。

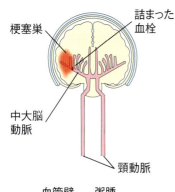
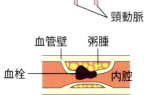
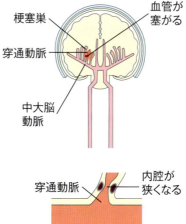
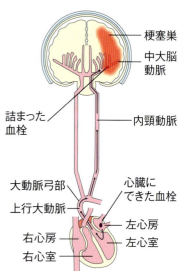

図2　脳梗塞の種類（文献5に基づき作成）

【脳梗塞の危険因子】（表1）

- 高血圧、糖尿病、脂質異常症（高LDL血症、低HDL血症）、心房細動、喫煙、過度な飲酒、メタボリックシンドローム、**慢性腎臓病**（CKD）など

【脳梗塞の要点】

- 脳卒中の7割を占める。
- 脳卒中になる人は5人に1人（患者数約300万人）。
- 寝たきりの原因になりやすい（脳血管障害は要介護の原因の第2位）。
- 発症時にいち早く気付き、対応が大切（時間との戦い）である。
- 脳梗塞を含む脳卒中の早期発見として、**FAST**がある。

表1　脳血管疾患（特に脳梗塞）の原因

動脈硬化	心房細動
高血圧	
糖尿病	
脂質異常症	
肥満	
喫煙	
大量飲酒	

1. 全身疾患

→脳卒中を疑う人を見たら、3つのテストをするように勧めており、その頭文字を取ってFASTと読んでいる（米国脳卒中協会）。Face：顔の麻痺、Arm: 腕の麻痺、Speech: 言葉の障害、Time: 発症時刻

（3）（脳）血管性認知症（→ p.134「（3）認知症の分類」参照）

脳血管疾患に起因する認知症と定義され、診断には画像検査が不可欠である。

脳血管障害は、生活習慣病などの進行に伴い50歳代以降の男性が多く罹患するため、血管性認知症は50歳代以降の男性に多く認められる。

（4）高血圧性脳症

著しい血圧の上昇（拡張期血圧130 mmHg以上）による脳浮腫が本態とされている。

（5）脳血管疾患の治療

脳梗塞の発症から4時間半以内であれば血栓溶解薬である **t-PA（tissue-plasminogen activator：組織プラスミノゲン活性化因子）** 静注療法が行われる。また8時間以内であれば血管内治療（血栓回収療法：カテーテルを血栓内で拡げて、血栓を除去したり、ステントなどのデバイスを留置する治療）が可能といわれている。このほか脳梗塞の症状増悪や再発を予防する「抗血栓薬」、神経細胞を保護し、傷むのを遅らせる「脳保護薬（エダラボンなど）」、脳のむくみを改善させる「抗脳浮腫薬（高張グリセロールなど）」などを点滴し、血圧、体温、脈拍などの全身状態の管理も行う。次いで日常生活動作の改善目的にリハビリテーションを行う。

その後の再発予防をするうえで抗血栓薬の使用が欠かせないものとされる。

（6）脳血管疾患の後遺症

脳血管疾患では急性期を乗り越えた後の後遺症が問題となる。脳血管疾患のリハビリテーションでは基本的には発症から48時間以内から始めて、少しでも寝たきりにならない、**廃用症候群**❗にならないようにする。**関節拘縮、筋萎縮（筋力低下）、骨萎縮（骨粗鬆症）、起立性低血圧、心肺機能の低下、意欲の低下**❗など、全身（精神・身体）にさまざまな病状を呈する[7]（→ p.5「2）老年症候群」参照）。高齢者は短期間の安静臥床でも廃用症候群をきたしやすいため、その点を考慮し、訓練はベッドサイドで可能な限り早期から開始する。脳血管疾患のリハビリテーションでは、急性期・回復期・生活期（維持期）に分けられる（**図3**）。

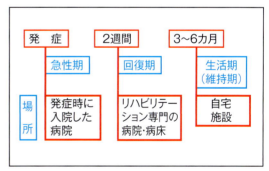

図3　リハビリテーションの概要

- 脳血管疾患（脳卒中）にはさまざまな障害（後遺症）がみられる。運動障害、感覚障害、高次脳機能障害（失行、失認、失語）のほか摂食嚥下障害、精神症状もみられることがある[6,8,9]。
- 運動麻痺と歩行障害は、脳卒中患者の主な障害である。麻痺とは、機能を喪失した状態をいい、運動麻痺と感覚麻痺がある。
- 口腔の特徴としては、口腔内環境の劣化、摂食嚥下障害、構音障害による顎口腔系廃用性萎縮が生じることである。このため口腔ケアによる口腔機能の維持・向上と誤嚥性肺炎の予防が重要である。

①片麻痺　hemiplegia

- 左右のいずれか一側の上肢、下肢に生じた運動麻痺を片麻痺という。

Ⅲ　（歯科治療上）高齢者に多い全身疾患と歯科治療時の管理

- 中大脳動脈領域に脳梗塞や脳出血を生じると、反対側の半身に運動麻痺と感覚障害がおこる。
- 感覚障害では温痛覚や触覚が失われる症状と、しびれ感が生じる症状がある。
- 片麻痺のある高齢患者の歩行介助をするときは、転倒を防ぐために、患側の後方に立つ。
- 麻痺側に食物残渣や薬剤の停滞、舌苔の付着（味覚低下）および口唇閉鎖不全による流涎などがみられることを考慮して口腔ケアを行う。
- ベッド上における側臥位での口腔ケアでは、麻痺側を上にして行う。

②**球麻痺　bulbar palsy →高次脳機能障害はみられない** ❗。

- 球麻痺の「球」とは延髄が肉眼的にボールのようにみえるため慣例的に表現されている。つまり球麻痺とは「延髄の麻痺」を意味する。延髄は呼吸や嚥下の中枢である。
- 延髄にある**嚥下中枢**を巻き込んだ脳神経の障害による運動麻痺である。
- 直接延髄に病変や障害の生じた場合の麻痺であるため、嚥下に関与する５つの脳神経（三叉神経、顔面神経、舌咽神経、迷走神経、舌下神経）が障害を受ける。

③**仮性（偽性）球麻痺　pseudobulbar palsy →高次脳機能障害がみられる** ❗。

- 脳梗塞や脳虚血、頭蓋内出血により、延髄が直接障害されなくても、大脳皮質から延髄の嚥下中枢に下行する上位運動ニューロンが障害を受けることにより発症する。
- 延髄が麻痺していないにもかかわらず延髄麻痺の症状が生じるため「仮性（偽性）」といわれる。

【球麻痺と仮性球麻痺の比較】

- 仮性球麻痺は延髄への両側性上位運動ニューロンが障害部位であり、球麻痺は延髄の嚥下中枢が障害部位である。
- 仮性球麻痺は延髄に障害はみられないため嚥下反射は正常であるが、球麻痺は延髄に障害がみられるため嚥下反射が消失する。
- 仮性球麻痺の構音障害は痙性であるが、球麻痺の構音障害は弛緩性である。
- 仮性球麻痺は喉頭挙上が可能であるが、球麻痺は喉頭挙上が不完全である。
- 仮性球麻痺は大脳皮質から延髄の嚥下中枢に下行する上位運動ニューロンが障害部位のため高次脳機能障害がみられるが、球麻痺は大脳皮質に障害はないため高次脳機能障害はみられない。

④**高次脳機能障害　higher brain dysfunction**

- 高次脳機能とは言語、行為、認知、記憶、注意、判断など、主として連合野皮質によって営まれている機能のこと。
- 高次脳機能障害は、脳損傷の原因となる事故による受傷や疾病の発症の事実があって、その主たる症状が**記憶障害、注意障害**（同時に２つ以上のことに気配りが出来ないなど周囲からの刺激に対して必要なものに意識を向けたりするのが上手くできなくなった症状）、**遂行機能障害**（物事を論理的に考え、計画し、行動するといった事ができない）、**社会的行動障害**（突然興奮したり怒り出したりするなど行動や感情を場面や状況に合わせて、適切にコントロールすることができなくなる）などの認知障害であることで、それ以外に、検査により脳の器質的損傷が確認できることである。
- 先天性疾患や進行性疾患による脳損傷は除外される。
- 高次脳機能障害が障害されると、対人関係に問題が生じ、自立した社会生活が困難になることがある。脳卒中の高次脳機能障害の代表的なものに、失語、失認、失行がある。

2）認知症　Dementia

　認知症とは、「後天的な脳障害により一度獲得した知的機能が自立した日常生活が困難になるほどに持続的に衰退した状態」をさす。超高齢社会の伸展に伴い、介護が必要となった原因の第1位となっている（平成28年厚生労働省「国民生活基礎調査」）。認知症の症状は**中核症状**と**行動・心理症状**（Behavioral and psychological symptoms of dementia：BPSD）の2つに大別される。中核症状とは中心となる症状のことで、必ず出現するものに対し、BPSDとは周辺環境や本来の性格が影響し、知的能力が低下するため**周辺症状**ともいわれ、二次的におきるものを指す。高齢者にみられる認知症は、Alzheimer病に代表される変性疾患によるもの（変性性認知症）と、脳血管障害によるもの（血管性認知症）に大別される。

- **軽度認知障害**（Mild Cognitive Impairment：MCI）⚠️とは、認知症ではない軽度な認知機能の低下を有するが、日常生活に大きな支障はなく、認知症の前駆状態として捉えられる。認知機能が正常な高齢者と比較して、認知症になる危険性が高い。

（1）代表的な認知機能評価検査（→ p.85「3）認知機能」参照）

　代表的な認知機能の評価検査を以下に示す。これらによって得られた結果からMCIや認知症の疑いの有無が評価される。疑いがあれば画像検査（CT、MRI、SPECT、PETなど）等を行う。

　①質問式の認知機能障害を測定する尺度

- 改訂長谷川式簡易知能評価スケール（HDS-R）、Mini-Mental State Examination（MMSE）、Clock Drawing Test（CDT）（時計描画テスト）、Alzheimer's Disease Assessment Scale（ADAS）

　②観察式の認知機能障害を測定する尺度

- Clinical Dementia Rating（CDR）、Functional Assessment Staging（FAST）、Instrumental activities of daily living（IADL）

（2）認知症の症状

①中核症状

A. 記憶障害（以前のことが思い出せない、新しいことを覚えられない）

　→エピソード記憶が失われやすい（体験した思い出など）

B. 見当識障害（周囲の物事が的確に判断できない）

　→日時や場所の見当がつかない、いま食べているのが朝食か昼食か夕食かが分からない、家族や親しい友人を見てもわからない

C. 失行、失語、失認

- 失行（服の着方が分からない、道具の使い方が分からない）：運動麻痺や運動失調がない（身体は正常に動く）が、実行しようとする意志があるにもかかわらず正しい動作を行えない状態。
- 失語（言いたいことが言えない、聞いた内容が理解できない）：大脳言語野の障害により「聞く、話す、読む、書く」といった音声・文字等の言語情報に関わる機能が失われた状態。運動性失語（ブローカ失語）と感覚性失語（ウェルニッケ失語）がある。
- 失認（物を見ても認識できない）：感覚系の異常がないにもかかわらず、脳内に伝えられた感覚情報を正しく認知できない状態。五感（視覚、聴覚、触覚、嗅覚、味覚）による認知力を正常に働かせて、正しく把握することが困難になっている。

D. 遂行機能障害（段取り実行機能の障害）

　→行動計画や問題解決ができない。　例：入浴拒否の一因（次に何をするのか分からないため）

Ⅲ （歯科治療上）高齢者に多い全身疾患と歯科治療時の管理

E. 人格・行動の変化

②行動・心理症状（BPSD）

BPSDとは身体の具合、環境や人とのかかわりあいによって影響される症状のことをいい、認知症の60〜90%に何らかのBPSDがみられる（**表2**）。

・介護への抵抗、徘徊、妄想、不安、焦り（焦燥）、抑うつ、幻覚、妄想（思い込み）、不眠、無気力（アパシー）、興奮などの精神症状や徘徊、暴言、暴力などの行動障害がみられる。

表2　行動・心理症状（BPSD）のまとめ

主な症状	症例
せん妄	夜中に急に騒ぎ出したりする
幻覚	実際にないものが見えると言う
物盗られ妄想	財布や着物を盗まれたと言う（とくに身近な人に対して）
不眠	眠れない
徘徊	無目的に歩き回る
異食（食行動異常）	食べ物以外のものを口に入れる
介護への抵抗	理由がないのに入浴や着替えを嫌がる
抑うつ状態	気分が落ち込んで活動を嫌っている状態
焦燥	イライラして落ち着かない
心気	実際には何でもないのに必要以上に身体の具合を気にする
―	些細なことで声を荒らげたり手をあげたりする

（3）認知症の分類（表3）

表3　認知症の分類

	変性性認知症			血管性認知症
	Alzheimer型認知症	Lewy小体型認知症	前頭側頭型認知症	
主な障害部位	頭頂葉 側頭葉	後頭葉	前頭葉 側頭葉	さまざまな部位におこるが、前頭葉に多い
特徴的な症状	記憶障害 見当識障害 妄想（物盗られ妄想） せん妄	幻覚・幻視 妄想 パーキンソニズム	人格変化 行動異常（常同行動）	歩行障害、感覚障害、情動失禁、まだら認知症

① Alzheimer型認知症（Alzheimer病）　Alzheimer's disease：AD

全認知症の約60%を占める。脳にアミロイドβ（Aβ）とリン酸化タウ蛋白が蓄積することが本疾患の本質である（**表4**）。臨床的な特徴としてはエピソード記憶の障害である。海馬が萎縮することにより記憶障害が生じるが、早期より嗅神経の機能が低下することも多く、料理中に焦がした臭いなどが気づきにくい。ADは、進行すると大脳皮質が萎縮し、摂食行動や運動機能障害を生じ、最終的には無反応状態となる。

・老年期に好発する（若年発症もある）。

・神経細胞外の**アミロイドβ（Aβ）沈着による老人斑**と神経細胞内の**リン酸化タウ蛋白蓄積による神経原線維変化**から、シナプスの機能不全、神経細胞死をきたし、認知機能の低下がおこる。Aβの生成にはβまたはγ-セクレターゼが関与する。

・神経細胞の脱落により神経伝達物質であるアセチルコリンが減少する。

・治療は、認知機能低下の改善に**塩酸ドネペジル**などの薬剤を早期から服用することが重要で、特に軽度認知障害（MCI）の段階で服用を開始することが予防につながる（**表5**）。

1. 全身疾患

表4　変性性認知症の病理所見

疾患名	Alzheimer 型認知症	Parkinson 病 Lewy 小体型認知症	前頭側頭型認知症
病理所見	神経原線維変化、老人斑	Lewy 小体	Pick 球
蓄積タンパク	タウ蛋白、アミロイドβ	αシヌクレイン	タウ蛋白、TDP-43

表5　現在のおもな認知症の予防・治療薬

種類	一般名
コリンエステラーゼ阻害薬（ChE 阻害薬）	ドネペジル、ガランタミン、リバスチグミン
NMDA 受容体拮抗薬	メマンチン

②血管性認知症　vascular dementia：VaD

　　脳血管疾患の後遺症としての認知症の総称であり、全認知症の約 15% を占める。血管性認知症は①広範囲脳梗塞（内頸動脈など主幹動脈の閉塞）、②ラクナ梗塞の多発、③視床、海馬などの単発梗塞により記憶の回路に重大な損傷が生じた場合、④ビンスワンガー病（Binswanger 病：大脳皮質に選択的に生ずる虚血性病変）の４つの病型に分類される。一般に意欲低下と前頭葉機能の低下が目立つ。

・脳梗塞や脳出血など脳血管の障害によって発症する認知症であり、脳の部位や障害の程度によって臨床症状が異なる（多くの場合脳血管疾患に伴う麻痺が認められ、初期から摂食嚥下障害が重度となる場合もある）。

・多くは多発性脳梗塞によって認知機能障害が発生するため、発症は亜急性（急性と慢性の中間）である。

・新たな脳血管障害が発生することによって認知機能障害が増悪するため一般に進行は段階的である。また血管の障害部位のみの機能が低下するため「まだら認知症」とも呼ばれる。

③ Lewy 小体型認知症（Lewy 小体型認知症、Lewy 小体病）　Dementia with Lewy Bodies：DLB

・全認知症の約 15% を占める。

・Lewy 小体という神経細胞内の封入体（主成分は α - シヌクレインというタンパク質）が中枢神経系と末梢自律神経系を中心に多数沈着することで生じる疾患（表4）。

・Parkinson 病と Lewy 小体型認知症は、ともに脳に Lewy 小体がみられるのが特徴。Parkinson 病は脳幹（特に中脳黒質）に、Lewy 小体型認知症は大脳皮質など中枢神経系全般に出現する。

・認知機能障害に加えてパーキンソニズム（振戦や無動、筋固縮など Parkinson 症状）、幻視を認め、この認知機能障害の程度が日や時間帯により変動性である。（薬剤性でない）Parkinson 症状は Lewy 小体型認知症の中核症状であり、無動による歩行障害が出現する。

・早期から Parkinson 症状が出現することで、食物の口腔から咽頭への送り込みの障害や誤嚥といった摂食嚥下障害を呈する。

・特徴的な所見である幻視は具体的で、人や虫、小動物に関するものが多く（子供が遊んでいる、猫が２匹いるなど具体的）、原因として後頭葉の血流低下がある。

・尿失禁、便秘、起立性低血圧などの自律神経症状の出現や、抗精神病薬への感受性亢進がみられることも特徴である。

> **抗精神病薬への感受性亢進**
> 抗精神病薬（ハロペリドールやリスパダールなどドパミン受容体遮断薬）を投与すると一気に寝たきり状態になることがある。

・内服治療としては、塩酸ドネペジルや抑肝散（漢方薬）、非定型抗精神病薬が処方される。

④前頭側頭型認知症　Frontotemporal dementia：FTD

　　全認知症の約 5% を占める。

- 前頭葉の障害から生じる**意欲低下・無関心**や**性格変化**と、側頭葉の障害から生じる**言語障害（失語）**がみられる認知症（前頭葉・側頭葉の萎縮）である。
- 記憶障害よりも性格・行動面の変化が目立つ特徴がある。
- **自己中心的**で短絡的な行動や**常同行動**（毎食同じものを食べる、毎朝決まった時刻に必ずコンビニの前を歩くなど特定の行為を繰り返すこと）などが特徴的であり、食行動異常（食欲・嗜好・食習慣の変化）もみられるため偏食や大食、異食や早食いによる窒息のリスクがある。
- 薬物治療として、抗精神病薬の鎮静作用を利用して行動の抑制を図ることがある。
- 若年性認知症（65歳以下での認知症）の代表的なものの1つ。
- 「近所」「長男」など知っているはずの言葉を聞いても意味が分からない。知人や友人の顔を見ても誰か分からない（側頭型症状）。
- 店内や人の家にあるものを勝手に持っていく。信号無視や一時停止違反など交通違反を繰り返す。毎日のように急に出かける（前頭型症状）。
- 甘い物が過剰に好きになる、毎日同じ料理を食べる、食べ物をあればあるだけ食べる（前頭型症状・側頭型症状）。

⑤その他の認知症（表6）

　認知症の症状を呈するが、治療可能な疾患・病態もある。
- （特発性）正常圧水頭症は、くも膜下出血の後期合併症で、認知障害、歩行障害、尿失禁を三徴候とする。脳室シャント術で症状の改善がある。
- 甲状腺機能低下症では精神活動が低下して、認知機能低下を生じる。

表6　その他の認知症

原因	主な疾患
神経変性性疾患	Alzheimer病、Lewy小体型認知症、前頭側頭型認知症、進行性核上性麻痺、Parkinson病、Huntington病
脳血管障害	（脳）血管性認知症
外傷	慢性硬膜下血腫、頭部外傷後遺症
感染	Creutzfeldt-Jakob病、亜急性硬化性全脳炎、進行性多巣性白質脳症、脳炎・髄膜炎、HIV脳症（AIDS脳症）、神経梅毒（進行麻痺）
腫瘍	脳腫瘍
内分泌・代謝・栄養疾患	甲状腺機能低下症、副甲状腺機能亢進症、副甲状腺機能低下症、反復性低血糖、Cushing症候群、副腎皮質機能低下症、下垂体機能低下症、リピドーシス、肝不全、腎不全、Wilson病、ペラグラ
その他	Wernicke脳症、アルコール脳症、（特発性）正常圧水頭症、薬剤性（抗精神病薬、抗不安薬、抗うつ剤など）

　認知症の方とのコミュニケーションでは、その人らしさを大切にするとともに、認知症の特性をふまえた関わり方や配慮が求められる。こうした認知症の方の感情を確認し、それに共感を示すコミュニケーション手法を**バリデーション**という。

1. 全身疾患

3）神経・筋疾患

　要介護状態になりやすい神経・筋疾患の代表的なものに Parkinson 病があり、そのほとんどは 40 歳以降の中・高年になってから発症し、年齢とともに徐々に進行する。発症頻度は、人口 10 万人に対し約 100 人とされ、Alzheimer 型認知症に次いで多い神経変性性疾患である。

（1）分類： 要介護状態になりやすい神経疾患の分類を示す。

① Parkinson 病関連疾患（タウ蛋白が異常蓄積する疾患）

A.Parkinson 病

B. 進行性核上性麻痺（すくみ足、後方転倒、眼球運動の 3 大症状）：脳の基底核を中心に脳幹、小脳、前頭葉など広範囲に進行性の変性をきたす疾患。黒質も変性し、Parkinson 病に似た症状が出現する。また認知機能低下や仮性球麻痺（構音・嚥下障害）がみられる。

C. 大脳皮質基底核変性症

②脊髄小脳変性症（SCD）

　運動失調症状が出現する難病。脊髄と小脳に変性をきたし、運動失調を引きおこすため、運動能力を維持するリハビリテーションや環境の整備により ADL を維持することが重要となる。

③多系統萎縮症（MSA）

　錐体外路症状、自律神経症状、錐体路症状を主とする進行性の疾患。

④筋萎縮性側索硬化症（ALS）

　進行性に筋力低下を生じる運動神経系の難病。徐々に全身の骨格筋が萎縮して、四肢の筋力低下（四肢の運動麻痺、摂食嚥下障害、呼吸麻痺）などが生じる原因不明の疾患であるが、眼球運動や痛みなどの知覚や記憶力は失われない。

　※脊髄小脳変性症、筋萎縮性側索硬化症、脊柱管狭窄症の 3 つは、**介護保険制度における特定疾患**である。

（2）Parkinson 病　Parkinson Disease：PD

　Parkinson 病とは、脳内の**黒質**にある神経細胞（ドパミン細胞）が変性・消失し、中脳黒質で作られる神経伝達物質**ドパミンの減少**により、脳から全身へ出される運動の指令がうまく伝わらなくなり、体の動きが不自由になる疾患である。50 〜 60 歳代で発症することが多く、超高齢社会になり、ますます増える傾向にある。

・大脳基底核の線条体へ送るドパミン量の減少によってスムーズな動きができなくなるため、**運動に関する症状**が多くみられる進行性の疾患であり、原因は不明である。

・代表的な運動症状として、**①安静時振戦、②無動・寡動、③筋固縮、④姿勢反射障害**などが現れ、主要なこの 4 つの症状を、**Parkinson 病の 4 大症状**という（**表 7**）。

・4 大症状のうち 2 つ以上の症状を認める症候群を **Parkinson 症候群**という。

・4 大症状のほか、**自律神経系症状**や**精神症状**などがある。自律神経症状として蓄尿障害などの排尿障害（頻尿）や便秘、流涎（よだれ）、発汗障害（多汗）、顔が脂ぎる、冷え、むくみ、性機能障害、収縮期血圧が低下する起立性低血圧（立ちくらみ）、精神症状として認知障害、睡眠障害、幻覚が現れる場合がある。

・Parkinson 病でみられる症状はこのほかジスキネジアがある（**表 8**）。

・ジスキネジアの多くはレボドパ（L-dopa）や抗精神病薬の長期間服用している患者に認められるため遅発性ジスキネジアと呼ばれる。約 75% 以上は口腔領域に認められるため、オーラル（口腔）

III （歯科治療上）高齢者に多い全身疾患と歯科治療時の管理

ジスキネジアといわれている（→ p.113「5）オーラル（口腔）ジスキネジア」参照）。

表7　Parkinson 病の4大症状

①安静時振戦	4〜6回／秒の規則的なふるえで、Parkinson 病の70%でみられる。不随意運動の1つで、安静時に出現し、動作や運動を始めると抑制（減弱・消失）される
②無動・寡動	動作が緩慢になり、動作を始めるまでに時間がかかる。顔面の筋肉も動きにくくなるため構音障害や咀嚼・嚥下障害が出現する。また表情が乏しくなる、瞬きも少なく一点を見つめる顔つき（仮面様顔貌）となる。「声が小さい」「小さい字を書く」も無動の表れ。
③筋固縮（筋強剛）	筋肉が硬くなってこわばり、関節の曲げ伸ばしに抵抗がある。全身の筋肉の緊張が亢進するため、動きのぎこちなさやカクカクとした動きが現れる。
④姿勢反射障害（突進歩行）	立った時に前屈みの姿勢になり、歩行時には小股ですり足歩行になる。このためなかなか前に足が出ない、歩き出すと途中から小走りが止まらなくなり、軽く押されると突進したり転倒する。

表8　ジスキネジア

ジスキネジア dyskinesia	長期間にわたってレボドパ（L-dopa）（Parkinson 病治療薬）または抗精神病薬を服用している場合にみられる不随意運動のことをいう。Parkinson 病が進行してきて、レボドパの効きが悪くなり、ドパミンの投与が過剰になるとジスキネジアと呼ばれる不随意運動（自分の意志とは無関係に身体が動いてしまう）が生じる。

①検査所見

一般血液検査や脳脊髄液検査では異常所見がみられない。また脳の CT や MRI 検査でも特有の所見は認められない。このため診断基準（厚生労働省神経変性疾患調査研究班による）として、特徴的な臨床経過（固縮、振戦、寡動・無動、前屈姿勢、仮面様顔貌など）を辿り、Parkinson 病に特有の臨床徴候によって診断が確定される。

②治療

治療には薬物療法が主体で、薬物療法で十分な成果が得られないときに外科療法（脳の目標部位に対する刺激電極刺入による持続的刺激や電気凝固破壊）が行われる。

③ Parkinson 病治療薬（表9）

治療薬としてはドパミン前駆物質であるレボドパ（L-dopa）やドパミンアゴニストが多くの場合使用されており、そのほかにも薬剤を併用していることがある。

表9　主な Parkinson 病治療薬

ドパミン前駆物質（レボドパ含有製剤）	ドパミンの前駆体で、脳内でドパミンに変化する最も代表的な治療薬。運動症状改善効果が最も強力である一方、長期間服用で不随意運動などの運動合併症が出現しやすい欠点もある。
ドパミン受容体刺激（作動）薬（ドパミンアゴニスト）	ドパミン受容体を刺激する。レボドパと並ぶ代表的な治療薬。

④治療薬の副作用

ドパミン前駆物質薬であるレボドパ（L-dopa）を長期間服用していると、薬効時間が短縮し、効果消失によって Parkinson 症状が強く現れるようになる。これをウェアリング・オフ　wearing off❗といい、運動の症状が抑えにくくなる（図4、表10）。

レボドパが効いているときを「on」、効かなくなった時を「off」と表現し、血中濃度の変動によっ

て症状が左右される。歯科臨床では、治療中にoffにならないようにonの時間帯を考慮する。
歯科治療時でのParkinson病患者への問診事項として重症度の評価と処方薬の確認が挙げられる。

表10 Parkinson病の治療薬と副作用

治療薬	副作用
ドパミン前駆物質 (レボドパ含有製剤)	【急性期】悪心 【長期使用】不随意運動❗、ウェアリング・オフ、幻覚、妄想
ドパミン受容体刺激 (作動)薬 (ドパミンアゴニスト)	【急性期】強い悪心 【長期使用】心臓弁膜症、幻覚、妄想、眠気
COMT阻害薬	着色尿、悪心
MAO-B阻害薬	幻覚、妄想
抗コリン薬	口の渇き❗、かすみ目
ドパミン遊離促進薬	幻覚

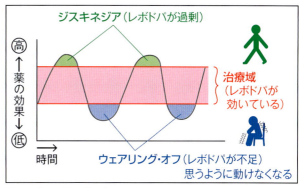

図4 ウェアリング・オフ

- 重症度の評価では、Hoehn and Yahr（ホーン・ヤール）の重症度分類（Ⅰ～Ⅴ）がある（**表11**）。Ⅰ～Ⅲは通常の治療は可能。Ⅳ・Ⅴでは機能障害の程度が重篤なためリスクが高い（嚥下困難で誤嚥の可能性など）。
- 固縮に対する注意
  →血圧計を上腕に装着時に無理に肘関節を伸ばさない。
- 振戦に対する注意
  →上肢あるいは下肢の振戦に対するパルスオキシメータ装着の配慮。
- 起立性低血圧に対する注意→治療終了時にはチェアをゆっくり起こす。
- 歯科治療中のモニタリングを行う
  →Parkinson病は高齢者に多いため循環器疾患などの合併症を有する可能性がある。

表11 Hoehn and Yahrの重症度分類（Ⅰ～Ⅴ）

Stage I	症状は一側性で、機能障害はないか、あっても軽微。
Stage II	両側性の障害があるが、姿勢反射障害はない。 日常生活や就業に多少の障害はあるが、行い得る。
Stage III	姿勢反射障害があり、活動はある程度制限されるが、職種により仕事は可能。機能障害は軽度～中等度で、自力での生活が可能。
Stage IV	重篤な機能障害を呈し、自力のみによる生活は困難。 起立や歩行はどうにか可能。
Stage V	起立や歩行は不可能。全面的な介助を要し、ベッドまたは車いすで生活が強いられる。

4）関節疾患

(1) 慢性関節リウマチ　chronic rheumatoid arthritis：RA

- 高齢者の自己免疫疾患として最も多く、全身の関節滑膜に慢性の炎症がみられるのが特徴で、進行して関節の軟骨や骨の破壊が生じ、最終的に関節の破壊・変形をきたす。
- 関節滑膜の炎症により関節内に肉芽腫性の増殖が生じ、IL-6やTNF-αなどの炎症性サイトカイン

Ⅲ （歯科治療上）高齢者に多い全身疾患と歯科治療時の管理

が放出され、炎症が関節全体に拡がる。
- RAは関節以外にもさまざまな臓器病変や全身症状を合併し、遺伝的要因や環境要因（ウイルス感染など）などが関与する全身性自己免疫疾患と考えられており、発症は30〜50代の女性に多い。
- 抗CCP抗体やリウマチ因子（免疫が誤作動を生じて作り出す自己抗体）と関節超音波検査はRAの早期発見につながるといわれている。
- 治療は抗リウマチ薬であるメトトレキサート（MTX）や生物学的製剤、NSAIDs、副腎皮質ホルモン薬（ステロイド）など、薬物療法が主体で、QOLを高めるため手術療法も行われる。
- RAの薬剤はほとんどが免疫を抑制するものであるため、感染症を予防することが重要である。特にMTXでは、骨髄抑制や間質性肺炎、口内炎が生じやすく、また副腎皮質ホルモン薬では骨粗鬆症や易感染性となり、口内炎や口腔カンジダ症も生じやすい。
- 手指にRAが発症すると、歯ブラシの把持が困難となり、ブラッシングやうがい、義歯の着脱が困難で口腔清掃の自立度が低下する。

5）転倒、骨折

- 加齢に伴う筋量と筋力の低下（サルコペニア）とともに何らかの疾病の合併によりさらに虚弱（フレイル）状態を呈するため、高齢者ではとくに歩行障害や転倒・骨折がみられるようになる。
- 筋肉や関節、骨などの運動器が衰え、暮らしの自立度（ADL）が低下してしまう運動器症候群のことを**ロコモティブシンドローム（運動器症候群）**という。予備軍を含めると対象者は4,700万人にものぼり、支援・介護が必要になる最大の原因であるといわれている。ロコモティブシンドローム（通称ロコモ）が要因となっておこりうる徴候は、「高齢による衰弱」「関節疾患」「骨折・転倒」が挙げられる。このためロコモを放っておくと、介護のリスクが高くなる。
- 特に骨折・転倒は介護が必要になり、太ももの付け根（大腿骨近位端）を骨折すると、そのまま寝たきりになることがある。
- 多くの場合、高齢になり急激に身体が不自由になるのではなく、運動不足や偏った食事など悪習慣を放置すると健康状態からロコモ状態となり、やがて介護のリスクが高くなるといわれている。
- 安全対策として、階段の段差や奥行やスロープの設置、出入り口の十分なスペース確保、手すりの付与など環境の整備が重要である。

【歩行障害をもたらす主要な疾患・病態】
①脳血管障害による後遺症　②腰部脊柱管狭窄症　③変形性膝関節症　④関節リウマチ

【高齢者の骨折しやすい部位】
①上腕骨頸部骨折　②橈骨遠位端骨折　③脊椎圧迫骨折　④大腿骨頸部骨折（大腿骨近位端骨折）

6）廃用症候群

- 1964年にHirschbergが提唱したdisuse syndromeの訳語で、**身体機能の不使用により生じる二次的な能力低下** ⚠ を意味する臨床的な概念である。その影響は筋骨格系の萎縮のみにとどまらず、全身にさまざまな病態を生じる。
- 高齢者はより容易に廃用症候群に陥りやすい（疾病の療養や高齢によって、過度の安静状態が長期にわたって続くことにより心肺や消化器、関節や筋肉さらには精神的機能の低下となりやすい）。
- 近年では寝たきり高齢者で、特に障害の基礎となる疾患がないのに、生活機能の低下をきたす状態

1. 全身疾患

として注目されている。

※日本では災害による不活発によって同様の症状が現れ、「生活不活発病」ともよばれており、それぞれの症状が複雑に絡み合い、悪循環をおこして、寝たきり状態を作り出している。

（1）主な症状

①**運動器障害**：筋萎縮（筋肉がやせ衰える）・筋力低下、関節拘縮（関節の動きが悪くなる）、異所性骨化、骨粗鬆症、腰背部痛、肩関節周囲炎など。

　・筋力の低下は転倒・骨折の原因にもなり、廃用症候群となる可能性が高くなる。また関節の不動による関節可動域の制限によって関節の拘縮、周囲筋肉・皮膚・神経の短縮を生じる（伸張に対し抵抗や疼痛を伴う）。またベッド上安静は首にかかる頭部の重力がかからなくなるため頭頸部の筋力低下を引きおこす。このため早期の離床によるリハビリでの筋肉の強化が予防策となる。

　・骨粗鬆症は移動障害となる合併症（疼痛、変形、骨折など）を引きおこすため、できるだけ不動の期間を最小限に留めることが重要である。

②**循環・呼吸障害**：起立性低血圧、深部静脈血栓症、肺塞栓症、沈下性肺炎、浮腫、褥瘡。

　・安静臥床により心拍出量の減少を生じることで、運動耐用能の低下や起立性低血圧（立ちくらみ）が引きおこされる。このため早期の離床と身体活動量の増加が予防策となる（早期のリハビリ訓練）。褥瘡とは長期間にわたる皮膚や軟組織に体圧がかかることで血流が遮断されて組織に壊死が生じることである。

　・自身で身体の向きを変えることが困難で、日中ベッド上で過ごしていると同一部位への圧迫が続き褥瘡になるため2時間ごとに体位変換を行うことが望ましい（褥瘡予防・管理ガイドライン第3版）。長期間の臥床では肺の背面にうっ血性変化を生じ、横隔膜の運動にも制限がかかり、気道内分泌物の貯留や閉塞によって無気肺を引きおこす。また誤嚥性肺炎の原因ともなる。このため体位変換、痰の排出、呼吸訓練などが予防策となる。

③**自律神経障害**：便秘、尿失禁・便失禁、低体温症など

④**精神障害**：抑うつ・無為無欲状態、食欲不振・拒食、睡眠障害・不眠、認知症など

⑤**その他**：尿路感染、尿路結石、脱水など

（2）関連する病態概念（→ p.5「3　高齢者の特性」参照）

　・サルコペニア：高齢者に生じる骨格筋の筋肉量減少・筋力低下を指す。純粋な加齢によるものを一次性サルコペニア、疾患等で生じるものを二次性サルコペニアとする。廃用症候群による筋肉量減少・筋力低下は二次性サルコペニアに該当する。

　・虚弱・フレイル：加齢に伴う諸々の機能低下を広範囲に包括する概念で、サルコペニアも虚弱の一要因に含まれる。

　・低栄養：廃用症候群に合致する概念ではないが、廃用症候群では大半に低栄養を合併している。

7）誤嚥性肺炎

　・肺炎は、高齢者に多い感染症の代表的疾患である。その主症状としては、咳や痰、さらには、倦怠感などが挙げられ、また、客観的な症候としては微熱程度の発熱を伴うことも多い。高齢者が肺炎になると、肺炎をきっかけに認知症の進行、臥床時間の増加などQOLの低下につながる。

　・高齢者では典型的な症状を認めないことも多いので、「食欲がない」「いつもより元気がない」「よくつまづく」などの徴候を日頃から様子をみている家族等同居者が異変に気付いてあげることが大

141

切である。

・肺炎をおこす代表的な病原微生物は肺炎球菌、インフルエンザ菌、肺炎マイコプラズマ、肺炎クラミジアで、世界共通の4大起炎菌として知られている。

・肺炎は発症する場所によって「市中肺炎」「院内肺炎」に分けられ、さらに高齢者では介護施設に関連して発症する「医療・介護関連肺炎（NHCAP）」が加わる。

・高齢者の肺炎の多くは誤嚥に関連している（誤嚥性肺炎）。

・老化に伴い嚥下反射が低下すると「不顕性誤嚥」を生じやすく、脳卒中などで嚥下機能が損なわれると誤嚥性肺炎のリスクはさらに高まる。不顕性誤嚥による肺炎では、肺の背側に陰影を生じることが多い。

・サブスタンスP（substance P）は嚥下反射や咳反射に深く関与し、その分泌の低下が誤嚥の原因となる。サブスタンスPの分泌低下はドパミン系神経の抑制によって生じるため高齢者に多く、ラクナ梗塞、Alzheimer病、抗精神病薬使用患者などが該当する。

・口腔ケア・口腔衛生管理は、細菌の除去だけでなく、機械的刺激によって口腔内に分泌されるサブスタンスPを増加させ、嚥下反射や咳反射を活性化する。

・誤嚥性肺炎の予防として、胃食道逆流を防ぐため、食後、就寝時にはできるだけ頭位を高く保つとよい。

・アンジオテンシン変換酵素阻害薬（ACE阻害薬）はサブスタンスPを増加させる薬剤である。

（1）肺炎の分類

誤嚥性肺炎は病態を考慮した肺炎の名称であり、下記のいずれでもおこりうる。

①市中肺炎　community - acquired pneumonia: CAP

病院や長期介護施設など以外、すなわち一般家庭で発症した肺炎。NHCAPを除く。

②医療・介護関連肺炎　nursing and healthcare - associated pneumonia：NHCAP

（4つのカテゴリーからなる医療や介護を受けている患者の肺炎）

A. 長期療養型病床群もしくは介護施設に入所している。

B. 90日以内に病院を退院した。

C. 介護を必要とする高齢者、身障者である。

D. 通院にて継続的に血管内治療（透析、抗菌薬、化学療法、免疫抑制薬等による治療）を受けている。

③院内肺炎　hospital - acquired pneumonia：HAP

・病院入院後48時間以後に発症したもの

・人工呼吸器関連肺炎　ventilator - associated pneumonia：VAP を含む。

（2）誤嚥 Aspiration の分類

①顕性誤嚥（マクロアスピレーション）　Macroaspiration：食事や飲水でむせる誤嚥のこと

②不顕性誤嚥（マイクロアスピレーション）　Microaspiration：食事以外で生じるむせのない誤嚥。

主に夜間に気づかないうちに鼻腔・口腔・咽喉頭分泌物を誤嚥する。

※通常の誤嚥性肺炎は頻回に生じる不顕性誤嚥の結果として多く発症する。

（3）口腔ケア・口腔衛生管理に先立って

上体を水平にした状態（仰臥位）では誤嚥する可能性が高いため、ベッドのギャッチアップができない場合は、側臥位あるいは顔だけでも側方に向けた状態で口腔ケア・口腔衛生管理を行うのが望ましい。

（4）体位のいろいろ（図5）

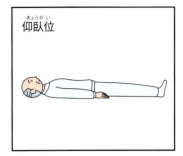
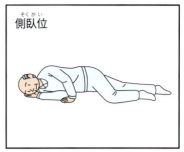
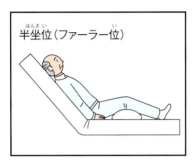
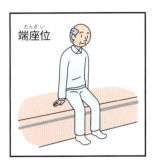
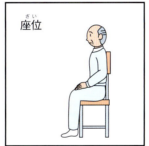
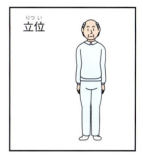

図5　体位の種類

- **仰臥位**：仰向けに寝た状態。最も支持基底面積が大きく安定し、筋緊張も少ない。
- **側臥位**：横向きに寝た状態。患側を下にしない。仰臥位から側臥位になるときは、健側の下肢を患側の下肢の下に入れて回転する。
- **半坐位**（ファーラー位）：ベッドを45〜60°に背上げした状態。足元側へのずれを防ぐため、膝下にクッションなどを入れる。15〜30°の場合、セミファーラー位という。
- **端座位**：ベッドの端に腰掛け、地面に足を下した状態。両足を肩幅に開き、足底をしっかりつける。
- **座位**：上半身をほぼ90度におこし、座った状態。
- **立位**：まっすぐに立った状態。

　※呼吸苦の際の安楽な体位について
　　ファーラー位・半坐位にする。上体をおこすことで、口腔および鼻腔から気管までが直線となり、また横隔膜が下がり胸郭が拡がることで、呼吸が楽になる。

（田村暢章）

Ⅲ （歯科治療上）高齢者に多い全身疾患と歯科治療時の管理

8）その他の疾患

　高血圧、糖尿病、白内障は高齢者に多く歯科治療時の配慮が必要であるが、詳細は歯科麻酔学や内科学・眼科学などで学ぶこと。

（1）高齢者に多い神経疾患（心因性疾患も含む）
- 三叉神経痛：薬物療法（カルバマゼピン）、神経ブロック療法や原因療法として脳神経外科的アプローチで減圧術（ジャネッタ手術）などがある。
- 顔面神経麻痺：中枢性と末梢性（ベル麻痺）により発症する。副腎皮質ステロイド薬、ビタミン、ATP製剤、星状神経節ブロック、減圧術、補助療法としての理学療法などがある。
- 義歯によるオトガイ神経圧迫：歯牙喪失後の顎堤吸収が関与する。
- その他：オーラル（口腔）ジスキネジア（遅発性：抗精神薬や抗Parkinson病薬による、特発性：原因不明）、カウザルギー（末梢知覚神経の損傷後の灼熱痛）などがある。
- 味覚障害：舌前方2/3と舌後方1/3の神経支配への影響。微量元素Znの減少による味細胞の障害。
- 心因性疾患（口腔心身症）：自臭症、歯科治療恐怖症、セネストパチー（体感障害症）などで、カウンセリングや精神科対診などを要する。

（2）口腔乾燥症
- Sjögren症候群：原因は自己免疫疾患が主体で、唾液腺腺房細胞の萎縮による分泌機能低下。症状は、慢性唾液腺炎と乾燥性角結膜炎を主徴。病態は、自己抗体の出現や臓器に浸潤した自己反応性リンパ球の存在。
- 糖尿病：口渇の原因は、高濃度の糖が尿管を通過すると、浸透圧により通常より多くの水分を尿管へと移動し、結果として多量の尿が排泄され、脱水症状として口腔乾燥が発症する。また、糖尿病は全身的に感染症になりやすく、口腔内ではドライマウスにより唾液の機能が低下し細菌が繁殖し、口臭、齲蝕、歯周病の原因となる。
- 加齢：口・顎の筋力が低下・萎縮して、唾液の分泌量が低下する。
- 水分不足：脱水、下痢、発熱、乾燥（鼻疾患による口呼吸）。
- 薬剤の副作用：抗うつ薬、抗不安薬、抗Parkinson病薬、降圧剤、利尿薬、鎮痛薬など。
- 放射線治療：唾液腺への照射によって組織が破壊され、放射線治療の初期から唾液分泌量が低下する。

（3）老年期うつ病

　高齢者では心身の機能が低下するとともに、病気になったり、退職、身近な人の病気や死、子どもの自立など、さまざまな喪失感（社会、経済、人間関係）から不安が増大する。このような喪失体験の連続により抑うつ気分が増大しやすく、意欲の低下からADL（日常生活動作）や認知機能の低下を引きおこし、フレイルが進行する。

- 口腔ケアの不良のため、齲蝕や歯周炎を発症しやすい。
- 抗うつ薬による副作用で、口渇や錐体外路症状（オーラルジスキネジア）を生じやすい。
- 口腔領域の訴えが多岐にわたり、不定愁訴の可能性もある。

（田村暢章、龍田恒康）

1. 全身疾患

文献

1 全身疾患
1）日本老年医学会編：老年医学系統講義テキスト，第1版，p. 92-95，西村書店，2013.
2）森戸光彦，山根源之，櫻井 薫，羽村 章，下山和弘，柿木保明 編：老年歯科医学（第1版）. p. 64-66，医歯薬出版，2016.

1）脳血管疾患
3）日本老年医学会編：老年医学系統講義テキスト，第1版，p. 204-209，西村書店，2013.
4）森戸光彦，山根源之，櫻井 薫，羽村 章，下山和弘，柿木保明 編：老年歯科医学（第1版）. p. 191-192，医歯薬出版，2016.
5）内山真一郎：図解・決定版脳梗塞の予防がよくわかる最新知識. 日東書院. 2014.
6）下山和弘：基礎からわかる高齢者の口腔健康管理，第1版，p. 152-174，医歯薬出版，2016.
7）大内尉義 監修：老年症候群の診かた，第1版，p. 102-108，MEDICAL VIEW，2005.
8）大橋正洋 監修：生活の場における移動の援助，第1版，p. 40-45，医歯薬出版，2006.
9）植田耕一郎：脳卒中患者の口腔ケア，第2版，p. 14-18, p. 34-47, p. 77-87，医歯薬出版，2015.

2）認知症
10）河野和彦：ぜんぶわかる認知症の事典 成美堂出版，2016.
11）島田裕之：認知症に対する不安と予防の可能性 高齢者の不安とその対策－経済・健康・孤独－，p. 67-73，長寿科学振興財団，2015.
12）森戸光彦，山根源之，櫻井 薫，羽村 章，下山和弘，柿木保明 編：老年歯科医学（第1版）. p. 361-364，医歯薬出版，2016.
13）日本老年医学会編：老年医学系統講義テキスト，第1版，p.77-80, p.257-265，西村書店，2013.

3）神経・筋疾患
14）大橋正洋 監修：生活の場における移動の援助，第1版，p. 50-54, p. 62-65，医歯薬出版，2006.
15）日本老年医学会編：老年医学系統講義テキスト，第1版，p. 267-270，西村書店，2013.
16）森戸光彦，山根源之，櫻井 薫，羽村 章，下山和弘，柿木保明 編：老年歯科医学（第1版）. p.307-308，医歯薬出版，2016.

4）関節疾患
17）日本老年医学会編：老年医学系統講義テキスト，第1版，p. 277-281，西村書店，2013.
18）森戸光彦，山根源之，櫻井 薫，羽村 章，下山和弘，柿木保明 編：老年歯科医学（第1版）. p.126-127, 208-209，医歯薬出版，2016.
19）大橋正洋 監修：生活の場における移動の援助，第1版，p. 47-50，医歯薬出版，東京，2006.

5）転倒・骨折
20）日本老年医学会編：老年医学系統講義テキスト，第1版，p. 98-101, p. 245-249，西村書店，東京，2013.
21）大橋正洋 監修：生活の場における移動の援助，第1版，p. 70-77，医歯薬出版，東京，2006.

6）廃用症候群
22）日本老年医学会編：老年医学系統講義テキスト，第1版，p. 188-191，西村書店，東京，2013
23）森戸光彦，山根源之，櫻井 薫，羽村 章，下山和弘，柿木保明 編：老年歯科医学（第1版）. p. 364-366，医歯薬出版，東京，2016.
24）大橋正洋 監修：生活の場における移動の援助，第1版，p. 66-70，医歯薬出版，東京，2006.
25）大内尉義 監修：老年症候群の診かた，第1版，p. 102-108，MEDICAL VIEW，東京，2005.

7）誤嚥性肺炎
26）大内尉義 監修：老年症候群の診かた，第1版，p. 48-55，MEDICAL VIEW，東京，2005.
27）日本老年医学会編：老年医学系統講義テキスト，第1版，p. 220~224，西村書店，東京，2013.
28）森戸光彦，山根源之，櫻井 薫，羽村 章，下山和弘，柿木保明 編：老年歯科医学（第1版）. p. 243-250，医歯薬出版，2016.

8）その他の疾患
29）日本老年医学会編：老年医学系統講義テキスト，第1版，p. 81-83，西村書店，2013.
30）森戸光彦，山根源之，櫻井 薫，羽村 章，下山和弘，柿木保明 編：老年歯科医学（第1版）. p.129-131，医歯薬出版，2016.
31）下山和弘：基礎からわかる高齢者の口腔健康管理，第1版，p.189-194，医歯薬出版，2016.

III （歯科治療上）高齢者に多い全身疾患と歯科治療時の管理

2 歯科医療の質と安全の確保

1）医療安全

（1）医療危機管理（リスクマネージメント）

　リスクマネージメントは、もともとは産業界で用いられた経営管理手法で、事故発生を未然に防止し、発生した事故を速やかに処理することにより、組織の損害を最小限に食い止めることを目的としている。医療におけるリスクマネージメントは、医療の質の確保を図ることに主目的が置かれ、医療事故および医事紛争の防止もその対象に含まれる場合がある。

①医療におけるリスクマネージメントに関する用語の整理

- 医療過誤

　　医療従事者が医療の遂行において当然払うべき注意義務を怠り、これによって患者に被害を及ぼした場合をいう。事例によっては、過失の有無について、必ずしも明確でない場合がある。

- 医療事故

　　医療の現場で、医療の全過程において発生する人身事故。医療従事者の過誤、過失を問わない。医療事故には、死亡、生命の危険、病状の悪化等の身体的被害及び苦痛、不安等の精神的被害が生じた場合。患者ばかりでなく医療従事者が被害者（注射針の誤針等）である場合も含み、廊下で転倒し負傷した場合のように医療行為とは直接関係しないものも含んでいる。

- 過失

　　医療従事者の明らかな不注意のためにおこした失敗。

- インシデント（ヒヤリ・ハット）

　　誤った医療行為などが実際に患者に実施される前に発見されたもの、あるいは誤った医療行為が実施されたが患者に影響を及ぼさなかったもの。日常診療現場で"ヒヤリ"として、"ハッ"とした体験」の意味。

> **ハインリッヒの法則**
> 1件の重大な事故がおこる背後には、29件の軽微な事故がおきており、さらに300件ものヒヤリ・ハットがおきているという法則。

- アクシデント

　　患者の身体・生命に実際に損失を与えた事故。

2）感染予防（院内感染対策）

（1）標準予防策（スタンダードプリコーション　standard precautions：SP）

　感染症の有無にかかわらず、すべての患者に適応される感染予防策で、汗を除く血液、体液、喀痰、排泄物、傷のある皮膚、粘膜などのすべての湿性生体物質は感染性がある病原体を含んでいる可能性があるとの認識のもとに対応する。

（2）感染予防対策

- 手指衛生に、石鹸は皮膚刺激と乾燥があるので、肉眼的に手に汚れがない、唾液や血液が付着していない場合は、保湿剤・軟化剤入りの擦式アルコール手指消毒薬が推奨されている。
- 手袋、ガウン、マスク、ゴーグル、フェースシールドなどの防護用具の適切な使用。
- 使用後は、手袋→ゴーグル、フェースシールド→ガウン→マスクの順で取り外し、グローブを外した後も手洗いを行う。
- 安全な注射手技は、リキャップしない。リキャップが必要な場合は、トレーなどにキャップを置き、

2．歯科医療の質と安全の確保

トレーの角や壁を使って片手で行う**片手すくい法（One hand / Scoop technique）** が針刺し事故を少なくするために推奨される。
・患者に使用した器具の取扱い、ハンドピースなど再使用する器具は患者ごとに滅菌する。
・ワクチン接種を行う。

（3）感染性廃棄物
・感染性廃棄物とは、医療関係機関等から生じ、人が感染し、もしくは感染する恐れのある病原体が含まれ、もしくは付着している廃棄物又はこれらのおそれのある廃棄物と「廃棄物に処理法に基づく感染性廃棄物処理マニュアル」（平成24年5月環境省大臣官房廃棄物・リサイクル対策部通知）に記載されている。

・**廃棄物の処理方法**（医療廃棄物処理）（下記に分類される）

A．廃棄物→ 一般廃棄物→ 特別管理一般廃棄物
　・一般廃棄物（感染性一般廃棄物）：体液の付着していない紙くず、ガーゼ包帯、脱脂綿など産業廃棄物以外の物
　・特別管理一般廃棄物：体液（血液・唾液）の付着したガーゼ・脱脂綿、抜去歯、組織

B．廃棄物→ 産業廃棄物→ 特別管理産業廃棄物
　・産業廃棄物： 血液（廃アルカリまたは汚泥）、注射針（金属くず）、エックス線撮影装置の定着液等
　・特別管理産業廃棄物：使用済みの注射針、メス、手術用グローブなどのディスポーザブル製品

（4）表示
・関係者が感染性廃棄物であることを識別できるよう、バイオハザードマークが推奨されている（図1）。
・廃棄物取扱者が廃棄物の種類が判別できるようにするため、性状に応じたマークの色分け（3種類）が推奨されている。
　①液状又は泥状のもの（血液等）⇒赤色
　②固形状のもの（血液等が付着したガーゼ等）⇒ 橙色
　③鋭利なもの（注射針等）⇒黄色
　④分別排出が困難なもの ⇒黄色
　→バイオハザードマークを用いない場合には、「液状又は泥状」、「固形状」、「鋭利なもの」のように、廃棄物の取扱者が取り扱う際に注意すべき事項を表示する。

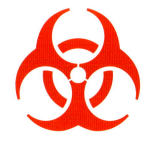

図1　バイオハザードマーク

（竹島 浩）

文献
1）リスクマネージメントスタンダードマニュアル作成委員会：「厚生労働省リスクマネージメントマニュアル作成指針」
2）日本歯科医学会厚生労働省委託事業：「一般歯科診療時の院内感染対策に係る指針」
3）環境省大臣官房廃棄物・リサイクル対策部：「廃棄物に処理法に基づく感染性廃棄物処理マニュアル」

Ⅲ （歯科治療上）高齢者に多い全身疾患と歯科治療時の管理

3　歯科医療における安全管理

1）高齢者における全身的偶発症の予防

　歯科医療の提供にあたっては、事故の発生を未然に防止することが原則であり、もし発生した場合には早急な（救命）措置を最優先するとともに、再発防止に向けた対策をとる必要がある。特に高齢者の偶発症を考えるうえでは、加齢（高齢）によって生じるもの（合併症　complication）と、医療行為によって生じるもの（医療過誤　malpractice）とに大別される。後者は医療ミスとも呼ばれ、医療の過程において、医療者が患者に対して本来払うべき業務上の注意義務を怠ったことにより、患者の生命・身体に傷害を与えたことをいうのに対して、前者はミスとは関係なく十分な注意を払っても、なお一定の確率で発生する有害事象のことである。高齢者では基礎疾患を有していなくても心、肺、腎、肝臓などの重要臓器の予備力が低下しており、常に偶発症の発生の可能性がある。このため合併症に対しては事前に予期・推測されるものが多く、患者側には十分な説明をしたうえで納得・同意を得る必要がある。

2）バイタルサイン

　「バイタルサイン（vital：生きている、sign：徴候）」とは、「生命徴候」ともいい、「人間（生体）が生きている状態を示す基本的な指標」のことである。①呼吸（Respiratory Rate：RR）、②脈拍・心拍（Heart Rate：HR、Pulse Rate：PR）、③血圧（Blood Pressure：BP）、④体温（Body Temperature：BT）、⑤意識レベル（Consciousness）で構成されており、さまざまなストレス因子（身体的・精神的・薬物的）に対して予備力が減弱している高齢患者の生体応答を知るための基本的事項となる。日頃から平常時のバイタルサインや全身状態を観察する習慣をつけておくことが望まれる。診療前の測定とともに、急変を早期発見するためにも診療中の測定管理（モニター管理）が必要とされる。

3）モニタリング（モニター管理）

　モニター管理はモニタリングとも表現され、特に高齢者歯科でのその意義としては「高齢患者の現時点での状態の把握と、これからの変化（偶発症の可能性）に対応する準備」をすることである。このためモニタリングでは経時的な観察が必要であり、これにより生じ得る偶発症の種類や重症度についても即座に判断し対応（抑制）することも可能とされる。

　モニタリングに使用される機器としては、①血圧計、②心電計、③パルスオキシメータ（パルスオキシメトリ）、④体温計があり、これらにより①血圧・脈拍数・RPP（Rate Pressure Product）、②心電図（Electrocardiogram：ECG）・心拍数・呼吸数、③脈拍数、経皮的動脈血酸素飽和度（Saturation of pulse oximetory oxygen：SpO_2）、④体温を知ることができ、バイタルサインの観察の精度を高めることが可能となる。しかし得られた数値を適切に評価することが最も大切であるため、日頃からの訓練を怠ってはならない。また生体管理はモニターのみに頼るのではなく、高齢患者のさまざまな状況に対して五感を用いて経時的に観察することも重要である。すなわち、顔色・表情・口唇色・指先・爪を観察したり、当日の体調を聞いたり、その際に胸郭運動の状態や会話での応答反応から意識レベルを観察し、また日常生活動作（Activity of daily living：ADL）の聴取から予備力を評価する。さらに高齢患者本人のみでは聴取困難な場合もあるため、可能な限り介護している家族や入居施設職員からの情報も得ることも常に念頭に置いておく。

3．歯科医療における安全管理

① 血圧・脈拍数・RPP（Rate Pressure Product）

A．血圧

- 血圧の正常値としては 120/80 mmHg 以下が望ましいとされ、140/90 mmHg 以上を高血圧という（高血圧治療ガイドライン 2014）。
- 血圧は加齢とともに上昇する。
- 血圧とは「心臓によって押し出された血液が血管壁との間で生じる圧力」であるため、血圧だけでなく、脳・心筋の虚血についても推測が可能である。
- 血圧値では心臓の予備能力はわからないため、心電計で評価することも必要となる。
- 高齢者では生活習慣病に由来して動脈壁が硬く肥厚し、弾力低下をきたした動脈硬化を生じやすい。
- → 慢性的な高血圧をまねき、血栓形成の危険性をはらんでいる（抗血小板薬・抗凝固薬など抗血栓薬の内服にも注意する）。
- 高齢者の高血圧は本態性高血圧が多く、収縮期高血圧なのが特徴である。
- 平均血圧とは「収縮期血圧－拡張期血圧÷3＋拡張期血圧」であり、この値が 50～150 に保持されていれば脳血流量は一定であると評価される。
- → 慢性的な高血圧の可能性が高い高齢患者では、脳血流量が一定とされる平均血圧の幅が狭く、血圧を下げすぎると重要臓器の血流が確保できなくなるため注意を要する。

B．脈拍数

- 脈拍・心拍の正常値は 60～100 回未満／分であり、60 回未満／分を**徐脈**、100 回以上／分を**頻脈**という。
- 測定の際には橈骨動脈を 3 指（人差し指、中指、薬指）で触れる（図1）。
- 徐脈では薬剤の影響、心ブロック（房室ブロック、洞不全症候群）、副交感神経緊張などを疑う。
- 徐脈では、めまい・失神・ふらつきなどを引きおこし、まれに理解力や記憶力低下がみられることがある。
- 頻脈では精神的緊張、発熱、貧血、**心不全**、甲状腺機能亢進症、脱水などを疑う。
- 頻脈での症状として動悸、胸痛・不快感、失神、突然死（心室細動の関与）、脳梗塞（心房細動の関与）、心不全が生じる。
- 加齢とともに低下するため高齢者では 60 回未満／分となることも少なくない。
- 安静時の心拍出量の加齢変化はわずかであるが、運動時の心拍出量は著しく低下する。
- 脈拍のリズムの不整を**不整脈**と呼ぶ。脈拍のリズムでは不整脈（期外収縮、心房細動、洞性不整脈など）の有無、大きさでは脈圧、また緊張度により動脈硬化の有無を知ることができる。

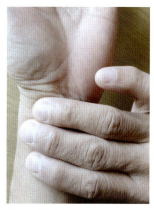

図1　脈のとり方

C．RPP（Rate Pressure Product）

- RPP とは「脈拍数×収縮期血圧」で算出され、心筋の酸素消費量の指標となる。
- 正常値は 8,000～12,000 で、これを超えた場合は治療を中止することも考慮する。

② 心電図（Electrocardiogram: ECG）・心拍数・呼吸数

A．心電図

- 高齢者では徐脈を特徴とする洞不全症候群や房室ブロックが多くみられる。
- 上室性期外収縮や心房細動は高齢者に多い不整脈である。

III （歯科治療上）高齢者に多い全身疾患と歯科治療時の管理

- 不整脈が長く持続すると、心不全や心筋梗塞、脳梗塞（心原性脳塞栓症）の原因になる。

B. 心拍数
- 正常時では心拍数と脈拍数は対応しているが、不整脈が生じたときには両者間に差が出る。

C. 呼吸数
- 呼吸数の正常値は12～23回／分であり、これを超えると頻呼吸（Tachypnea）、下回ると徐呼吸（Bradypnea）、10秒以上の停止を無呼吸（Apnea）という。
- 一般的に高齢者では呼吸数は減少する。
- 頻呼吸では発熱、肺炎、肺水腫、慢性閉塞性肺疾患（COPD）、心不全の可能性がある。
- 徐呼吸では中枢神経障害を疑う。
- 呼吸のリズムとして、吸気と呼気の比率は1：1.5を正常として、異常を知ることができる。また呼吸の深さ、呼吸音や呼吸様式についても併せて評価する。
- 一般的に呼吸困難がある場合には上体を起こすことにより、口腔および鼻腔から気道までが直線的となって、横隔膜も下がり胸郭が拡がるため呼吸が楽になる。

③**脈拍数、経皮的動脈血酸素飽和度（Saturation of pulse oximetory oxygen：SpO$_2$）**
- SpO$_2$は動脈血中の総ヘモグロビンのうち、酸素を運搬している酸化ヘモグロビンの割合をいう。血中に含まれる酸素の割合の指標となる。
- 正常値は95～98％である。90～93％以下になるとチアノーゼが出現する（口唇や爪床部が紫色に変化する）。
- 呼吸や循環の管理として、パルスオキシメータを指先に装着して測定するため爪のマニキュアは取り除いたり、指先が冷たい場合には温めてから測定する（図2）。

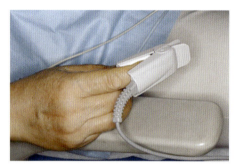

図2　パルスオキシメータ

④**体温（Body temperature：BT）**
- 体温の正常は36～37.3℃、37.3℃以上を発熱という。
- 高齢者では体温調節機能は低下しており、熱中症や脱水に陥りやすいため注意が必要である。
- 片麻痺のある患者に対しては血流低下のない健側の腋窩で計測する。

【モニター画面の表示項目】（図3）
- 循環動態のモニタリング項目
　ECG（心電図）、PR/HR（脈拍／心拍）、SYS（収縮期血圧）、MAP（平均動脈圧）、DIA（拡張期血圧）
- 呼吸動態のモニタリング項目
　SpO$_2$（経皮的動脈血酸素飽和度）、RR（呼吸数）

⑤**意識レベル　Consciousness**
意識レベルを迅速かつ客観的に評価するものとして**Glasgow Coma Scale（GCS）**や**Japan Coma Scale（JCS）**がある。（表1、表2）

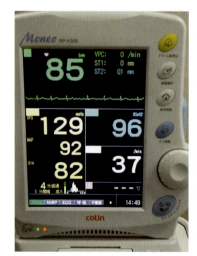

図3　モニター画面

3. 歯科医療における安全管理

- GCS では意識レベルを「開眼」（4段階）、「発語」（5段階）、「運動」（6段階）に分けて合計点で重症度・緊急度を判断する。
- JCS では意識レベルを大きく3つ（Ⅰ〜Ⅲ）に分け、それぞれがさらに細かく3段階の状態に区切られ、意識状態を評価する。
- 意識レベル低下の原因としては、脳血管障害、低血糖・糖尿病性ケトアシドーシス、低酸素血症、てんかん発作、脱水、精神疾患、薬物依存、ショックなどが挙げられる。
- 声がけなどの「言語反応」と併せて「運動反応」についても評価する。「両手が握れますか」「バンザイできますか」「眼を開けたり閉じたりできますか」「舌をまっすぐに出せますか」などである。
- 特に高齢者は感覚閾値が上昇していることが多く、夏場にあまり暑さを感じずに熱中症や脱水となりやすく、冬場では低体温症になりやすいことにも注意を払う。
- 高齢者では、意識障害が肺炎、脳卒中、心筋梗塞、認知症などの初発症状となることも少なくないため軽度の意識障害も見逃さないことが重要である。

表1　Glasgow Coma Scale による意識障害の分類

開眼機能（Eye opening）：E
4点：自発的、またはふつうの呼びかけで開眼
3点：強く呼びかけると開眼
2点：痛み刺激で開眼
1点：痛み刺激でも開眼しない

言語機能（Verbal response）：V
5点：見当識が保たれている
4点：会話は成立するが見当識が混乱
3点：発語はみられるが会話は成立しない
2点：意味のない発声
1点：発語みられず

運動機能（Motor response）：M
6点：命令に従って四肢を動かす
5点：痛み刺激に対して手で払いのける
4点：指への痛み刺激に対して四肢を引っ込める
3点：痛み刺激に対して緩徐な屈曲運動
2点：痛み刺激に対して緩徐な伸展運動
1点：運動みられず

※「E　点、V　点、M　点、合計　点」正常は15点満点で深昏睡は3点。点数は小さいほど重症である。

表2　Japan Coma Scale による意識障害の分類

刺激しないでも覚醒している
1：大体意識清明だが、いま1つはっきりとしない
2：見当識障害がある（日時、場所等が判らない）
3：自分の名前、生年月日が言えない

刺激すると覚醒するが刺激をやめると眠り込む
10：呼びかけで容易に開眼する（開眼しない時、簡単な動作に応じたり言葉も出るが間違いが多い）
20：痛み刺激で開眼する（開眼しない時、簡単な命令に応じる）
30：強い刺激を続けてかろうじて開眼する

刺激をしても覚醒しない
100：痛み刺激に対し、払いのける動作をする
200：痛み刺激に対し、少し手足を動かしたり、顔をしかめたりする。
300：痛み刺激に反応しない。

※点数が大きいほど意識障害が重症（正式な表記：JCS 100）

4）全身的偶発症とリスクマネージメント

　モニタリングによるバイタルサインと全身状態の評価を適切に行い、全身的偶発症が発生しないように配慮し、抑制することが重要である。医療危機管理（リスクマネージメント）とは医療事故を防ぐ（医療安全）ためだけではなく、医療の質を保証し患者の安全を確保するためのものである。また医療事故や紛争（患者とのトラブル）が発生した場合の対応策も含まれている。そのためには高齢者医療の正しい理解と適切な医療技術および問題発生時の対応策を知っておくことが重要である。とりわけ高齢者では若年者とは異なった様相を呈するため、治療のたびに寄り添う姿勢を欠かさずに、適切な態度とコミュニケーションでその日の全身状態をチェックする。

（田村暢章）

III （歯科治療上）高齢者に多い全身疾患と歯科治療時の管理

4 介護技術

　歯科診療所には要介護高齢者が来院することも多く、歯科診療台に座って診察・診療を始めるまでのプロセスにおける「介護能力」が必要とされる。また通院が困難な場合には居宅や入居施設への訪問による診察・診療が必要となるため移動や移乗に関する「介護技術」も必要とされる。

1）移乗・車いす操作

　車いす　wheelchair は、虚弱となった（要介護）高齢者や障害者の生活の一部となる場合が多い。そのため、介護や医療に携わる者として車いすの基本的構造・種類や操作を知ることは必要である。

【各部の名称】（図1）

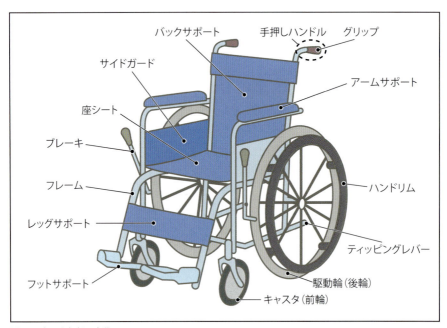

図1　車いす各部の名称

- バックサポート（背もたれ）：姿勢保持のためのもの
- アームサポート（肘かけ）：肘や腕を乗せる部位、移乗の際の支持にもなる
- フットサポート：足を乗せる部位
- レッグサポート：足が後方に落ちないようにするためのもの
- シート：腰を掛ける面
- サイドガード：衣服が車輪にかからないようにするためのカバー
- 手押しハンドル（グリップ、握り）：介助者が操作するためのもの
- ハンドリム：普通型（自走型）の後輪に設置され、手で車いすを漕ぐ際に使用
- 前輪（キャスター）：後輪より小さく、360°回転して方向転換に役立つ
- 後輪（駆動輪）：駆動力を伝える車輪
- ブレーキ：介助者が操作するためのもの
- ティッピングレバー：段差などで前輪を上げる際に、介助者が足を乗せる部位

（1）車いすの種類

　車いすは駆動方法によって、①普通型（自走型）、②介助型、③電動型の３種類に大きく分けられる。このほかにもリクライニング型やスポーツ用などもある。最もよく目にするのは普通型と介助型であるが、その大きな違いはハンドリムの有無である。ハンドリムとは普通型車いすの主輪外側に設置されており、搭乗者自身が操作して、前後・後退・方向転換が行えるようになっている自走式車いすである。介助型車いすでは車輪にハンドリムは設置されておらず、常に介助者が後方からハンドル（グリップ）を押して操作するため、車いす手押し型とも呼ばれる。

（2）基本操作（図2、3）

　基本となる操作としては、①移乗や停止時に必ずブレーキをかける、②前進・後退・方向転換、③坂道での操作、④段差の乗り越えなどがある。車いすを押す際にはフットサポートを下ろして搭乗者の足を乗せ、ブレーキをして準備をする。一つひとつの操作に対しては必ず声がけをする。坂道を下りる際、介助者は後ろを確認し後ろ向きにゆっくりと進む（図２）。段差のある場所を上る際には、介助者はティッピングレバーを足で踏み、テコの原理で前輪を段差の上に乗せて車いすを前方に押し、続いて後輪も衝撃が加わらないよう静かに押し上げる（図３）。また段差のある場所を下りる際には、介助者は背後を確認して後ろ向きにまず後輪から段差を下ろし、続いて衝撃が加わらないように前輪を静かに下ろす。

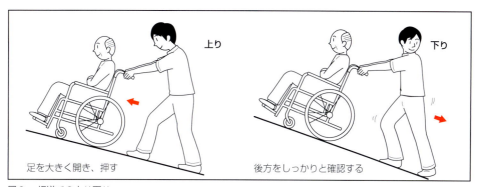

図２　坂道での上り下り

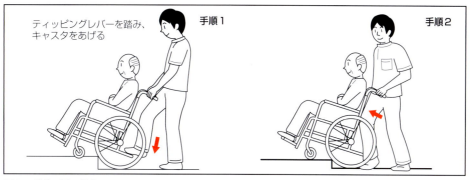

図３　段差の乗り越え

《車いすの介護のポイント》
- 定期的にグリップの緩みの有無、タイヤ空気圧、ブレーキの利き、接続部の状態などを点検する。
- 車いすに移乗の際には利用者の健側に車いすを止める。車いすから移乗する際には移乗先が利用者の健側になるように車いすを止める。

（3）車いすの設置（図4）

　車いすは、臀部の移動距離を短くするために、ベッドの側面に対して 20 ～ 30°に設置する。適度な角度をつけることによって、ベッドと車いすとの隙間が少なくなり、さらに本人が奥のアームレスト（アームサポート）につかまりやすくなる。

　また、片麻痺等がある高齢者の場合、車いすは本人の「健側（麻痺のない側）」に設置する。健側に設置することで、移乗の際、本人が健側の手でアームレストにつかまることができ、現有能力を活用しながらより安全に移動することが可能となる。

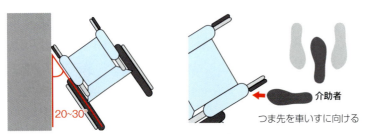

図4　車いす設置の際のポイント（左側の麻痺の場合）

（4）移乗

　移乗　Transfer とは乗り移る動作のことである。私たちの日常生活上では食事、入浴、トイレ、買い物などさまざまな場面で移乗は簡単になされているが、車いす生活高齢者にとっては多くが困難なものとなっており、活動範囲が制限され外出しなくなってしまうケースも少なくない。こうしたことが廃用症候群を引きおこすことにもなる。寝たきり高齢者の増加を防止するためにも、車いす生活高齢者が不自由を感じないよう快適に移乗できる環境の整備とともに、医療者側がスムーズな移乗をサポートできるようにしておくことが重要である。

　移乗には①立位移乗、②座位移乗、③持ち上げ移乗の3種類がある。歯科診療で特に重要なのは「車いすから歯科診療台（デンタルチェアー）への移乗」と「歯科診療台から車いすへの移乗」である。介助者によって、以下の1人法以外にも2名で行う2人法がある。

A．車いすから歯科診療台（デンタルチェアー）への移乗（右側の麻痺を想定）

①歯科診療台に対し車いすを 20 ～ 30°に止める。
②患者の足をフットサポートから降ろす（フット・レッグサポートはステップとなる部分で、移乗の際に上方に移動させたり取り外したりできるようになっている）。
③介助者は左足を患者の右足につけ、介助者は右足を歯科診療台に向ける（アームレストのある歯科診療台の場合、スライドさせて避けておく）。
④患者の左手を介助者の右肩のほうに引き寄せておく。
⑤介助者は両手で患者を抱えながら歯科診療台の方に体を向ける。
⑥患者が歯科診療台に座れるように誘導しながらシートに座らせる。

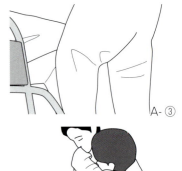

A-③

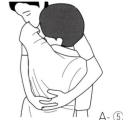

A-⑤

⑦介助者の右肩に乗せていた患者の左手を元に戻す。
⑧車いすが介助者の足に当たらないように移動させる。
⑨患者の足を抱えて歯科診療台に乗せる。
⑩患者を歯科診療台に深く座らせる。

B．歯科診療台（デンタルチェアー）から車いすへの移乗

①介助者は左手で患者の体を支えながら右手で患者の膝の下を抱えて、歯科診療台から降ろす（アームレストがある場合、スライドさせて避けておく）。

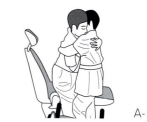
A-⑥

②患者を歯科診療台上で端座位にする。
③介助者は左手で患者の体を抱えながら右手で車いすを近くに引き寄せる。
④患者に左手で車いすの左アームレストを掴んでもらいながら立ち上がらせる。
⑤介助者は両手で患者を支えながら患者にゆっくりと車いすに座ってもらう。
⑥患者を車いすに深く座らせる。

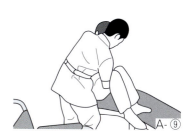
A-⑨

（5）ボディメカニクスについて

ボディメカニクスの基本原則を理解しておくことが重要である。

①介護者の重心を低くして支持基底面積（身体を支える面積）を広くする。つまり立位時では介護者は膝を曲げて腰を落とし、両足の間隔をやや拡げることで安定した立位になる（図5）。また介護者の足先を移動の方向に向けることで、介護者の支持基底面積から利用者が外れたり介護者の身体をねじらないようにできる（身体をねじるような体勢で介護していると、腰背部に負担がかかり腰痛の原因となる）。

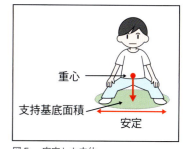
図5　安定した立位

②介護者は利用者（要介護高齢者）に近づく（重心を近づけて、身体を密着させる）。体に近づけて持つ方が少ない力ですむため。
③利用者の身体を小さくまとめる。つまりベッドと身体の摩擦を少なくするために腕を組んでもらうなどベッドと接している面積を小さくする。
④大きな筋群を使って水平に移動する。つまり指先や腕の力といった一部の筋群を使うのではなく、できるだけ多くの筋群を使う。
⑤利用者を手前に引く（押すよりも手前に引くことで無理に動かさない）。
⑥てこの原理を使う（肘を支点にして、てこの原理を応用して持ち上げる）。
⑦腰と肩は平行にして関節の曲がる動きを活かす。
⑧介護者の重心移動で利用者を動かす。
⑨車いすに移乗する際の注意点として、足先と身体を動かす方向に向ける（図4）。

2）治療時の介護

要介護高齢患者の歯科治療時には各疾患・病態に注意しながら介護を行う。

①認知症：作話に対して反論したり、説得や否定を行っても逆効果である。受け入れてあげて本人が

安心できるような環境を整えることが大切である。特にこまめに声をかけるとともに、うなずいたり手を握ってあげたりといった非言語的手段によるコミュニケーションも心掛ける。

②脳血管障害（脳卒中）：片側麻痺の症状が多く、咽頭反射も減弱していることから、誤嚥による肺炎の可能性を考慮することが大切である。口腔ケアや注水を伴う歯科治療の際には誤嚥を防ぐために麻痺側が上に、健側が下になるように顔をやや横に向ける。言語中枢は脳の左半球に存在するため、右麻痺の患者では「失語症」が生じていることが多く、意思表示に乏しい。このため非言語的手段によってゆっくりと時間をかけて理解と協力を得る。

③呼吸器疾患：COPD（慢性閉塞性肺疾患）など呼吸困難がある高齢患者では不安感が募っているため、姿勢や環境を整えるだけでなく、寄り添って不安をできるだけ取り除く心配りが必要である。呼吸苦の場合にはファーラー位（半坐位）や起座位などで上体を起こすことで呼吸が楽になる。

④Parkinson病：運動障害や自律神経症状のみられるParkinson病（振戦、固縮、寡動・無動、姿勢反射障害を四大徴候という）では転倒しやすいので、移動の際には注意する。また起立性低血圧を生じやすいため診療台を起こす際にはゆっくりと行う。

　さらに診療台のシート上は滑りやすいこともあるため、滑り止め用シートを用意しておくことも望ましい。

（田村暢章）

文献

1）古瀬 彰：医療事故の基礎知識と事例，いまから学ぶリスクマネジメントの基礎と実例（藤井清孝・小島恭子編），8-9．エルゼビア・サイエンスミクス．2002．
2）金子 譲・一戸達也編：計る・観る・読むモニタリングガイド－安心・安全な歯科治療のために－（第1版），2-20．医歯薬出版．2004．
3）大井久美子・河合峰雄・小谷順一郎・瀬畑 宏・深山治久編：歯科医師のためのモニタリング（第1版），1-3，口腔保健協会．2004．
4）大渡凡人：全身的偶発症とリスクマネジメント　高齢者歯科診療のストラテジー（第1版），35-39．医歯薬出版．2012．
5）橋村あゆみ：緊急時の介護　～とっさの症例判断・対応マニュアル～，（二訂版）10-16．介護労働安定センター．2016．
6）濱元一美　著，祖父江鎭雄　監修：歯科衛生士のための口腔介護実践マニュアル（第1版），31-46，メディカ出版．2012．
7）大橋正洋　監修：生活の場における移動の援助（第1版），92~101，176~180．医歯薬出版．2006．
8）下山和弘，櫻井 薫，深山治久，米山武義　編：高齢者歯科診療ガイドブック（第1版）41-42．口腔保健協会．2010．
9）介護応援ネット〈https://kaigoouen.net/〉

4. 介護技術

●認知症の人への歯科的対応● column

新オレンジプラン

　厚生労働省研究班（朝田班 2013 年）から、日本の認知症の人の数は、2012 年で約 462 万人（65 歳以上高齢者の約 7 人に 1 人）、正常と認知症との中間の状態の軽度認知障害（MCI*：Mild Cognitive Impairment）の約 400 万人と合わせ約 860 万人と報告された。また長期縦断的な認知症の有病率調査を行っている九州大学久山町研究データを基に、2035 年の認知症将来推計値が 675 万人から 730 万人へ 2015 年に上方修正された。

　このような認知症の人の急増推移を受け、平成 27 年 1 月に国家戦略として認知症施策推進総合戦略（以下新オレンジプラン）が発表された（本プランは、オレンジプラン（2012 年に厚生労働省が発表した「認知症 5 ヵ年計画」）をリニューアルしたプランと位置付けられている）。

　新オレンジプランには、認知症施策における歯科の役割が複数箇所にわたり記載されている。その記載内容をまとめると、①**口腔機能向上をとおした認知症予防**、②**認知症の早期発見**、③**認知症の進行に応じた継続的な口腔機能管理**、さらに以上を円滑に推進するための ④**認知症対応力向上研修の実施**、が役割として挙げられている。

> **MCI**
> 認知症の前駆状態という概念で、この状態からすべて認知症へと進展（コンバート）するわけではなく、正常に戻る（リバート）例もあり、MCI 段階での早期発見が認知症予防において重要視されている。

学会の立場表明

　こういった役割を円滑に実施する責任学会の 1 つに日本老年歯科医学会があり、認知症と口腔との関連について先駆的かつ積極的に取り組んでいる。歯科治療は外来診療を中心として行われてきた経緯もあり、歯科医療関係者にとって、歯科外来への受診に不具合をきたす認知症患者に対する歯科口腔保健・歯科医療への取り組みは十分とはいえない状況である。そこで、一連の背景と現状を鑑み、認知症患者に対する歯科口腔保健・歯科医療のあり方に関して整理を行い、日本老年歯科医学会は 2015 年に「認知症患者の歯科的対応および歯科治療の在り方：学会の立場表明」を出し、さらに認知症の人に対する歯科診療、適切な経口摂取支援が円滑に実施できるガイドライン作成にも取り組んでいる。本ガイドラインの趣旨は、新オレンジプランに示された「認知症の容態に応じた適時・適切な医療・介護等の提供」の理念に基づき、歯科医療従事者が歯科診療等を通じ、口腔機能の管理を適切に行う指針作りである。認知症の進行（**図 1**）を理解し、その容態に応じた歯科医療およびケアの提供が歯科界に求められている。

（平野浩彦）

近似記憶障害　→　BPSD頻出　→　歩行障害・失禁など顕在化　→　ADL低下・嚥下困難
口腔清掃行為・食事忘れ　→　拒食・異食・治療困難　→　摂食嚥下障害の顕在化

| MCI・発症初期 | 急性増悪期 | 中　期 | 人生の最終段階 |

口腔管理および栄養マネジメント
認知症の容態に応じた対応が必要

高次脳機能低下による
環境との関わりの障害　→　認知症による
身体機能の障害

図1　認知症高齢者の口腔管理関連課題の変遷（Alzheimer 病例）

文献

1）「認知症施策推進総合戦略〜認知症高齢者等にやさしい地域づくりに向けて〜（新オレンジプラン）」について. 厚生労働省HP〈http://www.mhlw.go.jp/stf/houdou/0000072246.html〉
2）枝広 あや子 他 日本老年歯科医学会ガイドライン委員会：認知症患者の歯科的対応および歯科治療のあり方　学会の立場表明 2015. 老年歯科医学30巻1号 Page3-11（2015.06）.
3）平野浩彦：認知症高齢者の歯科治療計画プロセスに必要な視点. 日補綴会誌. 6巻3号，249-254. 2014.
4）平野浩彦，枝広あや子，野原幹司，坂本まゆみ：認知症高齢者への食支援と口腔ケア. 株式会社ワールドプランニング. 2014.
5）枝広あや子：高齢者医療での歯科に関するMinimum Skills、認知症などをもつ要介護高齢者の口の管理のポイントを教えてください. Geriatric Medicine（老年医学）. メディカルビュー社. Vol.53 No.11，1195-1198. 2015.

Ⅲ （歯科治療上）高齢者に多い全身疾患と歯科治療時の管理

臨床例題　—順次回答4連問—

1問目／4問

72歳の女性。施設の訪問診療を行っている。既往歴として、軽度認知症の傾向を認め療養中である。歯性感染症的な病変は認めないが、数ヵ月前から日常の摂食嚥下でむせやすくなり、数日前から微熱を認め食欲が落ちているという。入所時の胸部エックス線画像（a）と本日の胸部エックス線画像（b）を示す。原因として考えられるのはどれか。1つ選べ。

A．糖尿病
B．狭心症
C．高血圧症
D．誤嚥性肺炎
E．脳血管障害

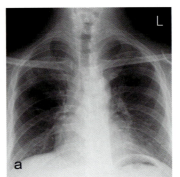
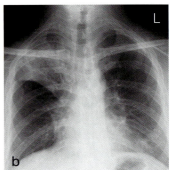

A：×　糖尿病が直接肺炎に関係しない。　　B：×　狭心症が直接肺炎に関係しない。
C：×　高血圧症が直接肺炎に関係しない。
D：○　誤嚥が慢性化して生じる最も多い合併症である。
E：×　脳血管障害は発症していないので関係しない。

正答：D

2問目／4問

72歳の女性。施設の訪問診療を行っている。既往歴として、軽度認知症の傾向を認め療養中である。歯性感染症的な病変は認めないが、数ヵ月前から日常の摂食嚥下でむせやすくなり、数日前から微熱を認め食欲が落ちているという。入所時の胸部エックス線画像（a）と本日の胸部エックス線画像（b）を示す。チーム医療の対応として正しいのはどれか。すべて選べ。

A．血液検査
B．酸素飽和度測定
C．起座位での食事摂取
D．抗菌薬の点滴静脈投与
E．背部タッピングによる喀痰排泄

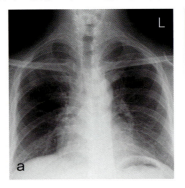
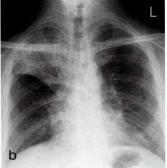

A：○：血液検査にて炎症マーカーチェックは有効である。
B：○：定時的な酸素飽和度測定は呼吸管理で有効である。
C：○：誤嚥の回避防止として起座位での食事摂取は有効である。
D：○：抗菌薬の点滴静脈投与は有効である。
E：○：背部を叩打して細気管支に貯留した喀痰排泄を促し有効である。

正答：すべて

3問目／4問

72歳の女性。施設の訪問診療を行っている。既往歴として、軽度認知症の傾向を認め療養中である。歯性感染症的な病変は認めないが、数カ月前から日常の摂食嚥下でむせやすくなり、数日前から微熱を認め食欲が落ちているという。医師による検査時の写真を示す。手技の目的で正しいのはどれか。1つ選べ。

A．血圧測定
B．静脈血採血
C．動脈血採血
D．血糖値測定
E．酸素飽和度測定

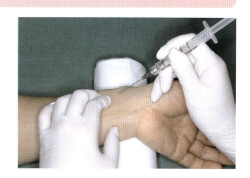

A：×：血圧測定ではない。
B：×：橈骨動脈採血であるため誤答。
C：○：橈骨動脈採血であるため正答。
D：×：血糖値測定のための採血は静脈血のため誤答。
E：×：酸素分圧でないため誤答。

正答：C

4問目／4問

72歳の女性。施設の訪問診療を行っている。既往歴として、軽度認知症の傾向を認め療養中である。歯性感染症的な病変は認めないが、数カ月前から日常の摂食嚥下でむせやすくなり、数日前から微熱を認め食欲が落ちているという。入所時の胸部エックス線画像（a）と本日の胸部エックス線画像（b）を示す。喀痰排泄のための背部タッピング時の体位として正しいのはどれか。1つ選べ。

A．仰臥位
B．腹臥位
C．起座位
D．左側臥位
E．右側臥位

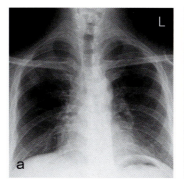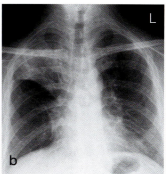

A：×：右側上肺野の喀痰排泄には積極的な効果は期待できないので誤答。
B：×：右側上肺野の喀痰排泄には積極的な効果は期待できないので誤答。
C：×：右側上肺野の喀痰排泄には積極的な効果は期待できないので誤答。
D：○：右側上肺野の喀痰排泄に積極的な効果が期待できるので正答。
E：×：右側上肺野の喀痰排泄には積極的な効果は期待できないので誤答。

正答：D

（龍田恒康）

各論

IV 訪問診療・緩和ケア

POINT
①訪問診療の意義を理解し、外来診療との相違を知る。
②地域包括ケアシステムにおける歯科訪問診療のありかたを知る。
③口腔健康管理と歯科衛生士の役割について知る。

1 訪問歯科診療とは

1）訪問診療の意義

　訪問診療とは長期的な医療計画をもとに実施されることを前提とするものである。一方、往診とは依頼に応じて緊急対応にて実施される診療のことで、主訴の解消が行われた時点で終了するもので、この2つは明確に区別される。

　訪問診療とは外来診療で実施する診療を単に患者宅や患者の住まう施設等で実施することではない。外来診療における診療の場は、診療を安全に効率的に行うために整備された診療室で実施される。一方、訪問診療は、生活の場で行う診療であり、その特異性は大きく異なる。これにより、訪問診療

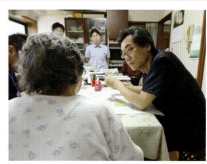

図1　家族および介護担当者の立会いの下に実施される医療面接

によって行われる診療の範囲や診療によって得られる効果は一般に多くは期待できない。しかし、生活の場を基盤とする訪問診療は、患者の生活を支援する意義においては外来診療に比較してその効果が期待できる。訪問診療においては、患者の生活環境を把握し、他職種等と連携することによって**生活支援**を達成することに心がける必要がある（**図1**）。

　在宅での診療は、患者の生活全体を把握し、患者および家族の理解に努める。その際に、他の介護担当者への理解も必要であるし、介護担当者からの情報も重要となる。

2）訪問診療の対象者

訪問診療の対象者は以下の2つである。
・外来診療室に身体的理由、健康上の理由により通院が困難である者
・診療を実施するにあたり生活環境での対応が必要。またはそれにより高い効果が望めると判断される者

3）訪問診療の診療範囲

　訪問診療では、生活の場で実施する診療であることを考慮し安全で確実な診療を心がける。さらに、診療内容や患者の状態、生活環境に応じて、外来診療や入院診療などと組み合わせながら行うことが望ましい。

　診療内容は以下の項目により制限を受ける。

- 診療器具機材（検査機器等を含む）の有無
- 患者の心身機能（疾患の状態、予備力、生活動作能力、認知機能など）
- 診療を実施する場所の衛生レベル
- 診療を実施する場所での患者の体幹保持の可否
- 患者の生活環境（同居者、介護スタッフの問題、経済的問題）

4）診療の場を変える要件

上記要件により訪問診療で適切に行うことができる診療範囲は限られてくる。その場合には、診療の場を変更し、より良い診療を行えるように整備する。以下に例を挙げる。

- 処置の難易度が高くなくとも、患者の心身機能の予備力の問題から診療ストレスに伴う循環動態等に変化が予想される場合
- 患者の体幹の保持が十分に行えず、処置が困難になると予想される場合など
- 切削器具を用いることが要求される処置など
  →機材が準備できないために実施できない、または治療が長時間におよび患者の負担が大きくなる
- 患者の生活環境も考慮に入れる。
  →独居であり、処置後の指導などが十分に伝わらない恐れのある場合などは外来診療や入院診療で対応することになる。

　在宅診療は、口腔健康管理（→p.169「7　口腔健康管理」参照）を実施していたかかりつけ歯科医師が患者が通院が困難になった時点で診療の場を在宅に切り替えることによって実践される。一方、かかりつけ歯科医師が訪問の対応ができない場合には訪問診療に積極的に取り組む医療機関に依頼する形で実践されることもある。必要となる診療内容に応じて、訪問の対応が可能な歯科医療機関や病院歯科などと連携しながら患者の口腔健康管理を行う。地域の資源を最大限に利用しながら実践される（図2）。

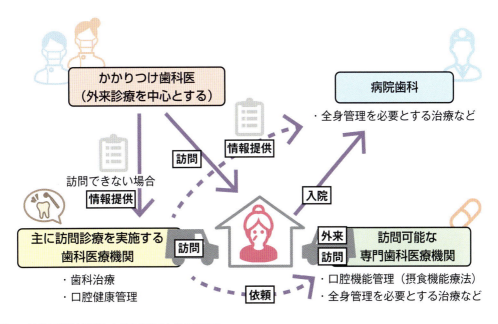

図2　地域の資源と連携しながら実践される在宅診療

IV 訪問診療・緩和ケア

2 訪問診療を取り巻く社会的環境、資源

1) ライフステージに応じた口腔管理の必要性

　妊娠中から乳幼児期、小児期、成人期、高齢期など年齢に伴って変化する生活段階に応じて口腔健康管理は必要である。高齢期を迎え外来診療室に通院が困難になった患者、発達期の障害によって高度な医療的ケアを必要しながら在宅で生活する小児患者においても同様である。これらの患者に必要な口腔健康管理を実施する必要性がある。

2) 地域包括ケアシステムにおける訪問歯科診療

　人口の高齢化に伴い、国民の医療や介護の需要がさらに増加することが見込まれており、国は国民の尊厳の保持と自立生活の支援の目的で、可能な限り住み慣れた地域で、自分らしい暮らしを人生の最期まで続けることができるよう、地域の包括的な支援・サービス提供体制（**地域包括ケアシステム**）の構築を推進している。そのなかにおいて、上記のようないずれの**ライフステージ**においても口腔健康管理が享受できるように、地域での歯科の取り組みの重要性が増している。訪問歯科診療においても積極的な役割が期待されている。

3) 医療・介護の社会資源と訪問歯科診療

　訪問歯科診療は、地域の郡市医師会などが運営する在宅における**多職種連携**を目的とした**医療介護連携支援センター**や市町村などの各自治体が設置主体となる**地域包括支援センター**などと連携を行いながら実施する。また、急性期病院や回復期病院、在宅療養支援病院、在宅療養支援病棟などとの連携を密にし、のちに示す会議などを通じて、患者がどこにいてもどんな状態にあっても継続的な**口腔健康管理**が受けられるように体制を構築する。

　退院時カンファレンスやサービス担当者会議（図3）に積極的に参加することで入院患者が退院後も切れ目なく適切な口腔健康管理が受けられるように、さらには、在宅療養中の患者が多職種と連携を取りながら口腔健康管理を通じた生活支援が可能なように取り組む必要がある。

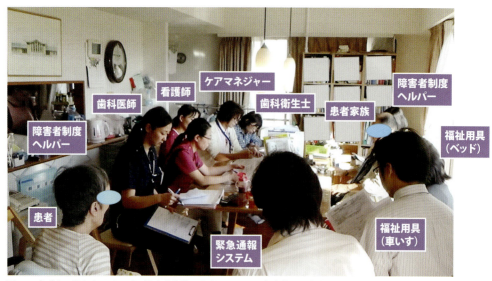

図3　患者宅で行われるサービス担当者会議。患者にかかわる各事業所、各職種が集まり支援方法を検討する。担当の介護支援専門員が招集する

3 診診連携、病診連携と訪問歯科診療

　在宅診療においては、通院が不可能な患者に対して診療を行うことで、これまで歯科診療のサービスを享受することができなかった患者にとっては大きな利点がある。一方で、診療室での外来診療と比較して、スタッフの制限や器具機材の制限などから診療が可能な範囲は大きく制限される。また、安全管理面においても不利であると言わざるを得ない。診療内容や患者の健康状態や生活環境面も含めた要件によっては、外来診療室または入院下にて治療を行うようにするなど診療の場を変える必要がある。

4 訪問歯科診療器材

　訪問診療機器機材は、訪問診療専用に開発されたものと、外来診療室で使用しているものを転用して使用するものがある。それぞれ、診療の内容によって必要な器具が異なる。

（1）歯科用ポータブルエンジン（図4）

　ハンドピースを変えることで、義歯調整からある程度の齲蝕処置まで対応可能となる。訪問歯科診療を開始するにあたり必須となる機材といえる。基本的には、注水、吸引には対応していない。治療の選択肢を広げるには、注水、吸引が可能になるようにオプションを組み合わせて活用するか、ポータブルユニットを選択することになる。

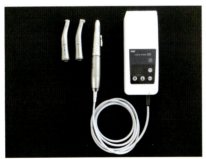
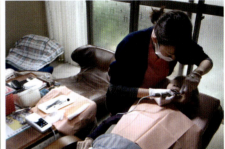

図4　歯科用ポータブルエンジン

（2）ポータブルユニット（図5）

　本機器を利用すると、歯の切削や超音波での歯石除去、吸引が可能となる。患者の体調等が理由で注水下での治療ができない場合もあるが、歯石除去等の効率は格段にあがり、スリーウェイシリンジ、バキュームも診療室のユニットと同等のため診療中のストレスもなくなり、診療時間の短縮にもつながる。一体型のものや機能に合わせて組み立てるものなどメーカーによりさまざまな工夫がなされている。

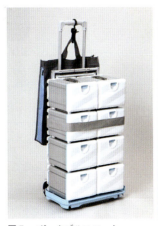
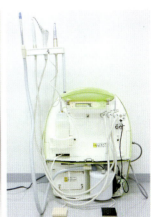

図5　ポータブルユニット

(3) ポータブルエックス線撮影装置（図6）

正確な診断をするために必要となる。デジタル化したことで、その場での診断が可能となっている。装置を有しない場合には、診断ができないことを理由に対処療法的な診療しかできなくなる可能性もあるため、患者・家族への説明が必要となる。

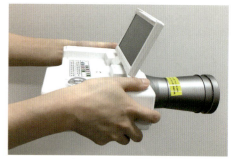

図6　ポータブルエックス線撮影装置

(4) 吸引器（図7）

介護用品として取り入れている家庭では、備え付けているものを借用することも視野に入れることができる（消耗品は自院で準備する）。ただし、吸引の必要な患者は、誤嚥リスクが高いことを示しており、診療にあたっては注意が必要である。歯科用バキュームとは、吸引力に大きな違いがあることを知らなければならない、また、チューブの口径が違うので注意が必要である。

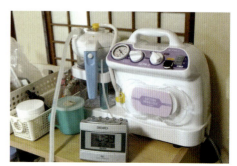

図7　患者宅に設置された吸引器

(5) ライト（図8）

口腔内を照らすライトにも工夫が必要となる。アシスタントを帯同する場合には、術者や患者の体位に合わせて口腔内を的確に照らすことができる懐中電灯が有効である。照射角度の調節（照射野を絞る）ができるタイプであれば、患者の目元をそらすことができるため眩しすぎる不快感を軽減できる。一人での訪問であれば、ヘッドライトを選択するのも手である。

(6) 器具（図9）

歯科用器具は衛生面を考慮して、滅菌後にパックをして患者宅に持ち込むことが求められる。

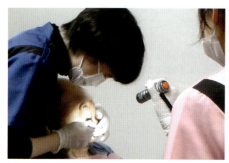

図8　ライト

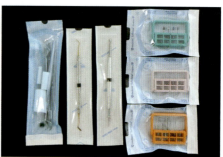

図9　器具

5　療養指導としての訪問指導

訪問診療下での療養指導は、生活機能の改善を目的に、または、生活機能を考慮しながら進める必要がある。歯ブラシなどの口腔ケア用品の管理状態などを患者宅で見ることも可能となる（図10）。口腔ケアは、日常的に本人または家族、介護担当者によって行われることを考えると、良好な<u>口腔衛生状態</u>を継続しやすいようにするのも歯科治療の役割となる（図11）。

訪問歯科診療や訪問口腔衛生指導を実施するにあたり、介護支援専門員への連絡は必須となる。日常

の口腔ケアを誰が実践しているのか、その実践者にどのように口腔ケアの方法を伝えるのかが重要となる。その際に、「口腔ケア連携手帳」などを作成するとよい。口腔ケア連携手帳の目的は、ケア介入者のケア方法を統一することで、質の安定化を図ることにある。口腔ケアプランを立案し、利用者にわかりやすいプランを具体的に示すことになる（図12）。

まず短期目標と長期目標を明確にし、ケア介入者に口腔ケアの必要性と介入目的の理解を促す。このことにより、同じ方向性をもって口腔ケアを行えるようになる。具体的な手技で、ケア前後の姿勢調整、ケアの手順、セルフケアの介助方法、口腔内の観察ポイント等を提示する。口腔ケア連携手帳の利点は、サービス時間がさまざまな職種においても、連携手帳で顔の見える付き合いができ、歯科介入のない期間での様子を可視化し、口腔で気になることや気づきを歯科側に伝達できるツールとして利用が可能となる。

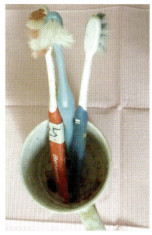

図10 患者宅で見られた歯ブラシの保管状態

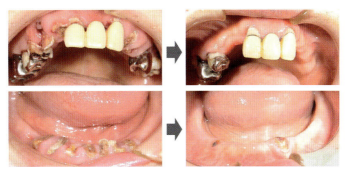

図11 口腔ケアのしやすい口腔内へ変化させるために治療的介入を行う

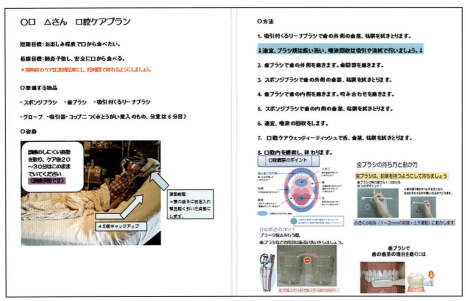

図12 口腔ケア連携手帳の口腔ケアプラン実施マニュアル（記入の例）

（菊谷 武）

●口腔外ケア●   column

口腔内ケアと口腔外ケア

　口腔ケアは口腔機能向上に効果的だが、今までは歯科医師の視点から口腔内のケアを重点的に行ってきた。しかし、口腔機能は口腔内のみならず、口腔外の口輪筋や頬筋の働きや大唾液腺の機能とも密接に関連しており、口腔外ケアの必要性が認識されつつある。口腔機能の維持・向上のためにも、口腔ケアの一環として、口腔外ケアすなわち化粧・整容療法および口腔外マッサージを取り入れている。これにより、当センターでは口腔内ケアと口腔外ケアを包括し、DADR（Department for Advanced Dental Research）口腔ケアシステムを開発した（図1）。口腔内ケアは標準的な口腔ケア（5分でできる口腔ケア）[1]と専門的口腔ケア（水を使わない口腔ケア）[2]を行い、口腔外ケアでは口腔外マッサージ、化粧・整容療法を行う。この4つのケアを統合し、より有効な口腔ケアを行うことが可能である。

DADR口腔ケアシステム

口腔内ケア	口腔外ケア
標準的口腔ケア（5分でできる口腔ケア）	口腔外マッサージ（口腔機能維持向上）
専門的口腔ケア（水を使わない口腔ケア）	化粧・整容療法（QOLの向上）

図1　DADR口腔ケアシステム（文献2より引用）

認知症と化粧・整容療法

　超高齢社会の到来とともに認知症患者数も増加しており、認知症対策は高齢者医療のなかで最重要課題の1つである。認知症の療法として、薬物療法と非薬物療法があるが、後者は音楽療法、回想療法などがすでにさまざまな施設で取り入れられている。近年では化粧・整容療法も効果的な方法の1つとして注目されている[3]。Penfieldはヒトの大脳皮質を電気刺激し運動野や体性感覚野と体部位との対応関係をまとめている（図2）。そのなかでも手指と口腔領域の占める割合は大きく、手指や口腔領域の運動・感覚器官としての役割が重要と指摘された。認知機能と口腔機能には強い相関があることが報告されているうえに[4]、手指と口腔領域の双方を使用する化粧・整容療法は、大脳皮質に大きな刺激を与えている可能性があり、化粧・整容療法を含む歯科医療が、認知症の予防や進行抑制に貢献できる可能性がある。

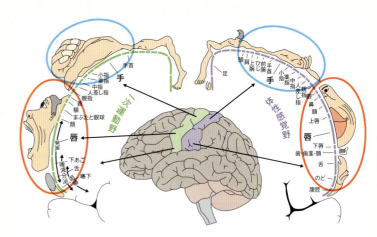

※ホムンクルス図は、脳を正面から見たときの前頭葉（一時運動野）と頭頂部（一時体性感覚野）それぞれの断面を並べてある。

図2　Penfieldのホムンクルス図と大脳の運動野・感覚野と体の対応を図示（一部改変）

（角 保徳）

文献
1）角 保徳編著：新編5分でできる口腔ケア．医歯薬出版．2012．
2）角 保徳編著：専門的口腔ケア．医歯薬出版．2017．
3）角 保徳：高齢者に対する化粧・整容療法のシステム開発，一般財団法人日本美容福祉学会誌，16:30-31,2016．
4）Sumi Y, Miura H, Nagaya M, Nagaosa S, Umemura O. : Relationship between oral function and general condition among Japanese nursing home residents. Arch Gerontol Geriatr. 48(1): 100-105, 2009.

6 緩和ケア

　緩和ケアとは、人生の最終段階においておこる身体的・精神的問題に対応して、医療ケアを行うことの総称となる。WHOでは「緩和ケアとは、生命を脅かす疾患による問題に直面している患者とその家族に対して、痛みやその他の身体的問題、心理社会的問題、スピリチュアルな問題を早期に発見し、的確なアセスメントと対処（治療・処置）を行うことによって、苦しみを予防し、和らげることで、クオリティ・オブ・ライフ（QOL：生活の質）を改善するアプローチである。」と定義している。歯科医療においても、必要な歯科治療を施すだけでなく、歯科医師・歯科衛生士による専門的口腔ケアなどをとおして、専門医療を提供することをいう。本項では、人生の最終段階における口腔の状態を示し、その対処に関して解説する。

1）歯科診療

（1）最終段階における口腔の変化

　人は要介護の状態になると口腔衛生状況が悪くなる[1]。それはADLが低下し、口腔清掃能力が低下することだけでなく、口腔機能が低下することによって、唾液分泌の低下とあいまって口腔の自浄作用が低下し、口腔衛生が保てなくなるからである[2,3]。人生の最終段階に近づくにつれて、その傾向は顕著になり、経口摂取ができなくなる頃より、その状態はさらに悪化する。以下に状態の進行状況による一般的な口腔の変化について示す（**表1**）。

表1　人生の最終段階における身体状況から生じる口腔への影響

意識障害	栄養障害	循環不全、易出血性の亢進
脳血管障害・認知症・神経難病の進展により生じる意識障害。	経口摂取不可能や消化吸収作用の減弱、経管栄養でも十分な栄養補給ができない。	DICなどの凝固因子欠乏、血管抵抗性の低下など簡単に出血してしまう状態。
→齲蝕や残存歯による裂傷や褥瘡、それに伴う感染。原始反射の出現等による義歯使用障害	→脱水による口腔乾燥、健常では罹患しない粘膜疾患	→口腔内からの不正出血や粘膜の抵抗性低下

①意識障害の進展

　人生の最終段階に近づいてくると、意識障害が進行する。齲蝕に罹患した歯は、その鋭利になった縁でさまざまな粘膜への影響をおこす。

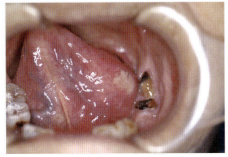

図1　歯牙鋭縁による褥瘡

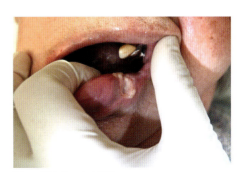

図2　残存歯による裂傷

（図1）齲蝕によって残根状態になった歯による粘膜の裂傷である。裂傷は齲蝕によるものだけではなく、健全歯によるものもみられる。

（図2）上顎左側犬歯による口唇の褥瘡性潰瘍である。症例は感染が進み、口唇炎を併発している。

また、意識障害患者に多くみられるオーラルジスキネジア（口腔不随意運動）も口腔内に傷を作る原因になるほか、摂食嚥下機能に影響を与えるようになると経口摂取が困難になることもある。特に経管栄養を受けている患者では出現率が高い傾向があると報告されている[4]。通常の口腔衛生を保つための口腔ケアだけでは不十分で、定期的な歯科医師の診察や歯科衛生士による専門的口腔ケア（→ p.171「1）口腔衛生管理」参照）が必須とされる。

意識障害が進行してくると原始反射が出現することもある[5]。原始反射とは中枢神経系の反射行動であり、乳幼児期にみられる反射のことで、口腔周囲では吸啜反射や探索反射、咬反射などがある[6]。通常は成長とともに大脳の発達に伴って消失するが、認知症や脳血管障害、神経難病などの進行によって大脳の抑制が解かれると再出現することが判明している。

②栄養障害の進行

意識障害が進行すると経口摂取ができなくなる。この段階で、経管栄養を検討することも多いが、即座に経管栄養に移行できなかった場合にみられるのが、栄養障害である。単純に脱水傾向になるだけでも、口腔乾燥が進行する。経口摂取がある程度できていても、口腔乾燥が顕著になっていることがあり、注意が必要である。改善することができるのは、適切な口腔ケアの実施によってのみであり、歯科衛生士による専門的口腔ケアが定期的に入ることで、良い状態を保つことができる。

③循環不全、易出血性の亢進

全身状態の重症化がさらに進み、看取りの段階に近づくと、口腔内からの出血が増加する。これは、体内の微量元素の欠乏による口内炎の多発や、DIC（播種性血管内凝固症候群：disseminated intravascular coagulation）のような状態からの易出血性の亢進などが原因と考える。

出血部位は多岐にわたり、健康粘膜面や歯肉であっても出血することがある。完全な止血は困難であることが多いが、汚れているからといって、形成された血餅を不用意に除去してしまうと再出血を起こす。除去してよい血餅なのか、除去してはいけない血餅なのかは、時間をかけて判別し口腔ケアを行っていく。

（右図3、4）口腔内出血がおこっている患者に対して行われた専門的口腔ケアの術前状態と術後状態である。このような状態の患者に対する口腔ケアは、歯科衛生士でも専門のトレーニングを経た者でないと難しいが、病院歯科に従事する歯科衛生士の数はいまだ少数で、医療資源として充分提供されているとは言いがたい状況にある。

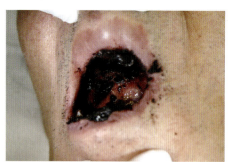

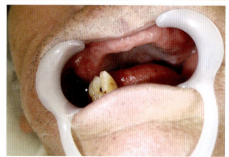

図3、4　口腔内出血に対応した専門的口腔ケアの実施例

2）口腔健康管理

（1）人生の最終段階における口腔管理の目標

　人生の最終段階にある患者の口腔管理の目標は、できるだけ口腔の状態を現状維持し、悪化を予防することである。その現状がどのような状態であるかは、さまざまなケースがあると思われるが、もう少し具体的に言うのであれば、「肉眼的に見て汚れがなく、歯や口腔に特段の痛みがなく、ある程度の形態の食事が摂れる状態」である[7]。たしかに齲蝕は治療され、欠損部にはしっかりと義歯が装着されるなど、歯科的に理想の状態に近づけることがよいのではあるが、人生の最終段階にある患者では種々の障害によりその実現は困難となる。もちろん、だからと言ってできる治療をしなくてよいということではない。可能な治療はできるだけ行うべきであるが、無理をして治療を行うことで得られる結果が、必ずしも患者にとって利益にならない場合も多いことを考慮されるべきである。

　口腔管理は、患者本人や家族に無理のない範囲で、口腔機能管理や口腔衛生管理を適切にマネジメントし、口腔をできる限り健康な状態に維持管理することである。維持される状態は個々の患者によって違いがあり、慢性期医療においては、それらを総合的に判断するのは、歯科医師、歯科衛生士だけでなく、患者にかかわるすべての職種がかかわるカンファレンスなどによって決められる。

（阪口英夫）

文献
1）菊谷 武：高齢者の口腔機能障害とその対応，Geriatric Medicine，49巻5号：519-523.2011.
2）Kikutani T, Tamura F, Tashiro H, Yoshida M, Konishi K, Hamada R.：Relationship between oral bacteria count and pneumonia onset in elderly nursing home residents., Geriatr Gerontol Int., 15(4)：417-21, 2015.
3）森戸光彦：超高齢社会における歯科医療の役割り —口腔機能管理の重要性—，日老医誌　51　27-30. 2014.
4）田村文誉，綾野理加，水上美樹，大塚義顕，向井美惠：摂食・嚥下障害者における栄養摂取方法と口腔内環境との関連，老年歯科医学，Vol. 15　No. 1：14-24, 2001.
5）菊谷 武：「食べる」を支える訪問歯科　認知症と歯科　ステージに応じて適切な介助が必要になる，医療と介護Next 2巻4号：344-345, 2016.
6）五十嵐勝朗：新生児・乳児の生理学，IRYO Vol.61 No.4：235-239, 2007.
7）阪口英夫，菊谷 武編：地域歯科医院による有病者の病態別・口腔管理の実際，20-35，ヒョウロンパブリッシャーズ，2011.
8）国立がん研究センターHP「がんの療養と緩和ケア」〈http://ganjoho.jp/public/support/relaxation/palliative_care.html〉

7　口腔健康管理

　口腔健康管理には、口腔機能管理、口腔衛生管理および口腔ケアをあわせた概念が含まれる。

①口腔機能管理とは、口腔機能の維持向上を目的に、齲蝕処置、歯周関連処置、補綴処置、摂食機能療法などを行うことをいう。

②口腔衛生管理とは、歯科疾患の予防を目的として、バイオフィルムの除去を行うこととし、歯垢や歯石の除去を行う。

→口腔機能管理と口腔衛生管

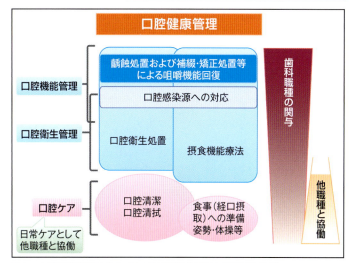

図1　口腔健康管理の概念（日本歯科医学会口腔ケア検討委員会）

IV 訪問診療・緩和ケア

理については歯科医療行為として、歯科医師や歯科衛生士が行う**プロフェッショナルケア**（専門的口腔ケア）を意味する。

③**口腔ケア**とは、機能面でいえば、嚥下体操や唾液腺マッサージといった行為が含まれ、衛生面からいえば口腔清拭や歯ブラシや義歯の保管などが含まれる。

　→口腔ケアとは日常のケアとして他職種と協働して行うことである。

表1　口腔機能管理・口腔衛生管理・口腔ケアの主要な処置や行為（日本歯科医学会口腔ケア検討委員会）

口腔健康管理			
口腔機能管理	口腔衛生管理	口腔ケア	
		口腔清潔等	食事への準備等
項目例		項目例	
齲蝕処置 感染根管処置 口腔粘膜炎処置 歯周関連処置（＊） 抜歯 ブリッジや義歯等の処置 ブリッジや義歯等の調整 摂食機能療法　　など	バイオフィルム除去 歯間部清掃 口腔内洗浄 舌苔除去 歯石除去　　など	口腔清拭 歯ブラシの保管 義歯の清掃・着脱・保管 歯磨き　　など	嚥下体操指導（ごっくん体操など） 唾液腺マッサージ 舌・口唇・頬粘膜ストレッチ訓練 姿勢調整 食事介助　　など

＊歯周関連処置と口腔衛生管理には重複する行為がある

8　口腔の健康と関連する疾患

　歯科疾患の予防には、**プラーク（口腔バイオフィルム）**の除去が有効であることはいうまでもない。一方で、口腔内のバイオフィルムに関連した疾患の存在が最近では明らかになってきている。

　日本において、平均寿命と健康寿命との差異が問題になっている。日本人の平均寿命は男性で80.8歳、女性で87.1歳となり、男性の4人に1人、女性の2人に1人は90歳まで生きることができ、100歳を超える百寿者も6万人を超える社会である。これに対して、WHOが提言した「**健康寿命**（健康上の問題で日常生活が制限されることなく生活できる期間）」と**平均寿命**の差異が男性で約9年、男性で約12年であることが知られている。健康寿命を延ばすためには、死因の約60％を占めるいわゆる生活習慣病（がん、心疾患、脳血管疾患、糖尿病など）を予防することが必要であるとされている。

　また、8020達成者の増加が示すように、天然歯を維持できる高齢者が増えてきている。一方で、依然として、多くの歯を喪失した人や喪失したのち義歯などによる咬合支持の回復を行っていない者も多くいるのも事実である。

①糖尿病に対する効果

　糖尿病はその予備軍も含めると、日本では2,000万人が罹患しているといわれている。歯周病は糖尿病の第6の合併症ともいわれ、糖尿病と歯周病との関連はかねてより強いとされてきた。最近では、プラークコントロールやスケーリング・ルートプレーニングを行うことで**HbA1c**が減少することが明らかとなり、血糖コントロールが改善することが多くの研究で裏付けられてきている。

②がん治療に対する効果

がんの治療において、さまざまな合併症が口腔内に生じることが知られている。

治療前や治療中に口腔内を清潔に保つことで、これらの合併症を改善できることが知られている。特に、外科療法時における術後肺炎の発症や口腔咽頭、食道手術における創部感染の予防などが代表的である。また薬物療法においても、治療中の感染管理、経口摂取支援、疼痛緩和に効果があることが知られており、療養生活の苦痛除去を援助する。

③心疾患に対する効果

口腔内細菌が血流に侵入し感染性心内膜炎 ❗ を生じることはかねてから知られていた。

最近では、歯周病に罹患し全身的な細菌感染マーカーが上昇している者は、冠動脈疾患のマーカーとの関連性が強いことが明らかになっている。歯周治療を行うことで、この全身の炎症性マーカーや血管機能が改善されるといった効果も認められている。

1）口腔衛生管理

口腔には約700種の多種類の常在細菌が生息している。これらは、歯肉縁上・縁下に形成されるバイオフィルムに生息している。衛生管理が行き届いている場合、バイオフィルムは、口腔環境の維持に働き、宿主とは良好な共生関係が保たれる。しかし十分にケアが行われない場合には、齲蝕や歯周病の原因となる。一方で、唾液1mL中には約10^8〜10^9個もの細菌が存在し、義歯装着者の唾液からはさらに多くの細菌が検出される傾向にある。これらを唾液とともに誤嚥した場合に誤嚥性肺炎の原因となることが知られている。

一般に高齢者になると身体機能の低下や認知機能の低下に伴い、口腔衛生管理を行うのに十分な上肢、手指などの機能を保つことが困難になる。これによりプラークコントロールは十分に行われなくなり、義歯の管理も十分でなくなることが多いことから、歯面や歯周ポケット内、唾液中の細菌数は増加する。これらが、上記のように齲蝕、歯周病、誤嚥性肺炎の発症リスクを高めることになる。身体機能、認知機能が低下した高齢者では、口腔衛生管理をセルフケアのみに任せておくと、十分な成果が得られない場合が多いことから、プロフェッショナルケアを組み合わせながら行うことが推奨される。

2）口腔ケアマネジメント

口腔衛生管理が十分に行えない施設入居高齢者に対しては、限られた人的資源や社会資源のなかで齲蝕や歯周疾患の予防を達成し、さらには気道感染も予防する質の高い多職種協働の口腔ケアを提供できる体制づくりが必要である。口腔ケアマネジメントとは、口腔衛生状態や口腔機能の的確なアセスメントやリスク評価に基づくケア計画の立案、実施、再評価というPDCAサイクル（Plan、Do、Check、Action）に則った多職種協働型の口腔ケアのシステムである（図1）。

口腔ケアマネジメントは、口腔ケアリスクのスクリーニングとアセスメントからから始まる。その目的は、口腔ケアの実施に際し、施設職員の関与や歯科専門職の関与が必要かどうか判断することにある。例えばある利用者の口腔内状況や口腔機能を評価したところ、比較的良好な口腔衛生状態が保たれ、口腔機能も良好で

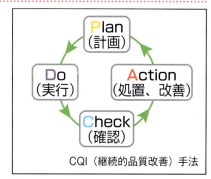

図1　PDCAサイクル

あった。この場合には、「低リスク」と判断し、一定期間後のモニタリング時における評価まで、特別な関与はしない。一方ある利用者のアセスメントを行ったところ、口腔衛生状態が保たれていないばかりか、口腔機能の低下がみられ、口腔ケアの際に誤嚥を生じる恐れが評価されたとする。このような場合には、誤嚥しにくい体位の設定や吸引装置の利用など、口腔ケアの際のリスク回避を考慮に入れたケアプランの策定が必要になり、「高リスク」と判断される。このように、評価された口腔ケアリスクに応じて口腔ケアプランを策定し、一定期間実施した後、モニタリングを実施する。モニタリングの結果によりケアプランの再策定を行い、新たなケアプランに沿って実施する。

歯科医師、歯科衛生士は、プロフェッショナルケアとして口腔ケアと実際に行う職種としても重要であるが、リスクの評価を通じて、口腔ケアにかかわるマネジメントを行うことが求められる。すでに、口腔衛生管理、口腔ケアを行わなければならない対象者は要介護高齢者を中心に多く、さらに増加が見込まれる。これらの対象者に対して、効率的かつ効果的な介入方法の提案が望まれる（**図2**）。

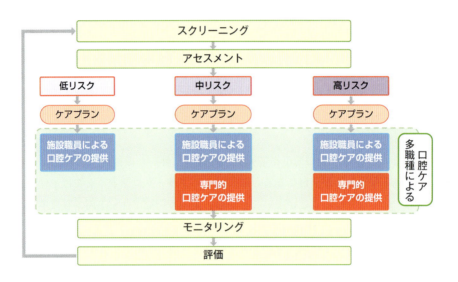

図2　口腔ケアマネジメントの進め方

3）口腔健康管理

高齢者の口腔機能は徐々に低下を示す。口腔機能のなかでも**咀嚼機能**はその中心をなす。咀嚼機能の低下は、歯の欠損や舌や頰などの咀嚼器官の運動機能低下によってもたらされる。前者を**器質性咀嚼障害**といい、後者を**運動障害性咀嚼障害**という。近年、高齢者の現在歯数は増加の一途をたどり、平成28年に行われた歯科疾患実態調査ではその割合は51.2％であったと報告されている。1961年に発足した国民皆保険制度下で青年期を過ごした者たちが、高齢者の仲間入りをする今後もその割合は急速に増加することが予想されている。咬合支持の存在や歯科補綴の介入が低栄養の防止に寄与し、徐々におこる生活機能の低下に対して一定の効果が発揮できればその意義は大きい。一方で、口腔器官の運動障害や認知機能の障害に伴う口腔機能の低下に対するかかわりも重要である。

8. 口腔の健康と関連する疾患

4）高齢者における口腔健康管理の考え方

　高齢者に対する口腔健康管理を考えたとき、患者の状態（ステージ）に応じてその対応を考慮するとわかりやすい。

	フレイル期	維持期、生活期	緩和期
口腔機能	・歯の欠損の放置による咀嚼障害 ・運動機能の軽微な低下	・運動機能低下の顕在化 ・咀嚼機能低下	・口腔内環境の悪化 ・著しい咀嚼機能の低下 ・嚥下機能の低下
目標	・咬合回復による咀嚼機能の維持、向上 ・対応困難になる時期に備える	・咀嚼機能低下予防 ・口腔衛生状態の維持 ・低栄養予防 ・介護負担度の軽減	・低栄養予防 ・誤嚥性肺炎予防 ・窒息予防
介入内容	・良好な口腔内環境を構築するための歯科治療 ・口腔の運動機能訓練	・良好な口腔内環境を維持するための歯科治療 ・咀嚼機能に応じた食形態の提案	・食形態の調整 ・口腔衛生管理 ・疼痛除去
治療の場	診療室		生活の場（自宅など）

図3　口腔健康管理の考え方

（1）ステージ1　フレイル期

　フレイルとは、加齢とともに心身の活力（運動機能や認知機能等）が低下し、複数の慢性疾患の存在の影響もあり、生活機能が障害され、心身の脆弱性が出現した状態であるが、一方で、適切な介入・支援により、生活機能の維持向上が可能な状態像を示す。65歳以上の高齢者のうち15%〜20%に何らかの歩行障害が存在し、75歳以上となると20%は歩行時に何らかの介助を要し、30%以上は階段を使用することが困難であるという。その原因はさまざまに知られており、脳血管障害、神経筋疾患や骨関節疾患によるものがある。歩行障害は、高齢者の活動性を低下させ、脳血管障害の発症や膝の痛みなどから、過度な安静を強いることで、廃用症候群が生じる。廃用症候群とは、上記のような理由で、運動量の低下した安静状態が続くことで、全身の臓器に生じる二次的障害を総称している。

　このステージを放置すると、寝たきりや廃用症候群といった状態、要介護状態に陥ることになる。

①ステージ1（フレイル期）におけるかかわり

　このステージにおける歯科医療のニーズは、多くは治療的介入となる。咬合支持を失ったまま放置されているのであれば、積極的な義歯作成などの補綴的介入を行う。そのために必要な、歯周処置や齲蝕処置などは可能な限り積極的に介入することになる。このステージにおいては、歯科治療の積極的な介入による咬合支持の回復こそが通院、外来いずれにおいても口腔機能の向上ひいては介護状態に陥ることを予防する絶対必要条件となる。

　さらに、口腔器官の運動障害をもとにした咀嚼機能の低下もみられ始める時期であり、咀嚼機能の低下の原因を見極め、原因に応じた対応を行わなければならない。

　また、このステージにおいては、万が一患者が次のステージに陥ったとしても、管理しやすい口腔内に整えておくといった観点も必要となる。次のステージにおいては多くの患者が通院困難となり、訪問診療を駆使したとしても診療室ほどの精度の高い診療ができないばかりか、身体的にも精神的にも歯科の受診能力が低下する時期となるからである。もし口腔内に不適合冠が存在すれば、

IV 訪問診療・緩和ケア

その修復を行い、本来、経過観察しておきたい根尖病巣をもった歯に対しても、積極的に治療を行うか、また、状態によっては抜歯も視野に入れる。

（2）ステージ2　維持期、生活期

この時期は、歩行をはじめとして移動が困難となっているステージである。認知症を発症していることもあり、Alzheimer病のステージからすると中期に相当する。いわゆる周辺症状（BPSD）がみられ、日常生活の自立が困難となる。うつや活動量の低下からくる食欲不振もあり、栄養状態が悪化する時期でもある。慢性臓器不全（心不全、腎不全、慢性閉塞性肺疾患、肝硬変など）、さらには生活習慣病（糖尿病、高血圧など）による入院や加療が長期化し、徐々に体力を消耗する。口腔の廃用の進行や回復が困難な口腔の運動機能の低下がみられる。このステージを放置すると、著しい低栄養や感染症の発症に見舞われる。

①ステージ2（維持期）におけるかかわり

このステージにおいては、回復が困難な口腔の廃用の進行や口腔の運動機能の低下がみられる。このステージを放置すると、著しい低栄養や感染症の発症に見舞われる。ここでは、口腔機能の維持を目標とする。

このステージの歯科医院への通院が困難である場合が多くなり、在宅での診療が中心となる。必要に応じて入院治療も視野に入れる。診療の場や全身状況を考慮すると、積極的な歯科治療が行いにくいステージである。この場合、咬合回復の手段は、義歯の新製よりも修理や裏装などに移っていく。フレイル期に構築した良好な口腔環境をいかにして維持するかが歯科医療の目標となる。一方、重要な視点は、運動障害性咀嚼障害に対する対応である。機能訓練を行う際には、機能改善を目指す運動機能訓練よりも、今ある機能を最大限に生かす、環境設定に重点を置く場合が多い。多くの咀嚼障害は回復困難であるために、機能回復を唯一の目標にするのではなく、「噛めない人になんとか噛めるように」といった治療的アプローチから、「噛めない人には噛まなくてもよい食事を」といった代償的なアプローチ（食形態、食内容に関する指導）が必要となる。このアプローチは、安全で十分な栄養を取ることが目的であり、栄養改善の効果は大きい。

（3）ステージ3　緩和期

緩和期（終末期）とは、病状等が不可逆的な状況または、進行性であり医療的介入においても病状の好転や進行の阻止が期待できず、近い将来において死が不可避となった状態である。肺炎などを繰り返すことがあり、経口摂取をあきらめざるを得ないこともある。この時期において経管栄養や中心静脈栄養などの人工栄養療法が広く行われている。その理由として、医療者においては、これによる延命効果を期待し、家族には人工栄養を差し控えることに対して罪悪感をもつこと、また、食事介助に比して効率的であるといった観点があるからである。この時期の人工栄養療法については近年論議されることが多くなり、医療現場、介護現場に多少の混乱がみられる。呼吸困難を訴え患者のADLやQOLが低下する。口腔の運動障害は顕著となり、開口不全や嚥下困難により安全な口腔ケアの提供が困難な場合も多くなる。

①ステージ3（緩和期）における歯科医療のかかわり

口腔ケアの取り組みが重点におかれる時期である。このステージの患者は著しい口腔機能の低下から口腔の自浄作用が低下し、口腔環境の悪化は必須である。

不顕性誤嚥は常におき続けていることを前提に口腔ケアを行う。すなわち、たとえ誤嚥がおきても安全な唾液を作るという理念である。また、口腔ケアの際におこる誤嚥のリスクも最大限に予防

しなければならない。安易な口腔ケアの介入は「口腔ケア性誤嚥性肺炎」の発症につながりかねない。摂食嚥下リハビリテーションの目的は、唾液誤嚥の予防を目標とすることもある。歯科治療の関与は、粘膜を傷つける可能性のある歯や補綴物の除去や口内炎の治療等に重点が置かれる。口や歯が原因で苦痛をおこさない状況を作らなければならない。

（菊谷 武）

文献
1）Yoneyama,T.,Yoshida,M.,Matsui,T.,Sasaki,H.:Oral care and pneumonia.Lancet,345:515,1999.
2）Kikutani T, Enomoto R, Tamura F, Oyaizu K, Suzuki A, Inaba S: Effects of oral functuonal training for nutritional improvement in Japanese older people required long-term care. Gerodontology, 23:93-98, 2006.
3）高橋賢晃,菊谷　武,田村文誉,福井智子,片桐陽香,小山　理,青木　久,腰原偉旦,桐ヶ久保光弘,花形哲夫,三枝優子,妻鹿　純:口腔ケアに対する歯科医療職関与の必要度に関する研究―介護老人福祉施設における検討―,障歯誌, 29: 78～83, 2008.
4）菊谷　武,福井智子,高橋賢晃,吉田光由,田村　文誉、介護施設における歯科衛生士介入の効果、口腔リハビリ誌24:65-70, 2011.

●高齢者にみられる運動障害性咀嚼障害● column

－オーラルフレイル、口腔機能低下症の視点から－

咀嚼障害は、その原因から**器質性咀嚼障害**と**運動障害性咀嚼障害**に分けることができる。器質性咀嚼障害とは、歯をはじめとする咀嚼器官の欠損によっておこる咀嚼障害である。この器質性咀嚼障害に対しては、咬合回復が治癒への近道である。一方、避けては通れない生理的老化により運動機能は低下を示し、また、依然日本人の死亡原因の上位を占める脳卒中やParkinson病などの神経筋疾患、そして、Alzheimer病をはじめとする認知症を示す疾患の多くが、著しい運動機能の低下を伴う。当然、これらの運動機能の障害は口腔にも及び、嚥下前に行われる口腔内での食物の処理（咀嚼）が困難になる。いわば、運動障害性咀嚼障害とされるものである。

口腔機能の衰えを示す**オーラルフレイル**は、本文に示したフレイルの加速因子にもなる。**口腔機能低下症**は、歯科としての取り組みを具現化するために設けられた社会保険上の病名となる。この状態は、診療室に通う外来患者にもみられる状態で、早期の介入が望まれる。

具体的には、ひとつにはレジスタンス訓練などを含む運動機能の回復を目的とした介入であり、さらには、サルコペニア予防を目的とした栄養指導である。低栄養はサルコペニアの重症化を招き、運動障害性咀嚼障害の重症化にもつながる。

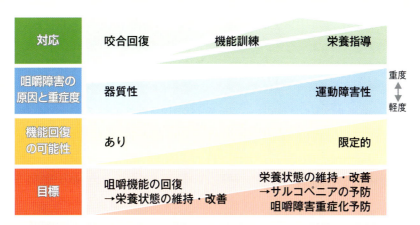

図1　高齢期における口腔機能低下に対する考え方

（菊谷 武）

●インプラント適用患者への訪問看護● column

全身的変化と口腔清掃

　今日のオッセオインテグレーションに基づく人工歯根は、臨床応用開始から半世紀しか経過していないが、適切な応用により長期的に優れた成績を残し、修復の有効な一選択肢と捉えられている。インプラント適用時に90歳代の超高齢者も存在するが、壮年期にその治療を受けたのちに高齢者の範疇に入る患者は多い。長期にわたりQOLの改善と維持に寄与できる治療法では、加齢に伴う口腔の局所的変化のみならず、全身的および介護条件の変化にも注視したい。ご自身で、あるいは介助者とともに通院が可能な場合には、設備の整った環境における適切な診査と指導は行えるが、加齢に伴い、余病あるいは体力の低下が原因で、診査のための通院が困難になる症例も増え、長寿社会ではその対応を重要視する必要がある。

　現在、当院では来院が困難な患者に対する訪問看護を実施している。歯科衛生士が主体となり、訪問しての診査、患者本人ならびに介護従事者への口腔清掃指導を行っているが、必要に応じて歯科医師も同道している。歯科衛生士のみが訪問する場合には、FaceTimeあるいはSkypeなどの手段を用いて、患者と歯科医師との間での直接のコミュニケーションを取ることが多く、これにより患者は安心するのか、評判が良い。訪問時には、まず会話を通じて問診を行い、口腔に関しての問題点を探るとともに、前回の訪問時以降の投与薬剤の変更や全身的な変化の有無の聴取も大切で、それは口腔清掃の不備とも関連することもある。ついで上部構造および残存天然歯群の汚染状況、それらの周囲粘膜の炎症兆候の有無、上部構造を含む補綴装置の破損や隣接軟組織への刺激となる鋭利な箇所の有無、咬合状態の変化などを診査する。その後、徹底的な口腔清掃を行い、汚れが顕著な部位があるならば、指導をする。インプラント周囲粘膜に炎症がある場合には、必要に応じてスクリューを緩めて上部構造を撤去し、清掃と消毒を行ったのちに返却するが、アクセス・ホールにはシリコーン・ロッドを挿入し、次回の撤去を容易にするために即時重合レジンで仮封する。

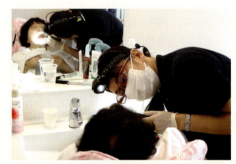

図1　診査用器具持参で訪問による口腔清掃と指導

長期使用を見据えた上部構造

　ブローネマルクらが推奨した上部構造は高床式であったが、審美性が重要視されるようになると、複数の清掃器具の使用が好ましい複雑な形態が増え、手の動きに制約がある患者自身や介護者による清掃を難しくしてきた。種類にもよるが、患者の来院なしに以前の模型類を利用して、清掃性が容易な高床式の上部構造に安価に置換できる。

　さらに症状が進み、咀嚼能力の低下や嚥下障害がみられると医師の判断で経管栄養による延命措置が図られるが、天然歯あるいはインプラントを支台とする補綴装置の存在は、清掃不良により誤嚥性肺炎の一因となりかねない。そのような状況下では、抜歯は禁忌ともなり得るが、インプラントでは構造によっては容易に上部構造を撤去でき、汚染は減らせる。しかしながら、ワンピースのインプラント体に上部構造をセメント合着するものでは、撤去時の侵襲は大きく、そのような処置は、訪問看護の際に用いる程度の器具では対処できない。したがって、長期にわたる使用を目標とするインプラント療法では、この点を考慮して方法や種類を選択することが、歯科医療従事者としての責務と考える。

（小宮山　彌太郎）

●訪問歯科診療におけるインプラントの問題● column

インプラントのある高齢者は、平成23年歯科疾患実態調査の90万人（3.0%）から、平成28年度調査の134万人（3.9%）に急激に増えている。歯科受診が難しい超高齢者も急速に増加してきているうえ、術後にセルフケア・プロフェッショナルケアが必須であるインプラント治療は、訪問歯科診療の場では必ずしも十分なケアが行われているとはいいがたい。

日本口腔インプラント学会、日本老年歯科医学会、日本補綴歯科学会の専門医と代議員2,339名への調査で、訪問歯科診療を受けている患者の3%がインプラント治療を受けており、その半分以上がセルフケアができない状況であった。インプラントに関するトラブルは、清掃困難47%、インプラント周囲炎39%、が多く、その対応は投薬32%、観察22%が多かった（図1）。

今後の展望としては、以下の項目が注目されている。

- インプラント実施者の歯科訪問診療への取り組みの充実
- 歯科訪問診療実施者のインプラント管理能力の向上
- 歯科訪問診療におけるインプラント管理のガイドラインの作成

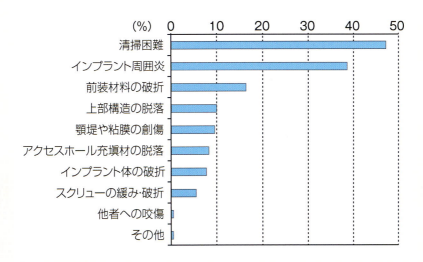

図1　訪問歯科診療においてのインプラント関連のトラブルの割合（360名の患者における割合）

（佐藤裕二）

文献
1）日本口腔インプラント学会研究推進委員会，歯科訪問診療におけるインプラント治療の実態調査報告書，2016年．
〈http://www.shika-implant.org/publication/dl/2016_investigation.pdf〉

IV 訪問診療・緩和ケア

臨床例題 —順次回答4連問—

1問目／4問

75歳男性。咀嚼困難を主訴に訪問診療の依頼を受けた。在宅で暮らし、歩行困難であるという。患者の口腔内を図に示す。
検査の結果、2歯を除いて保存不可能であると診断した。診療計画を立案するにあたって、次の情報のうち、治療計画に最も影響を与えるのはどれか。1つ選べ。

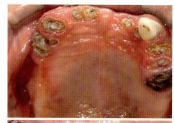

A．歩行困難になった経緯
B．患者の移動動作能力
C．介護支援専門員の意見
D．口腔衛生管理の自立度
E．診療室から患者宅までの距離

正答：A

2問目／4問

75歳男性。咀嚼困難を主訴に訪問診療の依頼を受けた。大腿骨頸部骨折を機に歩行困難となったという。通所介護施設を週に3回利用しているという。主治医からは抜歯について特に問題はないとの情報があった。正しいのはどれか。1つ選べ。

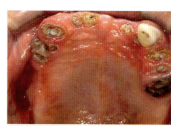
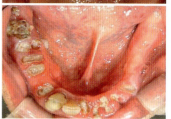

A．自然脱落を待つ
B．口腔衛生管理を徹底し抜歯は行わない
C．診療の場を変えて抜歯を行うことを検討する
D．訪問診療では診療器具がそろわないので抜歯は行わない
E．訪問診療では手術野に十分な光源が得られないので抜歯は行わない

正答：C

3問目／4問

75歳男性。咀嚼困難を主訴に訪問診療の依頼を受けた。大腿骨頸部骨折を機に歩行困難となったという。通所介護施設を週に3回利用しているという。自宅では、ヘルパーの調理した普通食を食べているが、通所介護施設では、ペースト食を食べているという。介護支援専門員からの情報はない。まず、行うのはどれか。1つ選べ。

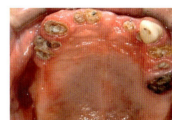
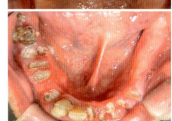

A．咀嚼訓練を行う
B．嚥下訓練を行う
C．主治医へ対診する
D．義歯の製作を行う
E．摂食機能の評価を行う

正答：E

4問目／4問

75歳男性。咀嚼困難を主訴に訪問診療の依頼を受けた。大腿骨頸部骨折を機に歩行困難となったという。主治医からの医療情報では、中程度のAlzheimer型認知症であるという。
自宅において、食事の観察を行った。時折、掻き込むような動作が見られ、咀嚼運動は緩慢で、激しいむせもみられた。ゆっくり食べるように指示をしたが、掻き込みは制止できなかった。まず、行うのはどれか。1つ選べ。

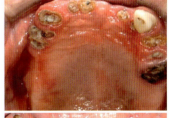
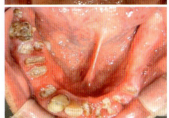

A．咀嚼訓練を行う
B．嚥下訓練を行う
C．主治医へ対診する
D．義歯の製作を行う
E．食形態の指導を行う

正答：E

（菊谷 武）

各論

V 摂食嚥下リハビリテーション

POINT
①摂食嚥下（摂食機能）の5期モデルとプロセスモデルを理解する。
②咀嚼、嚥下にかかわる器官、筋、およびそれらの神経支配を理解する。
③摂食嚥下リハビリテーションにおける4つの側面からのアプローチを理解する。

1 総論

1）摂食嚥下障害とは

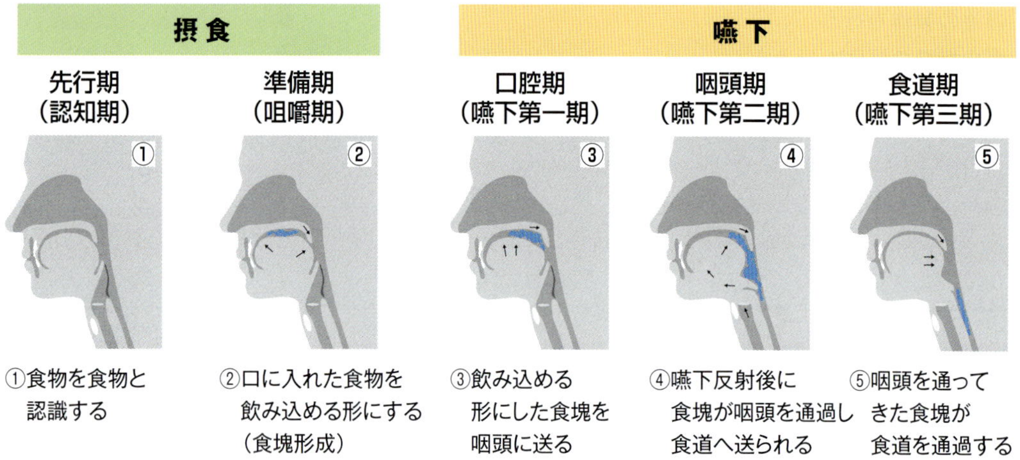

図1　摂食嚥下の5期モデル

　食事は、栄養と水分を摂取するのみならず、日常生活のなかの大きな楽しみの享受でもある。食事をする行為や機能を「摂食嚥下」と呼び、**先行期（認知期）**、**準備期（咀嚼期）**、**口腔期（嚥下第一期）**、**咽頭期（嚥下第二期）**、**食道期（嚥下第三期）** の5期からなる[1]（**図1**）。「摂食機能」の摂食は5期すべてを指し、「摂食嚥下」の摂食は先行期と準備期を指し、口腔期、咽頭期、食道期を嚥下とする。

　摂食嚥下障害は、脳性麻痺等の先天性疾患や、脳卒中等の全身疾患の後遺症（中途障害）により、5期のいずれか、あるいは複数の時期に機能的・器質的障害が生じ、「栄養・水分の摂取」と「楽しく安全な食事」が困難になった場合をいう。

2）社会的背景（胃瘻問題など）

　要介護高齢者の18％が摂食嚥下障害を有しており、このうち40％近くが在宅療養であることから、全国で本障害のある在宅要介護高齢者は40万人近くに達すると報告されている[2]。

　経口摂取が果たせない者に対して、急速に普及した代償的栄養摂取方法の1つが**胃瘻**（PEG）である。平成26年度には全国の胃瘻患者は26万人と推察され、その83.8％が70歳以上の高齢者である[3]。胃

瘻造設時に経口摂取に戻る可能性があると診断された患者が24.3%だったのに対し、実際に胃瘻を脱離し経口摂取を再開したのは2.3%であった。胃瘻造設後の経口摂取への取り組み不足、経口摂取の開始や胃瘻抜去の基準が明確にないことから、半永久的に胃瘻が使用されるケースは、むしろ常套である。

また介護の現場では、口腔や咽頭機能の問題と別に、「口を開けてくれない」「口の中に食物を入れてもいっこうに飲み込んでくれない」「食事を拒否する」「メニューが限られている」など、先行期障害のため日々3度欠かすことのできない食事に介護負担が重くのしかかっている。食事介護に人材や時間が不足しているために、誤嚥・窒息予防の観点から刻み食やミキサー食にしたり、栄養状態が低下し、結果的に胃瘻造設を図るといった場合も少なくない。

摂食嚥下障害は、「機能」だけでなく、「機能を代償する残存能力」「本人を取り巻く人的・物的な環境」、そして「食への意欲（心理）」といった側面をもち、複合的な観点から検討する必要がある。

3）摂食嚥下機能の発達と加齢

ヒトの摂食嚥下機能は出生前からすでに発生しており、嚥下運動は胎生12〜14週ごろから開始される。さらに、探索反射などの口腔領域の原始反射は胎生28〜32週ごろに出現する。出生後5〜6カ月は、原始反射（探索、吸啜、咬反射）により哺乳を行い、離乳食を開始する6カ月以降までに完了する。6カ月以降は補食、押しつぶし、すりつぶし、手づかみ食べ機能の獲得にて摂食嚥下の5期を18カ月までに完了する[4]。摂食嚥下機能は、ヒトならば誰もが自然に備わるのではなく、原始反射を除き段階を経ながら獲得していくものである。一方、加齢に伴う摂食嚥下にかかわる器官の解剖学的・生理学的変化は下記のとおりである[5]。

①歯の喪失による咀嚼障害
②咀嚼筋の衰退による咀嚼能力の低下
③舌圧の低下
④唾液分泌能の低下
⑤味覚や嗅覚などの感覚機能の低下
⑥嚥下反射惹起遅延
⑦舌骨・喉頭の位置の低下による喉頭挙上不全や咽頭収縮の低下、喉頭閉鎖の遅延
⑧食道入口部の開大量の低下
⑨嚥下と呼吸の協調性の低下や嚥下性無呼吸時間の延長
⑩咳反射閾値の上昇

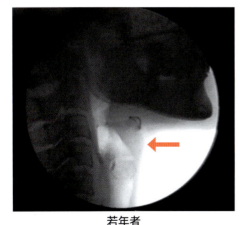
若年者

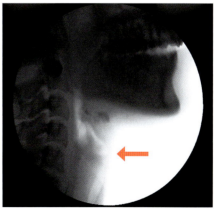
高齢者

図2　加齢による喉頭の位置の変化

これらは疾患や障害、あるいは多剤服用の要因が大きく、それらの影響は受けない加齢変化となると立証するのは難しい。現時点で疾患の有無にかかわらず生じる確かな加齢変化は、⑦「喉頭の位置の低下」である。低下した分、嚥下時の喉頭挙上距離が増加するので、喉頭蓋は喉頭口を封鎖するのに時間がかかるようになり喉頭侵入の機会が増え、むせやすくなる（**図2**）。

4）成人の摂食嚥下リハビリテーション

障害は、疾患の後遺症として必ずしも完全治癒するとは限らない。むしろ治らないからこそのアプローチが、リハビリテーションの真骨頂といえる。摂食嚥下リハビリテーションにおいても同様であり、必ずしも1日3食の経口摂取の獲得を達成できるとは限らない。仮に経管栄養管理であっても、味を嗜む程度の数口の摂取を目標とする場合もある（**図3**）。

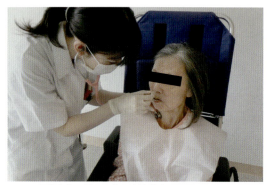

図3　胃瘻患者に対する嚥下直接訓練

摂食嚥下リハビリテーションの目標は誤嚥、窒息、脱水、低栄養といった生命を脅かす因子をなくすことに努めながら、たとえ一口であっても、それが生み出す「楽しみ」を信じて、口から食べる暮らしを実現することである。

多職種連携を旨とする摂食嚥下リハビリテーションにおいて、歯科医療従事者の役割は、従来どおりの歯科治療を軸にして、リハビリテーションとしての理念と技術を展開していくことである。

（阿部仁子、植田耕一郎）

文献

1）金子芳洋，千野直一監修，才藤栄一，田山二郎，藤島一郎，向井美惠編：摂食・嚥下リハビリテーション．医歯薬出版，1998．
2）平成25年度老人保健事業推進費等補助金　老人保健健康増進事業　摂食・嚥下機能の低下した高齢者に対する地域支援体制あり方に関する調査研究事業．
3）平成26年度長寿医療研究開発費総括研究報告（胃瘻療養高齢者に対する摂食・嚥下機能調査と経口摂取開始，胃瘻離脱にかかわる研究）．
4）金子芳洋監修，尾本和彦編：障害者の摂食・嚥下・呼吸リハビリテーション．医歯薬出版，2005．
5）才藤栄一，植田耕一郎監修，出江紳一，鎌倉やよい，熊倉勇美，弘中祥司，藤島一郎，松尾浩一郎，山田好秋編：摂食嚥下リハビリテーション（第3版）．医歯薬出版，2016．

2 摂食嚥下と関連する解剖・生理

1）構造と機能

（1）脳・神経

- 嚥下には自らの意志で行う**随意（性）嚥下**と、末梢の刺激によって誘発される**反射性嚥下**がある。
- 随意性嚥下にかかわる上位脳は大脳皮質の運動野や島皮質など複数の部位に及ぶ。
- 大脳皮質や末梢から入力が到達するのは、下位脳幹の**嚥下のパターン発生器（CPG）**と呼ばれる神経細胞集団である。

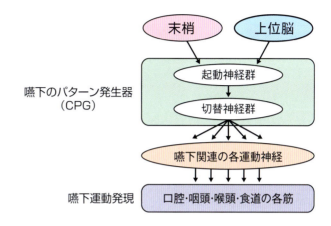

図1　嚥下の神経ネットワークの概念図

- 嚥下のCPGには、大脳皮質や咽喉頭からの入力を受けて嚥下を駆動する起動神経群と、各運動神経へと興奮を伝える中継としての切替神経群がある（図1）。
- 起動神経群は孤束核およびその周囲核、切替神経群は疑核近傍の延髄腹外側核から構成される。

（2）口腔、鼻腔、咽頭、喉頭、食道

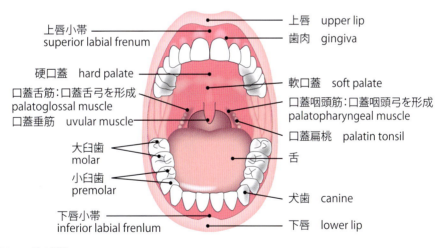

図2　口腔の構造

①口腔 🚨 oral cavity（図2）

- 口腔では食物を臼歯間で粉砕して唾液と混合することで食塊を形成する咀嚼と、嚥下開始時の食塊移送が営まれる。
- **舌筋** 🚨 は、食塊形成と移送、口腔内圧形成に携わり、舌の外に起始してその位置を変える外舌筋と、舌の形を作る内舌筋（上・下縦舌筋、横舌筋、垂直舌筋）で構成される。
- 外舌筋には、舌を前方に移動させるオトガイ舌筋、下方に押し下げる舌骨舌筋、後方に移動させる茎突舌筋がある。

- 外舌筋と内舌筋はいずれも舌下神経支配である。
- 内舌筋とオトガイ舌筋は舌下神経内枝、舌骨舌筋と茎突舌筋は舌下神経外枝で支配される。
- 舌に停止する筋には舌を上方に引き上げる口蓋舌筋もあり、舌咽神経、迷走神経からなる咽頭神経叢支配である。
- **軟口蓋挙上**❗に働くのは口腔内では口蓋帆挙筋や口蓋垂筋（図2）、上に引き上げるのは口蓋帆挙筋（図3）であり、いずれも咽頭神経叢支配である。
- **口蓋筋**には三叉神経下顎神経支配の口蓋帆張筋が含まれ、嚥下やあくび時に耳管を開口させて中耳と咽頭を交通させることで気圧差を解消する働きをもつ。

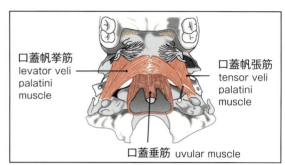

図3　口蓋筋。下顎を取り除き頭蓋底を下から見た図

② **鼻腔**　nasal cavity
- 鼻腔は外鼻孔と内鼻孔を囲む空隙を指し、上気道の一部を形成している。
- 鼻腔内の感覚には、嗅神経で支配される嗅覚のほか、三叉神経の第1枝である眼神経で支配される体性感覚があり、くしゃみ、鼻汁分泌などの迷走神経反射に関与する。

③ **咽頭**❗　pharynx

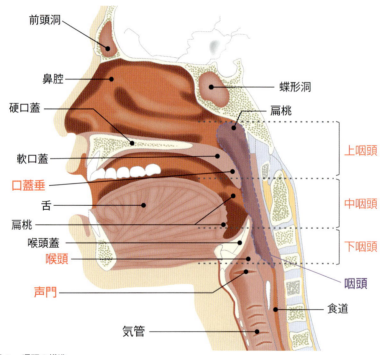

図4　咽頭の構造

- 咽頭は上方で後鼻孔、前方で口峡、下方で喉頭口および食道入口部を境界としている（図4）。
- 後鼻孔から軟口蓋までを形成する**上咽頭（咽頭鼻部）**❗、軟口蓋から喉頭蓋谷までを形成する**中咽頭（咽頭口部）**❗、喉頭蓋谷から食道入口部までを形成する**下咽頭（咽頭喉頭部）**❗に分けられる。

- 咽頭は、嚥下時に食塊が通過するだけでなく、気道の一部も形成する。
- 咽頭収縮にかかわる筋は、大別すると咽頭拳上筋と咽頭収縮筋に分けられる。
- 咽頭拳上筋には舌咽神経支配の茎突咽頭筋と、咽頭神経叢支配の口蓋咽頭筋、ならびに耳管咽頭筋があり、いずれも咽頭の内面を縦走する。
- 咽頭収縮筋は咽頭の外面を輪走して縦走筋を包む。
- 咽頭収縮筋は上、中、下に分けられ、いずれも咽頭神経叢支配である。
- 下咽頭収縮筋を形成する輪状咽頭筋は、食道入口部を形成しており、通常は収縮しているが、嚥下時のみ弛緩して食塊の食道流入に寄与する。

⑤ 喉頭 🚨　**larynx**

- 喉頭は下咽頭前方に開口する空気の通り道であるとともに、食物や分泌物が気管に落ち込まないように防護する働きをもつ（図4、5）。

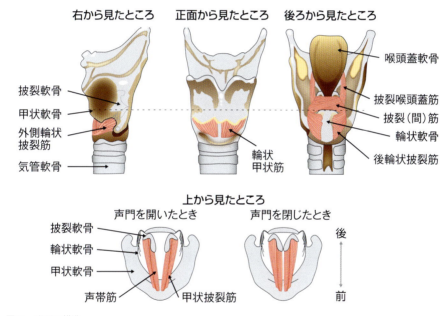

図5　喉頭の構造

- 喉頭は発声器としての役割をもつ。
- 喉頭の後方は喉頭口、前方は喉頭蓋、下方は甲状軟骨および輪状軟骨を介して気管へと続いている。
- 嚥下時に誤嚥を防止する喉頭の働きは、披裂軟骨の内転と喉頭蓋反転による喉頭口の閉鎖および声門閉鎖であり、これを行う筋は迷走神経の枝である反回神経下喉頭神経支配であるが、輪状甲状筋のみは迷走神経の枝である上喉頭神経外枝支配である。
- 喉頭の上部に位置する舌骨につく舌骨筋は摂食

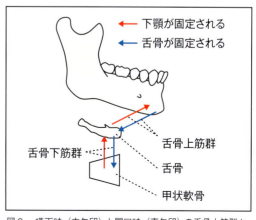

図6　嚥下時（赤矢印）と開口時（青矢印）の舌骨上筋群および下筋群の働き（いずれも一部の走行のみを記載）

嚥下運動時に重要な働きをする。
- 舌骨の上部に位置して舌の働きに連動する舌骨上筋群❗には三叉神経の第3枝下顎神経支配の顎舌骨筋と顎二腹筋前腹、舌下神経支配のオトガイ舌骨筋、顔面神経支配の顎二腹筋後腹と茎突舌骨筋があり、舌骨の下部に位置してその安定に寄与する舌骨下筋群にはいずれも脊髄神経第1頸神経支配の胸骨舌骨筋、胸骨甲状筋、甲状舌骨筋、肩甲舌骨筋がある。
- 嚥下時には、下顎が固定され、舌骨を引き上げるために舌骨上筋群が働き、甲状軟骨を引き上げるために舌骨下筋群が働く（図6）。
- 開口時には舌骨下筋群が舌骨を固定し、舌骨上筋群が収縮する（図6）。

⑥食道　esophagus
- 食道は咽頭から下に位置し、気管の後方を走行して胃の噴門部に至るまでの約25cmの中空性器官である。
- 食道壁の上部1／3は横紋筋、中部1／3は横紋筋と平滑筋、下部1／3は平滑筋で構成されている。
- 食道には、咽頭からの入り口である食道入口部（輪状軟骨狭窄部）、気管支と大動脈弓が交差する部位（大動脈狭窄部）、横隔膜を貫く部位（横隔膜狭窄部）の3つの狭窄部がある。

2）摂食嚥下のメカニズム
（1）摂食嚥下の5期モデル❗　five stages of ingestion
- 摂食嚥下の5期は、摂食行動に移る前の先行期、食物を口腔内に取り入れてから咀嚼によって食塊を形成する咀嚼期（口腔準備期）、さらに嚥下の3期である嚥下口腔期❗、咽頭期❗、食道期❗に分けられる。
- 嚥下口腔期には食塊が口腔内、咽頭期には咽頭内、食道期には食道内に位置している。
- ここでいう「期」とは、それぞれの時期に働く組織の活動を基準として区別される用語であり、一方で口腔相、咽頭相、食道相という用語は、食塊の動きを基準として使用されている。
- 口腔内に取り込んだ食物や水を咀嚼することなく嚥下する場合には、これらの「期」と「相」が一致するが、咀嚼を伴う嚥下時には、必ずしもこれに従わない。

（2）摂食嚥下のプロセスモデル❗
- 摂食嚥下のプロセスモデルとは、咀嚼中の食塊が咽頭部へと運ばれている概念に基づく咀嚼モデルである（図7）。
- 咀嚼は、食物を口に入れてから、口腔内を前方から後方へと送り込むことに始まり、これをステージⅠ移送と呼ぶ。

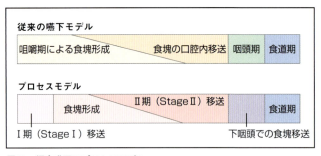

図7　摂食嚥下のプロセスモデル

- 続いて、咀嚼運動により食物の粉砕と唾液を混じり合わせることによる食塊形成が行われる。
- この過程の後期において、食塊の一部は嚥下前に咽頭部へと流れ込み、これをステージⅡ移送と呼ぶ。
- ステージⅡ移送は能動的なものであり、重力に影響されない。
- ステージⅡ移送の間も咀嚼による食塊形成は続いている。
- 嚥下開始時には、食塊は下咽頭から食道入口部を経て食道へと移送される。

（3）嚥下のメカニズム、中枢機構

- 広義の嚥下は嚥下口腔期から食道期をすべて含み、狭義の嚥下は嚥下反射の咽頭期のことを指す。
- 嚥下口腔期は随意性の要素も含む。
- 嚥下咽頭期や食道期は反射性運動であり、途中で止めることができない。
- 嚥下口腔期には、顔面筋、咀嚼筋の収縮による口唇閉鎖と下顎の挙上（図8の1）、舌骨上筋と舌筋の収縮による舌と口蓋による食塊の口腔内移送（図8の2）、口蓋筋の収縮による鼻咽腔閉鎖❗（図8の3）が、嚥下のCPGの働きにより一連の運動として発現する。
- 嚥下咽頭期はわずか1秒足らずの運動である。
- 嚥下咽頭期には、嚥下のCPGの働きにより、咽頭収縮筋の収縮による食塊の咽頭内移送（図8の4）、舌骨筋による舌骨甲状複合体の前上方への移動（喉頭挙上❗）による食道入口部開大（図8の5）、喉頭蓋反転、披裂内転、声門閉鎖❗による誤嚥防止（図8の6）、下咽頭収縮筋である輪状咽頭筋の弛緩（食道入口部開大❗）による食塊の食道流入（図8の7）、補助的な呼吸停止（嚥下性無呼吸❗）という一連の運動が引きおこされる。
- 以上の嚥下口腔期から咽頭期にかけての運動はオーバーラップしている。
- 嚥下食道期では、食塊の食道流入により食道筋の第一次蠕動運動が生じ、さらに食道内に食塊が入ることにより食道の感覚受容器が刺激されて第二次蠕動運動が生じる。

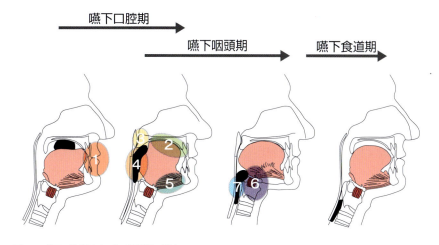

図8　嚥下口腔期ならびに咽頭期の働き

（4）嚥下・呼吸の協調機構

- 嚥下反射の呼吸活動の停止期間は健常成人で約0.3～1秒くらいである。
- 嚥下性無呼吸時にも吸気性ニューロン群の一部は活動して一過性の横隔膜の収縮をもたらすことにより、胸腔内および食道内は陰圧となる。
- 嚥下は、いずれの呼吸相においても引きおこされるものの、嚥下時には呼吸が止まりそのリズムがリセットされる。
- 嚥下後呼吸の90％が呼気から開始される。

（井上 誠）

文献
1）日本顎口腔機能学会編：新よくわかる顎口腔機能．医歯薬出版．2017．
2）向井美惠，山田好秋編：歯学生のための 摂食・嚥下リハビリテーション学．医歯薬出版．2017．

3 摂食嚥下障害の原因と病態

1）摂食嚥下に関する諸因子

（1）唾液・栄養・呼吸・姿勢・発音・構音

① **唾液**：唾液は成人において1日に1.0～1.5L分泌され、消化酵素であるアミラーゼを多く含む漿液性唾液と粘膜表面を滑らかにする粘液を含んだ粘液性唾液がある。また、唾液は味覚物質や咀嚼などの外因性の刺激がない状態で分泌される唾液を安静時唾液といい、会話や咀嚼や味覚物質による刺激に反応して分泌される刺激時唾液という。刺激時唾液は口腔内での食塊形成や食塊の咽頭への送り込みに重要な役割を果たす。高齢者では加齢変化や服薬の影響により口腔乾燥が生じる場合が多いが、刺激時唾液分泌量の低下は咀嚼運動や食塊形成に要する時間の延長、嚥下困難感を引き起こすなど、摂食嚥下機能に悪影響を与える。

② **栄養**：摂食機能障害の患者では、食事形態の工夫や疲労による摂取量の減少などにより、必要な食事量を摂取できないなど経口摂取方法に制限が生じることが多く、必要な水分や栄養が摂取できない場合がある。必要栄養量の不足が生じる場合には、経口摂取以外の方法で栄養補給を行う必要がある。経口以外の栄養摂取方法としては、経腸栄養（経鼻栄養・胃瘻または腸瘻）と静脈栄養（末梢静脈栄養・中心静脈栄養）がある。近年、高齢者の低栄養による全身への影響について着目されている。低栄養は筋肉量の減少、免疫能の障害、創傷治癒の遅延、臓器障害をもたらし、生命の維持にかかわる危険因子となる[1]。また摂食嚥下機能にかかわる筋力の低下にも関与し、高齢者や有病者では原疾患の後遺症等を原因とする摂食機能障害のほかに低栄養による摂食機能障害を生じるリスクが非常に高くなる。

③ **呼吸**：呼吸運動時に空気の通り道となる気道は、食塊が口腔から食道に送られる嚥下の交通路を交差しているため、呼吸運動が嚥下運動に与える影響、あるいはその逆の影響を考慮する必要がある。両者の運動には密接な協調関係があり、通常これらの運動は意識的に行われることはない。これは、両者の運動を制御するのが脳幹にあるパターン発生器（central pattern generator：CPG）で調節されているからである。これらのリズム形成は互いに独立していることから、嚥下時に呼吸が抑制され嚥下中は気道防御機構が働く[3]。つまり、嚥下の咽頭期には咽頭と喉頭の間が遮断され（喉頭閉鎖）、呼吸は停止する（嚥下性無呼吸）。これにより声門のレベルで気道内への異物（気道異物）の侵入（誤嚥）を防いでいる。この呼吸活動の停止期間（嚥下性無呼吸）は、健常成人で約0.5～1.5秒程度である[2]。

④ **姿勢**：摂食嚥下障害患者において、誤嚥しない姿勢を検討することは安全な経口摂取を行ううえで非常に重要な因子の1つである。基本的な摂食嚥下時の姿勢は、座位の場合には頭部が直立し、体幹と股関節、膝関節の角度が90°で、足裏が床につき、やや顎を引く姿勢が望ましい。誤嚥しにくい姿勢として挙げられるのは、頸部屈曲位、頭部屈曲位、頭頸部複合屈曲位である。また左右梨状窩の通過状態のどちらか一方に通過障害がある場合には頸部回旋姿勢が有効である。さらに、重力を利用して健側を下に麻痺側を上にした、リクライニング姿勢あるいは上肢の傾斜姿勢をとり、頸部を麻痺側に向ける一側嚥下（リクライニング姿勢あるいは上肢傾斜姿勢＋頸部回旋）も有効である。

⑤ **発音・構音**：日常生活で最も使用されるコミュニケーション方法は、会話である。この会話をする際に用いられるのは、口唇・舌・下顎・軟口蓋などの発声発語にかかわる器官である。これらの器官は摂食嚥下運動や呼吸運動と重なり、ヒトはほぼ同じ器官を使用して呼吸・会話・咀嚼・嚥下を行っ

3．摂食嚥下障害の原因と病態

ている。摂食嚥下障害と発声・構音障害の合併率は 60 ～ 90％であると報告されており[4,5]、発音・構音機能と摂食嚥下機能の関連性の高さを示している。また、鼻咽腔閉鎖機能不全によると開鼻声や頭頸部悪性腫瘍術後で鼻腔瘻や舌の器質的障害が生じた症例の構音障害に対しては、軟口蓋挙上装置（palatal lift prosthesis：PLP）や舌接触補助床（palatal augmentation prosthesis：PAP）といった嚥下機能補助装置や顎顔面補綴などの特殊な義歯を作製することで機能が改善されることが多い。

2）摂食嚥下障害の原因（表1）

摂食機能障害は、原因となる全身疾患がありその疾患自体の症状あるいは後遺症によって生じるものである。その病態生理は摂食嚥下の5期（先行期・準備期・口腔期・咽頭期・食道期）の過程のどこかが障害されることで生じる機能障害のことである。

（1）機能的疾患

摂食嚥下機能に必要な解剖学的器官（末梢）はあるが、脳（中枢）からの指令が正しく伝達されないために、正常な摂食嚥下運動が生じない場合をいう。脳血管障害、筋疾患、認知症などが原因となることが多い。

（2）器質的疾患

解剖学的な異常により、正常な摂食嚥下運動が行えない場合をいう。口腔、咽頭、食道の炎症や腫瘍が原因となることが多い。

（3）心理的疾患

摂食嚥下機能において嚥下困難感を訴える患者のうち、臨床的所見や検査上明らかな異常がみられない場合には心因性の疾患が原因となっている場合もある。

（4）薬剤の副作用

疾患が原因ではないが、服用している薬剤の副作用が原因で摂食機能障害を訴える場合もある。

表1　摂食機能障害の原因

機能的障害	○脳血管障害、頭部外傷、脳腫瘍 ○脳炎・髄膜炎 ○錐体外路症状を呈する疾患（Parkinson病、線条体黒質変性症、進行性核上性麻痺など） ○筋萎縮性側索硬化症、進行性球脊髄性筋萎縮症 ○多発性硬化症 　Guillain–Barré症候群、糖尿病性末梢神経炎などの末梢神経疾患 ○筋ジストロフィー、多発性筋炎などの筋疾患 ○重症筋無力症などの神経筋接合部の異常 ○加齢変化 ○食道アカラジア、強皮症、胃食道逆流 ○認知症（Alzheimer型認知症、血管性認知症、Lewy小体型認知症）
器質的障害	○舌炎、口内炎、歯槽膿漏 ○扁桃炎、扁桃周囲膿瘍 ○咽頭炎、喉頭炎 ○頭頸部腫瘍（口腔癌、舌癌、上顎癌、咽頭癌） ○甲状腺、腫瘍による圧迫、頸椎症、骨棘、食道裂孔ヘルニア、食道狭窄などの解剖学的な異常 ○食道炎、潰瘍
心理的障害	○咽頭異常感症などの心気神経症 ○うつ病
薬剤的障害	○抗精神病薬、抗うつ薬、抗不安薬、抗コリン剤、副腎皮質ホルモン薬、筋弛緩薬、抗がん剤、抗てんかん薬、抗ヒスタミン剤、利尿剤、制吐剤など

（阿部仁子、中山渕利、植田耕一郎）

文献
1）大柳治正：コメディカルのための静脈・経腸栄養ガイドライン（日本静脈経腸栄養学会編）．南江堂．2000．
2）才藤栄一監修：プロセスモデルで考える摂食・嚥下リハビリテーションの臨床 咀嚼嚥下と食機能．医歯薬出版．2014．
3）才藤栄一，植田耕一郎監修：摂食嚥下リハビリテーション第3版，医歯薬出版，2016．
4）才藤栄一，向井美惠監修：摂食嚥下リハビリテーション第2版，医歯薬出版，2007．
5）橋本美穂，岡田澄子，伊藤理恵ら：ST訓練における失語症患者の特徴と帰結−リハビリテーション部門共有データベースを用いた検討−．第32回日本高次脳機能障害学会．2008．

3）摂食嚥下障害の病態

（1）先行期（認知期）障害

食べる行為、食物認知に関する障害。食事に介助や監視が必要とされ、介護負担が重くなる（**図1**）。

例）・上肢の運動障害や意識状態の低下により食事行為が困難。
　・半側空間無視により麻痺側にある食事を認識できない。
　・ペース障害により詰め込むように食事を口に入れる。
　・異食により食事でないものを食べようとする。

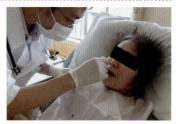

図1　先行期障害患者に対する食事介助

（2）準備期（咀嚼期）障害

食物を口に取り込み（捕食）、咬断、臼磨、粉砕し、口唇、舌、頬等の口腔諸器官で協調しながら唾液と混合し食塊形成をする過程での障害。

例）・口唇閉鎖不全（顔面神経麻痺）により食べこぼす。
　・舌の運動障害（舌下神経麻痺）や口腔粘膜の感覚障害（三叉神経麻痺）により食物の咬合面への誘導や保持が困難となり、食塊形成不良。

（3）口腔期（嚥下第一期）障害

舌で食塊をまとめて口腔から咽頭へと移送する過程での障害。口腔内残留が主な口腔期の病態（**図2**）。

例）・舌の感覚障害（三叉神経麻痺）により食塊をまとめることができない。
　・舌癌の切除術後の後遺症により舌の運動が障害され食塊移送できない。

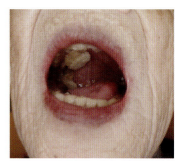

図2　移送ができずに口腔内に残留した食塊

（4）咽頭期（嚥下第二期）障害

食塊が咽頭を通過し、食道へと移送される過程での障害。咽頭残留や喉頭侵入、および誤嚥が主な咽頭期の病態。

例）・嚥下反射の惹起遅延や惹起不全により嚥下前に食塊が気管内に流入（嚥下前誤嚥）。
　・声門閉鎖不全等により嚥下中に食塊が気管内に流入（嚥下中誤嚥）（**図3**）。
　・食道入口部開大不全により嚥下後に咽頭に残留した食塊が気管内に流入（嚥下後誤嚥）。

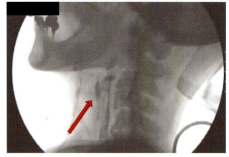

図3　嚥下中誤嚥（矢印部）

（5）食道期（嚥下第三期）障害

食塊が食道の蠕動運動により胃まで移送される過程での障害。

例）・食道癌や食道アカラシア等の食道狭窄により食塊が食道内に停滞。
　・Parkinson病等で食道の蠕動運動が不活発なために食塊が逆流。

（中山渕利、阿部仁子、植田耕一郎）

文献

1）日本静脈経腸栄養学会編：栄養状態と生理機能「コメディカルのための静脈・経腸栄養ガイドライン」．南江堂．2000．
2）才藤栄一監修：プロセスモデルで考える摂食・嚥下リハビリテーションの臨床 咀嚼嚥下と食機能，医歯薬出版．2014．
3）才藤栄一，植田耕一郎監修：摂食嚥下リハビリテーション第3版．医歯薬出版．2016．
4）才藤栄一，向井美惠監修：摂食嚥下リハビリテーション第2版．医歯薬出版．2007．
5）橋本美穂，岡田澄子，伊藤理恵ら：ST訓練における失語症患者の特徴と帰結―リハビリテーション部門共有データベースを用いた検討―．第32回日本高次脳機能障害学会．2008．

4　摂食嚥下障害の評価、診断

摂食嚥下障害は老化を除き、何らかの原因疾患により生じる。このため評価はまず、原因疾患による後遺症がないかを確認する。その際、バイタルサイン、意識レベルの異常有無をも併せて確認するべきである。発熱、呼吸不全、傾眠状態であると、まず経口摂取が難しいからである。そのうえで、以下に述べるスクリーニングテスト、画像検査を症状にあわせて適用していく。

1）スクリーニング検査（スクリーニングテスト）

（1）質問票[1]

本人もしくは本人の状態を把握する者による摂食嚥下機能の自記式質問票がある。よく使用されるのは「聖隷式嚥下質問紙」、「EAT-10」（嚥下スクリーニング質問紙、The 10-item Eating Assessment Tool）で、それぞれの評価基準を超えると摂食嚥下障害を疑う。本人に経口摂取させることなく、日常の状態が把握できるのが特徴である。

（2）反復唾液嚥下テスト、改訂水飲みテスト、フードテスト、咳テスト、頸部聴診法[2]

本人に経口摂取させるテストもあるので、誤嚥リスクを考慮のうえ、適用する。

①反復唾液嚥下テスト（RSST：Repetitive Saliva Swallowing Test）：自己唾液を繰り返し嚥下してもらい、30秒間の嚥下回数を測定する。3回以上であれば、誤嚥リスクは低いと判断する。経口摂取させない分、安全性は高いが、空嚥下を指示することから認知機能による影響を受ける。

②改訂水飲みテスト（MWST：Modified Water Swallowing Test）（表1）：3mLの水を摂取する際のムセ、湿性嗄声、呼吸変化から、誤嚥リスクを5段階評価する。咽頭期の検査である。

③フードテスト（FT：Food Test）（表2）：茶さじ1杯程度の固形食（プリンなど）を摂取し、嚥下後開口させることにより口腔内残留有無をみて、主に食塊形成能・移送能を5段階評価する。準備期・口腔期の検査である。

表1　改訂水飲みテスト

・冷水3mLを口腔底に注ぎ、嚥下を命じる
・嚥下後、反復嚥下を2回行わせる
・判定基準が4点以上なら最大2試行繰り返す
・最も悪い場合を評点とする

判定基準

評点	障害の程度
1点	嚥下なし、むせる and/or 呼吸変化
2点	嚥下あり、呼吸変化
3点	嚥下あり、呼吸良好、むせる and/or 湿性嗄声
4点	嚥下あり、呼吸良好、むせない
5点	4点の状態に加え、反復嚥下が30秒間に2回可能

表2　フードテスト

・茶さじ1杯のプリンを舌背前部に置き、食させる
・嚥下後、開口させ残留確認のうえで、反復嚥下を2回行わせる
・評価基準が4点以上なら、最大2試行繰り返す
・最も悪い場合を評点とする

判定基準

評点	障害の程度
1点	嚥下なし、むせる and/or 呼吸変化
2点	嚥下あり、呼吸変化
3点	嚥下あり、呼吸良好、むせる and/or 湿性嗄声 and/or 口腔内残留中等度
4点	嚥下あり、呼吸良好、むせない、口腔内残留ほぼなし
5点	4点の状態に加え、反復嚥下が30秒間に2回可能

④**咳テスト　Cough Test**：1％クエン酸食塩水をネブライザーで噴霧し口から吸入し、30秒の間に咳き込みを認めなければ、不顕性誤嚥 ❗ のリスクが高いと判断する。気道の異物喀出能力を応用した検査である。喘息など呼吸器疾患の者には禁忌である。

⑤**頸部聴診法　Cervical Auscultation**：頸部に聴診器をあて、嚥下音ならびに嚥下前後の呼吸音を聴診することで、誤嚥リスクを評価する。聴取部位は**図1**に示す輪状軟骨直下の気管外側上皮膚面とされる。異常嚥下音は音の長短、反復、泡立ち音などで、異常呼吸音は湿性音、嗽音などである。

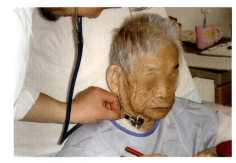

図1　頸部聴診法

（3）その他の評価法

①**咀嚼能力検査**：捕食から嚥下誘発に至る全体の咀嚼能力検査法は多数あるが、現在はチューインガムやグルコースを咀嚼試料とする製品が市販され、検査を簡便に行うことができる。

②**オーラルディアドコキネシス**：「パ」「タ」「カ」の発音をそれぞれ5秒間なるべく早く反復させ、口唇と舌の随意運動能力を評価する。健康成人の平均値は「パ」6.8回／秒、「タ」7.4回／秒、「カ」6.7回／秒である（→ p.216「（2）②オーラルディアドコキネシス」参照）。

2）舌圧検査　→ p.89「（2）舌運動」参照

舌は口唇とともに摂食嚥下機能の要であるが、運動の多様性からさまざまな検査法が考案されてきた。しかし測定法が煩雑で、摂食嚥下障害患者に適用できるものは少ない。現在はプローブのバルーンを舌で押し潰すことにより舌の最大舌圧を測定する機器が市販され、舌運動機能のスクリーニングに用いられている。

3）嚥下内視鏡検査　VE：video endoscopic examination of swallowing

（1）概要、必要物品

喉頭内視鏡により咽頭喉頭を直視下に観察し、器質的異常、唾液等分泌物の貯留、機能障害の有無を評価する検査である。得られた画像から間接、直接訓練の治療計画を立案するとともに、訓練効果の確認をも行う。また、患者、家族、関係者に対する教育指導材料としても適用する。

準備物は喉頭内視鏡本体のほか、視野確保のための光源、画像記録用のビデオカメラとモニタが必要

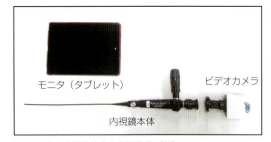

図2　嚥下内視鏡検査の必要物品（例）

となる（**図2**）。いずれも携帯可能であるので、患者の食事環境に機器を持参することが可能で、在宅での検査に適している。

（2）検査法、合併症とその対策

患者に適切な姿勢をとらせ（シーティング）、内視鏡を鼻腔から挿入して上咽頭を明示する。発音による鼻咽腔閉鎖機能を確認した後、内視鏡を中咽頭に進め、喉頭腔を中央に見ながら声門閉鎖機能を確認する。器質的異常、唾液等分泌物の貯留有無を確認のうえ、テスト食捕食を指示し、摂食嚥下時の評

価を開始する。VEの観察可能部位は咽頭喉頭に限定される。しかし、準備期には奥舌の運動から食塊形成能を推測することができる。また、嚥下時には食塊通過・咽頭収縮に伴い画面が真白（whiteout）となり、嚥下中誤嚥の評価が不可能であるが、嚥下後の咳払い指示により、誤嚥物喀出を推測することができる。VEは咽頭残留、喉頭侵入の確認は容易であるが、このようにより多くの情報収集に努めることが大切である。

遭遇しうる合併症は、①内視鏡による粘膜（声帯）損傷・出血、②迷走神経支配領域の刺激による失神発作、喉頭けいれん、③局所麻酔薬、消毒薬等によるアナフィラキシーショックなどが考えられ、即時検査を中止し、安静位をとり、然るべく救急対応が求められる。患者は鼻腔への内視鏡挿入に対し緊張状態であることが多く、術者はリラックスした検査環境に配慮するべきである。

（3）正常所見と異常所見

中咽頭での画像を**図3**に示す。

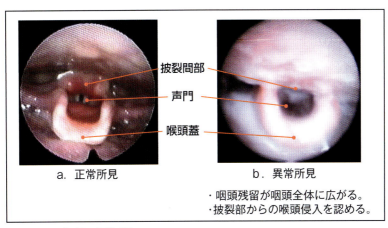

図3　VE 正常所見と異常所見

a. 正常所見は器質的異常を認めず、唾液、痰などの分泌物貯留も認めない。喉頭腔は明示でき、声門まで明瞭に観察できる。

b. 異常所見は嚥下後であるが、咽頭腔全体に白色の咽頭残留物を認める。また、披裂間部からの喉頭侵入も認める。誤嚥の可能性も高いため、咳払い指示により誤嚥物喀出の有無を確認する。また複数回嚥下により、残留物を軽減するよう努めるが、このような代償手技が無効である場合は、吸引処置により対応する。

4）嚥下造影検査　VF：videofluoroscopic examination of swallowing

（1）概要、必要物品

検査目的はVEと同じであるが、口腔、咽頭喉頭、食道、胃まで広く観察が可能であることから、ゴールドスタンダードとされる検査法である。さらに嚥下中の誤嚥が観察できるので、不顕性誤嚥を評価できる。しかし留意するべき点もある。エックス線を使用するため、被曝が最大の欠点となり検査時間が制限され、透視室に患者を搬送する必要がある（**図4a**）。またエックス線照射はいわば影絵の像の観察に相当することから、唾液・痰分泌物を直視することが不可能で、テスト食には造影剤が必要となる（**図4b**）。VFで適用する造影剤は硫酸バリウムがほとんどである。画像情報量が多いので、随時見直しを目的にビデオ記録を行う。

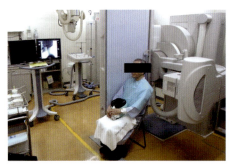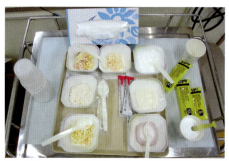

a．エックス線透視室でのVFの例　　b．造影剤（硫酸バリウム）を混ぜたテスト食

図4　VFの実際

（2）検査法、合併症とその対策

　テスト食にあらかじめ造影剤を混ぜたうえで、患者に適切な姿勢をとらせる（シーティング）。エックス線照射は通常側面観から行い、口腔・咽頭機能の左右差や、食道通過の評価に際して正面観での検査を追加する。器質的異常の有無確認後、発音による鼻咽腔閉鎖機能を確認し、摂食嚥下時の評価を開始する。テスト食の試行順序はケースバイケースであるが、液体から固形食へ、また少量から増量するのが一般的である。先行期から食道期まで観察が可能なので、食塊形成、食塊移送、鼻咽腔閉鎖、嚥下誘発（喉頭蓋反転、喉頭挙上、咽頭収縮、咽頭残留、喉頭侵入、誤嚥）、食道通過（停滞、逆流）に至るまで評価、記録する。

　遭遇しうる合併症はVEと比べると少ないが、ヨードアレルギー患者には造影剤の硫酸バリウムは使用禁忌で、低浸透圧性非イオン性ヨード系造影剤を使用する。

（3）正常所見と異常所見

　VFのテスト食嚥下後側面観を**図5**に示す。

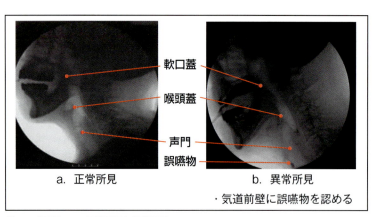

図5　嚥下後のVF正常所見と異常所見

a．正常所見は器質的異常を認めず、咽頭残留、誤嚥をも認めない。
b．異常所見も器質的異常や咽頭残留を認めないが、気道前壁に誤嚥物を認める。

（石田　瞭）

文献
1）才藤栄一，植田耕一郎監修：摂食嚥下リハビリテーション学（第3版），127-128，医歯薬出版．2016．
2）向井美惠，山田好秋編：歯学生のための摂食・嚥下リハビリテーション学（第1版），85-93，医歯薬出版．2008．
3）向井美惠，山田好秋編：歯学生のための摂食・嚥下リハビリテーション学（第1版），103-104，医歯薬出版．2008．

5 摂食嚥下障害への対応

1）口腔健康管理　→各論Ⅳ「7口腔健康管理」参照

（1）口腔衛生管理

　摂食嚥下障害における口腔衛生管理は、歯や口腔粘膜の清掃（義歯も含む）や湿潤保持を施し、口腔環境を清潔に保ち、齲蝕や歯周疾患、口腔内炎症、さらには気道感染、誤嚥性肺炎などの全身疾患の予防を目的とする。

（2）口腔機能管理

　口腔機能は広義に、咀嚼から嚥下に至る一連の過程である。摂食嚥下障害における口腔機能管理は、口腔周囲器官にマッサージ、ストレッチ、筋力増強訓練等を施し、摂食嚥下機能の維持・向上を目的とする。

（3）口腔ケア

　摂食嚥下障害患者への口腔ケアは、上記の口腔衛生管理と口腔機能管理を生活目線で捉えていく。すなわち食事に対しては食べ方、口腔衛生管理に対しては歯ブラシの仕方という行為からみて、臓器レベルを超える問題として、生活の障害という切り口をもつ。口腔を通じての生活支援をすることが基本姿勢になる。

（植田耕一郎）

2）摂食嚥下障害に対するアプローチ

　リハビリテーションにおいては、障害を階層構造として捉える。国際障害分類（ICIDH：International Classification of Impairments, Disabilities and Handicaps）⚠に比べて、国際生活機能分類（ICF：International Classification of Functioning, Disability and Health）⚠（→ p.219「1）障害の整理」参照）は、障害を否定的な連鎖構造ではなく、肯定的に捉えている。摂食嚥下障害に対するリハビリテーションも、この階層に呼応して4つの側面からアプローチをする。

（1）治療的アプローチ⚠

　摂食嚥下障害の原因となる機能的、器質的な障害に対して、障害を引きおこしている要因を取り除く治療や、低下した機能を回復させるための筋力向上、関節可動域、協調運動等の訓練、および咀嚼運動や嚥下反射の促通訓練などである。これは、ICFにおける機能形態障害　impairment に対するアプローチであり、食べ物を使わない間接訓練と、食べ物を使う直接訓練とがある。

①間接訓練⚠

　基礎的な訓練であり、安全性の高い訓練である。主に神経筋再教育訓練を行い、求心性刺激（末梢からの刺激や興奮を中枢に伝達する）による脳の可塑性を期待する方法である。

A. 進め方、手技

1. 摂食機能評価を器官別に実施：各器官における障害の有無、程度等に関して初期評価を行う。

2. 摂食機能訓練内容を立案・計画。

3. 基礎訓練を器官別に実施：器官別に筋の状態を把握し、筋の走行に沿ってストレッチやマッサージを行う（表1）。各摂食器官が正常に運動する方向へ自動運動（遠心性神経刺激：中枢からの刺激や興奮を末梢へ伝達する）と他動運動（求心性神経刺激）を促していく。

V 摂食嚥下リハビリテーション

表1　間接訓練の内容（文献1より引用改変）

	目的	対象となる障害	方法
嚥下体操	食べる前の準備体操 嚥下関連筋のリラクセーション	嚥下障害全般	肩、首の運動 口唇、頬、舌の自由運動 発声や深呼吸　等
頸部可動域訓練	頸部の拘縮予防および改善 頸部の筋群のリラクセーション	頸部の可動域制限 頸部郭清術後の後遺症	頸部の前後屈、回旋、側屈を行う
口唇、頬、舌の訓練	口唇、頬、舌の運動を改善	口唇、頬、舌の運動低下 口腔腫瘍術後の瘢痕萎縮	口唇、頬、舌のマッサージ、ストレッチ、自動運動、他動運動、抵抗運動
口唇閉鎖訓練	口唇閉鎖の改善	口唇閉鎖不全 食べこぼし 流涎	口腔前庭にボタン等を挿入して、引き抜く力に抵抗する
舌抵抗訓練	舌の筋力増強 舌の容積増大	食塊移送困難 嚥下時の口腔内圧低下	舌圧子で舌を押しつける力に抵抗する
冷圧刺激法	嚥下反射の誘発を高める	嚥下反射の惹起不全	前口蓋弓に凍らせた綿棒で冷圧刺激を加える
喉のアイスマッサージ	嚥下反射の誘発を高める	嚥下反射の惹起不全	舌根部、軟口蓋等を凍らせた綿棒で刺激する
ブローイング訓練	鼻咽腔閉鎖の改善 喀出力の強化	鼻腔逆流 喀出力の低下	コップの水をストローでなるべく長く泡立たせる
前舌保持嚥下訓練	嚥下時の咽頭内圧の改善	嚥下時の咽頭内圧低下	挺舌した舌を上下切歯で軽く保持したまま空嚥下する
プッシング・プリング訓練	嚥下時や咳嗽時の声門閉鎖の改善	声門閉鎖不全	上肢に力を入れるときの息こらえを利用して声門閉鎖を強化する
メンデルゾーン手技	食道入口部の開大量の改善 舌骨筋群の筋力強化	食道入口開大不全 舌骨筋群の筋力低下 舌骨、咽頭挙上量低下	舌骨と喉頭が最大挙上位に達したところで数秒間維持する
頭部挙上訓練	食道入口部の開大量の改善 舌骨筋群の筋力強化	食道入口開大不全 舌骨筋群の筋力低下 舌骨、咽頭挙上量低下	仰臥位で肩を床につけたまま、頭だけを持ち上げた状態で維持する
バルーン訓練法	食道入口部の開大量の改善	食道入口開大不全	食道入口部にバルーンカテーテルを挿入して膨らませ、引き抜く
構音訓練	咀嚼、嚥下に関連する器官の機能改善	口腔、咽頭機能低下	発音をすることで口腔、咽頭機能にフィードバックさせる

②直接訓練

直接訓練は、水飲み、ゼリー、ペースト状の食品を一口量から開始するものから、実際の食事場面で食形態を段階的に上げて行う訓練まで幅が広い。食事を実際に用いるので、誤嚥の危険が伴う患者には、訓練する際にパルスオキシメータや吸引器の常備などリスク管理を行う。食事姿勢、一口量等に配慮しながら、食物はやわらかく性状が均一な物から、咀嚼が必要な形態へと段階的に変化させていく。間接訓練と並行して行うことが多い（**表2**）。

A. 進め方、手技

a. 直接訓練適応の目安

- ・意識レベルが清明である
- ・全身状態が安定している
- ・病状の進行がない
- ・嚥下反射を認める
- ・十分な咳（随意的、または反射的）が可能

5. 摂食嚥下障害への対応

表2　直接訓練の具体的内容

一口量の調整	少ない一口量は相対的に安全性が高いた め、1～2mL 程度の少ない一口量から開始 し安全性を確認しながら徐々に量を増やす	うなずき嚥下	嚥下の瞬間に頸部前屈をすることで咽頭 への送り込み反射のタイミングを合わせ る
ペーシング訓練	食物を口に取り込むためのスピードや適切 な一口量を摂取するように声かけや介助を 行いながら調整と指導を行う	横向き嚥下(頸部回旋)	患側、食道入口部の開大不全がみられる 側に頸部を回旋後、嚥下する
捕食訓練	口唇を用いて食器具上の食物を取り込む	空嚥下	唾液嚥下を行う
下顎および口唇閉鎖の介助	介助者による下顎および口唇閉鎖の介助を 行う	息こらえ嚥下	嚥下直前に意識的に息を止め、飲み込ん だ後に息を吐く
咀嚼訓練	マシュマロ・グミ・咀嚼力判定ガムなどを使 用し、口腔器官別の運動を観察する	複数回嚥下	一口につき何度か嚥下することで咽頭残 留物を除去する
嚥下の意識化	食事に集中し意識的に嚥下することで誤嚥 を防ぐ	交互嚥下	固形物と液体・ゼリー類を交互に嚥下し、 咽頭残留の解消を図る

表3　摂食嚥下の各段階に作用する直接訓練法（文献2を参考に作成）

直接訓練内容 / 摂食嚥下の段階	先行期	準備期	口腔期	咽頭期	食道期
一口量の調整	●	●	●	●	
ペーシング訓練	●				
捕食訓練	●	●	●	●	
下顎および口唇閉鎖の介助	●	●	●		
咀嚼訓練		●	●		
嚥下の意識化				●	
うなずき嚥下			●	●	
横向き嚥下（頸部回旋）			●	●	
空嚥下				●	●
息こらえ嚥下				●	
複数回嚥下				●	
交互嚥下				●	

B. 体位、姿勢の調整

　姿勢が摂食嚥下機能に及ぼす影響は大きく、体幹の安定によって頭頸部の支持を得やすい。体幹を安定させる基本的な姿勢は、頸部前屈位で舌背面が床面と平行になるようにする。足底は床や足台につけ安定させる。体が傾くような場合は、クッションやタオルを入れて傾かないように調整する。姿勢調整することで、咽頭腔の位置と形態を変え、誤嚥を防ぎ、経口摂取の維持が可能となる。

摂食訓練の進め方

1. 少量の水のみ訓練
2. 氷なめ訓練・とろみ茶摂取
3. ゼリー・プリン・ヨーグルトの摂取
4. 食事量アップ
5. 自力摂取訓練
6. 咀嚼訓練
7. 食事形態アップ

図1　直接訓練の例

摂食訓練の注意点

・発熱状況、栄養状態の変化
・意識・覚醒レベルの変化
・体幹・座位保持姿勢のくずれ
・呼吸状態の変化（SpO2の変化）
・むせの有無
・持久力（疲労具合）

（2）代償的アプローチ

　機能改善に限界のある場合に、潜在的な能力を発掘し、機能の代償を図るのが代償的アプローチである。ICFでは活動制限に、またICIDHでは**能力障害　disability**に対するアプローチである。経口摂取が不可能な場合は、経管栄養や中心静脈などで栄養、水分を補給し、体位や食物形態・性状を工夫して経口摂取を可能にする。歯科的には装具の意味合いでの補綴装置の作製も検討する。

①摂食の姿勢、自助具、食器、食具

A. 食事摂取時の基本姿勢

　摂食嚥下障害の程度と全身状態により食物摂取時の姿勢を設定する。全身持久力の低下は「誤嚥」の可能性が高くなるので、ベッド上での摂食をすすめる場合もある。
　リクライニング式車いすや普通型車いすでの摂取はベッドからの離床が可能となり、家族やほかの人と一緒に食卓を囲むことで、より食事摂取に対する精神活性が促される。

B. ベッド上での摂食姿勢

・枕やクッションで頭部を固定し、少し頸部を前屈した姿勢をとる。
・片側麻痺を生じている場合は、患側に傾かないようにクッション等で固定をする。

C. リクライニング車いす、普通型車いすでの摂食姿勢

・下肢がしっかり床やフットレスト上についていることを確認する。
・座位が安定するように骨盤と脊柱を正中位に保持し、必要があればクッション等で調整する。
・片麻痺の場合は患側上肢をテーブル上に上げるか、クッションを挟んで体幹の崩れを防止する。

D. 代償的体位（30度仰臥位頸部前屈位）

　舌運動不良などにより口腔での食塊移送が困難な場合には、30度のリクライニング位にして口腔から咽頭への食塊移送を図る。その際、誤嚥予防に頸部前屈位とする。

E. 自助具と適切な食器、食具

・スプーン：握力の低下した者には食具の柄（握り）の部分を太くする。腕の可動域に制限がある場合には、口唇の中央部まで届くように柄の部分を改良した曲がりスプーンやフォークを使用する。お皿は平たいものより、縁の高さがある方が食物をすくいやすい。
・コップ：コップでの飲水は、水を口腔内に取り込むときに頸部を伸展するので、むせや誤嚥の危険性が高くなることがある。その場合は、コップを口につけたときに鼻に相当するコップの縁を深く切り落としたものを使用すると良い。
・滑り止めマット：片側麻痺などで食器を抑えることが困難であれば、食器が動かないように滑り止めマットを使用する。

②食事介助

・介助側の姿勢：高い位置からの食事介助は、介助を受ける側のオトガイ部が前上方に動き、頸部が後屈姿勢となり誤嚥しやすくなるため、介助者も座位にて安定した姿勢をとり、本人との視線を同じ高さで合わせる。
・食物への認知：献立の内容を知らせ、また視覚的、嗅覚的に確認してもらってから介助をする。そのために食物が視野に入り摂食意欲がでるように、スプーンは目の下からもっていき、口腔内へ挿入する。食物を最初から口腔の奥まで入れず、まず口唇に接触させ、開口を促し口唇が食物を取り込む動作を引き出す。
・声かけ：食物が口腔に入っているときに声をかけると、返事をしようとして吸気とともに誤嚥する

5. 摂食嚥下障害への対応

危険があるため、声かけをするときには、飲み込みの確認をしてからにする。

- ・一口量：多すぎると誤嚥しやすく、少なすぎると嚥下反射がおこりにくい場合がある。基本は、一回の嚥下量に相当する量をスプーンにすくう。
- ・舌機能低下の場合：舌による食物の送り込み不良に対しては、奥舌に食物を置き、軽く舌に押し当て舌運動の開始を促す。
- ・嚥下反射の確認：一口ずつ嚥下反射を確認（喉頭挙上など）しながら介助する。必要であれば**メンデルゾーン手技**を用い随意的嚥下反射を促す

③食事形態の調整、調理の工夫

食事の形態や名称は、「**日本摂食嚥下リハビリテーション学会嚥下調整食分類 2021**」（日本摂食嚥下リハビリテーション学会）にて、病院や施設での食形態の分類を提案し、地域の病院や施設、宅配食事等において統一することが可能となっている（**図2**）。

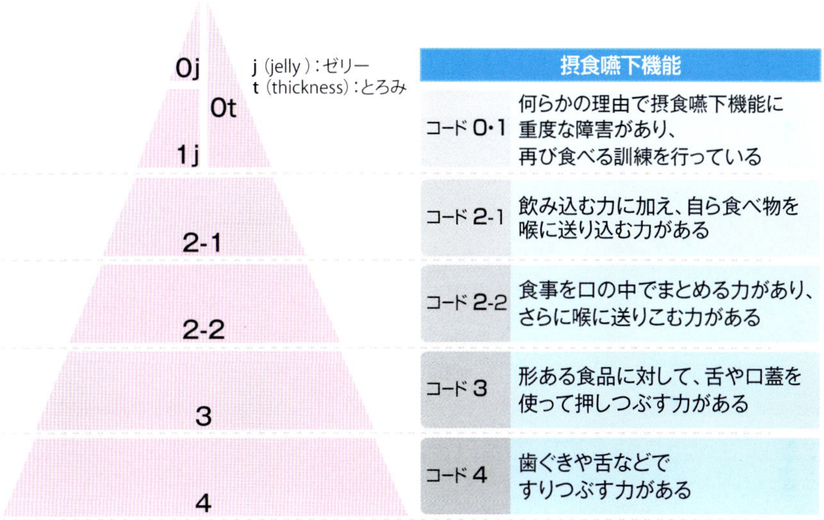

図2　日本摂食嚥下リハビリテーション学会嚥下調整食分類 2021（文献3より引用改変）

これらの食品を使用する場合は、ミキサーにかけ裏ごしをする、ゼリー状に固める、あんかけ風にする、卵とじをする、つみれにする、たたきにする、粘度のあるヨーグルトなどであえる、などの調理法を用いる。しかし、いも類やかぼちゃなどはマッシュ状にすると粘度が出やすいので嚥下には不利になる場合がある。さまざまな食品の各々の物性に注意し調理する。

摂食嚥下障害においては、とかく安全性が強調されるが、食事は楽しみがあるからこそである。食事の温度は、冷たいものは冷たく、温かいものは温かくめりはりをつけ、また心地良い食感を得て、嗜好に合った食事を提供したいものである。

第一段階の食品としてゼリーが選択されるが、寒天で固めたゼリーは、口腔内で粉砕した後にバラバラになり食片の凝集性が低く、一塊となりにくい。刻み食も口腔内でばらつき、食塊形成が困難となる場合があるので注意を要する。

A. ゼラチンゼリー

咀嚼や咽頭通過が困難な場合には、食材に以下の条件が必要となる。

・密度が均一である。　　　　　　　　　・適当な粘度がある。

・口腔や咽頭を通るときに変形しやすい。　・粘膜につきにくい。

ゼラチンゼリーは、以上の条件を満たすものであり、なおかつ誤嚥した場合でも喀出と吸引が比較的容易である。欠点としては、18度以下で溶解するので、口腔内で長く保持していると液状化してしまい、誤嚥を誘発してしまうことがある。

B. 増粘剤（とろみ剤）の使用

水分は口腔内保持が難しいため、増粘剤を利用するとむせにくくなることが知られている。ただし、とろみが増すとともに咽頭部残留が顕著になり、誤嚥のリスクが高まることも報告されている。

④舌接触補助床（PAP：palatal augmentation prosthesis）❗

舌の運動障害により舌と口蓋の接触が不十分で、食塊移送に障害がある患者に対して、舌の機能低下を代償するために装着する装置である（図3）。通常の上顎義歯よりも口蓋部に厚みをもたせ、舌をPAPと接触しやすくすることにより食塊移送の改善や口腔内残留の減少などを期待する[1]。

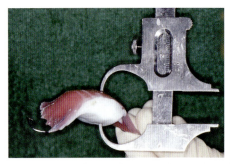
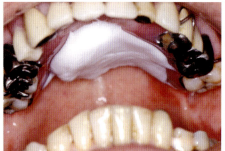

図3　PAPおよび口腔内（写真提供：植田耕一郎先生）

⑤軟口蓋挙上装置（PLP：palatal lift prosthesis）❗

軟口蓋の挙上による鼻咽腔閉鎖が不十分なことで、嚥下時に鼻腔への逆流が生じる患者や発音時に開鼻声（鼻に抜けた声）になる患者に、軟口蓋を挙上した状態で維持する装置である。硬口蓋を覆う床と連結部、軟口蓋を後上方に挙上するための軟口蓋延長部からなる（図4）。

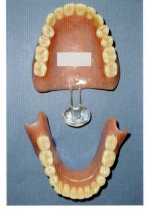
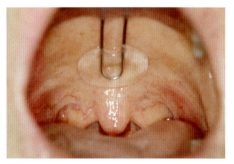

図4　PLP・下顎義歯および口腔内状況

5．摂食嚥下障害への対応

（3）環境改善的アプローチ🔺

　ICFでは参加制約（ICIDHでは社会的不利）に対するアプローチである。**表4**に示す問題意識をもって家族、介護者、および医療機関や介護福祉施設等のスタッフに、摂食嚥下リハビリテーションの理解が得られるように指導や教育を行っていく。そして人的配置、設備などの生活環境を整えることで、摂食嚥下障害の軽減、克服に努めていく。

表4　摂食・嚥下機能段階における、食事摂取中の主な症状と考えられる問題点

摂食嚥下機能段階	主な症状	考えられる問題点・障害
先行期	キョロキョロしている　ボーとしている ウトウトしている 手づかみで食べる　摂食スピードが速い 口腔内に食物をため込む	認知症、意識、覚醒レベルの低下 薬剤の副作用 切迫障害（精神機能、高次脳機能障害） 口腔領域の感覚低下、鈍磨
準備期	食物がこぼれる、流涎がある	口唇閉鎖不全（顔面神経麻痺）
準備期	硬い物を吐き出す、形のある物を避ける	口腔内疾患（齲蝕、歯周病、義歯不適合） 口・顔面失行、咀嚼失行
準備期	嚥下後、口腔内に食物が残留する	食塊形成不全、舌、頬機能障害 （顔面神経麻痺、舌下神経支配領域の機能低下）
口腔期	むせる　バラバラになる物を避ける 食事中・後に声がガラガラする	誤嚥
咽頭期	嚥下後、喉が詰まった感じがする、残留感がある	喉頭蓋谷、梨状窩の残留
咽頭期	流動性のものばかり好んで食べる 上を向いて嚥下する 食物が喉を通りにくい	嚥下反射の惹起困難 口腔機能障害（低下）による嚥下反射の遅延、 食道入口部の拡大不全
食道期	嘔気、嘔吐がある	逆流性食道炎、蠕動運動の低下 その他器質的問題など
その他食事動作能力	食具の使用動作が拙劣 口腔に運ぶ間にこぼす	失行、失認、（高次脳機能障害）、失調
その他食事動作能力	食後に疲労感がある 食事摂取が30分以上かかる	全身持久力の低下、ADLレベルの低下、悪化、 食事姿勢の不適切 その他、合併疾患の問題

（4）心理的アプローチ　🔺

　心理的アプローチは、いずれのアプローチにも欠かすことはできない。経口摂取が思うようにできないことへの苦痛は、生きる意欲そのものが障害されることにもなるだろう。こうした患者の日頃の苦痛や、ときとして喜びに"共感"する姿勢が求められる。

　また摂食嚥下障害は、必ずしも機能回復するとは限らない。不治であったり、退行性に機能が減弱していったりする場合に遭遇する。そのようなときに、どこまで患者に寄り添うことができるかは、われわれ医療人としての人格的技量が問われるところである。

（5）摂食嚥下障害患者の栄養管理

　摂食嚥下機能に問題があると、摂取可能な食事形態は制限され、障害の程度によっては摂取量が減少し、低栄養や脱水に陥る危険性が多いため、適切な栄養管理が必要とされる。経口摂取が困難、あるいは不十分な場合は経管栄養法や輸液などの手段を適宜導入させて栄養の確保を行う。

201

V 摂食嚥下リハビリテーション

1．経管栄養（胃瘻あるいは経鼻経管栄養）

2．経管栄養（あるいは中心静脈栄養）と経口摂取（嚥下調整食使用）の併用

3．経口摂取（調理の工夫）

3）リスク管理

摂食嚥下障害患者に対するリスク管理は、誤嚥性肺炎、窒息、低栄養、脱水の予防のために行われる。

（1）誤嚥

食事中・食後に咳やむせが多い、肺炎（発熱）を繰り返す、食後湿性嗄声があるは、誤嚥の3徴候である。

誤嚥への対応

○適切な食事形態　　　　○食事姿勢への配慮　　　○口腔衛生管理（咽頭部の吸引も含む）

○口腔機能管理（咀嚼筋・顔面筋）　○嚥下関連筋の筋力強化　　　　○薬物療法

○適切な栄養管理　　　　○咳を促す　　　　　　○背部叩打法

（2）窒息

窒息しやすい食品の特徴を**表5**に示す。

齲蝕や歯周病等で歯が欠損している場合は、歯科治療を行い、しっかり咀嚼できる口腔内環境にする。

表5　窒息しやすい食品の特徴と対応

特徴	対応方法
付着性が強い（もち、パン類）	小さく切る、やわらかくする
水分が少なくパサパサしている（食塊形成しにくい）	飲み物と一緒に摂取する
硬く噛みづらいもの	小さく切る、舌で押しつぶすように柔らかくする
サラサラとすべりやすい物	増粘剤でとろみをつける
酸味や辛味の強い物	分量配分に注意する

窒息への対応

○咳を促す（軽度な場合）　○背部叩打法　　○ハイムリッヒ法（腹部突き上げ法）

（3）嘔吐

高齢になると加齢や疾患が原因で嘔吐しやすい。また食後短時間での臥位も逆流し嘔吐の原因になる。

嘔吐への対応

○嘔吐予防に食後は可及的に30分以上座位を保つ

○嘔吐した場合は、側臥位をとり安静にする

○経管栄養の注入は、注入剤が逆流しないようにベッドをギャッジアップして行う
（注入剤の種類、注入速度を検討する）

（糸田昌隆）

文献

1）日本摂食嚥下リハビリテーション学会誌 18（1）：55-89，2014．

2）才藤栄一，向井美惠監修：摂食・嚥下リハビリテーション（第2版）．医歯薬出版，180-210，2010．

3）日本摂食嚥下リハビリテーション学会誌25（2）：135-149，2021．

6 高齢者の栄養管理

1）高齢者の食生活・栄養確保と健康状態

　高齢者では年齢が上がるほど、エネルギー摂取量に加えて多くの栄養素や食品群の摂取量が低下することにより、低栄養傾向者の割合が高くなる[1]。高齢者が低栄養に陥ると、要介護になるおそれのある、心身の脆弱性が増した状態とされるフレイルや筋肉量や筋量の減少を示すサルコペニアに陥りやすくなる[2]。

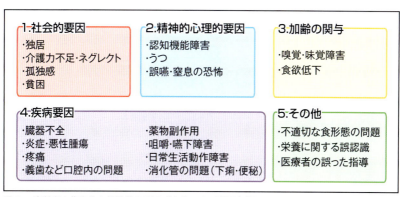

図1　高齢者の代表的な低栄養の要因（文献2より引用改変）

　低栄養は、①日常生活動作（ADL：activity of daily life）が低下して寝たきり状態に陥る、②免疫力の低下により肺炎などの感染症にかかりやすくなる、などの日常生活や健康状態に悪影響を及ぼす要因となる。特にタンパク質とエネルギーが不足している状態を **PEM：protein energy malnutrition** といい、筋力の減少の原因となり身体機能に著しく影響を与える。

表1　食品の摂取不足と摂取に関連する栄養素

肉類	タンパク質、鉄、亜鉛、ミネラル、糖質、ビタミンB
野菜、きのこ類	ビタミン、食物繊維

2）咀嚼機能と栄養

　咀嚼障害に陥ると、食物の摂取制限や栄養素の摂取不足がおこる。たとえば、固い肉類の摂取を控えると、タンパク質の摂取不足だけでなく鉄や亜鉛などのミネラルや、糖質やタンパク質の代謝にかかわるビタミンB群の摂取不足も招く。また、野菜類やきのこ類など粉砕しづらい食品も敬遠され、ビタミンや食物繊維の摂取不足にもつながる。高齢者にはさまざまな食材、食品を通じて、必要な栄養素をまんべんなく摂取することが求められる（食品の多様性）ことから問題を抱える（図2）。

　咀嚼機能の低下は、さまざまな栄養素の摂取不足だけでなく、①窒息、②食道の通過障害、③胃での滞留時間の延長、④下痢や便秘などの消化吸収不良の原因となる。咀嚼機能が低下した場合は、摂取栄養素の不足と消化吸収への負担増を考慮した食事方法を検討する必要がある。一般に咀嚼機能の低下は低栄養の原因となるが、炭水化物を多く含む食品（ごはん、めん類、パンなど）は、咀嚼機能を要することなく摂取が可能なため、咀嚼機能が低いものほど、過体重となる者もみられる。高齢者において歯の存在は、健康を維持するために重要であるといえる。一方で、要介護高齢者では、歯の喪失は健常高齢者以上に栄養摂取に影響を与える（図3）。

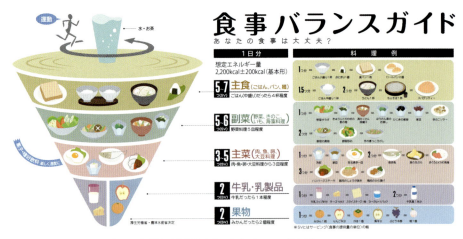

図2　健康管理に必要な食品の多様性（農林水産省：食事バランスガイド）

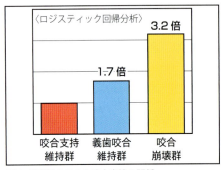

図3　低栄養リスクと咬合支持の関係
在宅療養中716名の要介護高齢者に対する調査。咬合支持維持群に比べて義歯咬合維持群は、1.7倍（95% CI：1.01-2.86）、さらに、咬合崩壊群は、3.19倍（95% CI：1.44-7.08）低栄養リスクが高かった（文献8より引用改変）

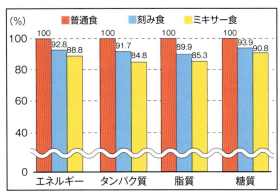

図4　通常の形態をもった普通食に比較して、刻み食やミキサー食におけるエネルギー、タンパク質、脂質、糖質の割合を示している（文献9より引用改変）

3）高齢者への食事指導

高齢者への**食事指導**に留意すべき点は以下である。

①併存疾患の有無や状態を考慮する。
②服薬状態を考慮する。
③摂食嚥下機能（咀嚼機能に配慮する）。
④調理担当者の調理能力や嗜好に左右される。
⑤介護負担に配慮する。
⑥高齢者の嗜好を考慮する。
⑦栄養状態の変化をモニタリングする。

4）摂食機能と食形態

摂食嚥下障害により、1回嚥下量の低下や一口あたりに要する嚥下回数の増加が生じ、1回の食事に摂取可能な食事の量が制限される。さらに流動性の高い食品に対して誤嚥のリスクが生じ、一方で、咀嚼を必要とする食品の摂取が困難となる。また、粘着性の強い食品に対する口腔残留や咽頭残留は窒息のリスクを高める。これらを背景に、小さく刻む、加水してミキサーにかける、半固形食品を混和する、ミキサー後にゼラチンなどで固めるなどが必要となる。このような食形態の調整は、嚥下にとって好都合となるが、摂取栄養量の観点からすると、その栄養量を大きく低下させ、低栄養のリスクにさらされる[7]（図4、図5）。

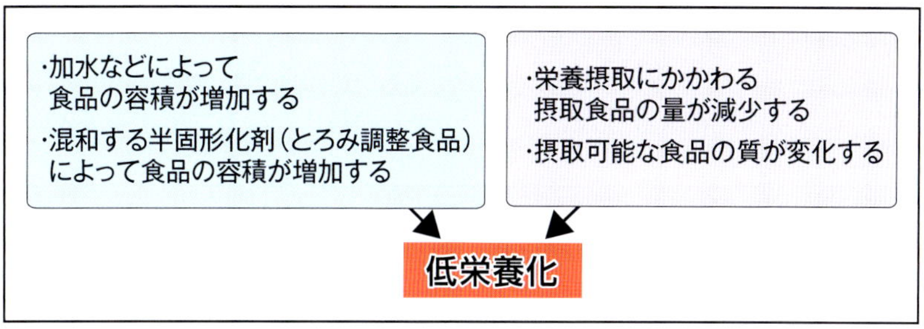

6. 高齢者の栄養管理

図5　摂食嚥下障害患者の低栄養の原因

　人が固形食品を摂取するためには、食品を咀嚼により粉砕処理し、食塊形成する必要がある。すなわち、歯や歯槽堤などで"すりつぶす"また、舌と口蓋で"押しつぶす"ことで粉砕し、さらには、咀嚼によりばらばらに粉砕された食品やペースト状の食べ物を一塊にまとめあげる（食塊形成）必要がある。

　日本摂食嚥下リハビリテーション学会では、「日本摂食嚥下リハビリテーション学会嚥下調整食分類2021」を公表し[10]、病院や施設での食形態の分類を提案している。ここでは、咀嚼機能や嚥下機能に配慮した食事形態を示し、それぞれの食形態に必要な咀嚼能力や嚥下能力を示している。食物に対する咀嚼能力は求めず、嚥下能力のみが残存している人には、**コード0や1**を、捕食した後、送り込む力がある人には**コード2-1**を、食塊形成に関する能力がある人には、**コード2-2**を、押しつぶす力、すりつぶす力がある人にはそれぞれ、**コード3、4**といった食形態が推奨されている（**図6**）。

日本摂食嚥下リハビリテーション学会嚥下調整食分類2021

コード0j（嚥下訓練食品0j）
　均質で、付着性が低く、凝集性が高く、硬さがやわらかく、離水が少ないゼリーで、スプーンですくった時点で適切な食塊状となっているもの。

コード0t（嚥下訓練食品0t）
　均質で、付着性が低く、粘度が適切で、凝集性が高いとろみの形態．スプーンですくった時点で適切な食塊状となっているもの。コード0jと並び、最重度の嚥下障害者に評価も含めて訓練する段階において推奨する形態の1つである。

コード1j
　咀嚼に関連する能力は不要で、スプーンですくった時点で適切な食塊状になっている。均質でなめらかな離水の少ないゼリー、プリン、ムース状の食品である。

コード2（嚥下調整食2）
　スプーンですくって、口腔内の簡単な操作により適切な食塊にまとめられるもので、送り込む際に多少意識して口蓋に押し付ける必要のあるもの。一般的にはミキサー食、ピューレ食、ペースト食と呼ばれることが多い。コード2のなかで、なめらかで均質なものを2-1、やわらかい粒などを含むものや不均質なものを2-2とする。【ペースト状の粥は2-1、粒の残っている粥は2-2となる】

コード3（嚥下調整食3）
　形はあるが、歯や義歯がなくても押しつぶしが可能で食塊形成が容易であり、口腔内の操作時に多量の離水がなく、ばらけにくいもの。やわらか食、ソフト食などと呼ばれることが多い。

コード4（嚥下調整食4）
　硬すぎず、ばらけにくく、貼りつきにくいもので、箸やスプーンで切れるやわらかさをもつ。咀嚼に関する能力のうち、上下の歯ぐきで押しつぶしすりつぶしの能力が要求される。【軟飯や全粥など】

図6　日本摂食嚥下リハビリテーション学会嚥下調整食分類2021（文献10より引用改変）

さらに国は、在宅で療養中の高齢者が主に用いる市販の介護食品についてもこの食形態にかかわる学会分類に対応して基準化している（**図7**）。これらを利用することで、地域で生活し続けるために必要な食形態の情報が、患者が病院や介護施設、在宅のいずれの場にいても共有することが可能となる。

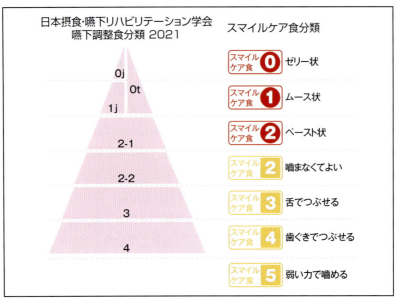

図7　日本摂食嚥下リハビリテーション学会嚥下調整食分類2021とスマイルケア食分類との互換性。病院から在宅まで一貫した地域連携が可能となる

（菊谷　武）

文献

1) 厚生労働省：地域高齢者等の健康支援を推進する配食事業の栄養管理に関するガイドライン．2017.
2) 厚生労働省：日本人の食事摂取基準．2015.
3) 中村丁次，山本茂編著：管理栄養士技術ガイド．文光堂，2009.
4) 厚生労働省：栄養改善マニュアル（改訂版）．2009.
5) 日本静脈経腸栄養学会編：日本静脈経腸栄養学会　静脈経腸栄養ハンドブック．南江堂．2011.
6) 馬場園明編著：介護予防のための栄養指導・栄養支援ハンドブック．化学同人．2009.
7) 菊谷武：チェアサイドオーラルフレイルの診かた―歯科医院で気づく、対応する口腔機能低下症―．医歯薬出版，2017.
8) Kikutani T, Yoshida M, Enoki H, Yamashita Y, Akifusa S, Shimazaki Y, Hirano H, Tamura F. Relationship between nutrition status and dental occlusion in community-dwelling frail elderly people. Geriatr Gerontol Int. 2013;13:50-54.
9) 林静子：高齢者の栄養ケアにおける疑問と検証（1）刻み食ミキサー食の落とし穴；臨床栄養．100（2），145. 医歯薬出版．2002.
10) 日本摂食嚥下リハビリテーション学会誌25（2）：135-149, 2021.

●歯科が行う栄養管理● column

歯科医療関係者は、咀嚼機能を正しく診断したうえで、咀嚼機能に基づいた栄養指導を行わなければならない。安全な食事であること、十分な栄養がとれることは、咀嚼機能に応じた食形態によって導かれる。

栄養支援チーム（NST：Nutrition Support Team）

NSTとは、低栄養状態を改善し、合併症の発症を抑え、入院日数や医療費の低減を目指す、栄養管理に関する専門知識・技術をもった医師、看護師、管理栄養士、薬剤師などが中心となったチームである。

現在では、多職種による栄養管理を目的として多くの施設でNSTが稼働しており、静脈栄養管理のみならず、より生理的で安全かつ経済的な経管栄養などの経腸栄養や経口栄養をも含めた栄養療法全体を支援するチームとなっている。この活動は地域にも広がりをみせ、地域の医師会や福祉施設、訪問看護ステーションなどとネットワークを組み、シームレスな栄養サポートを目的に、地域一体型のNSTが実施されている現状にある。病院内、地域においても必要な歯科の役割は、専門性をもった咀嚼機能の診断と食形態の提案ということになる。

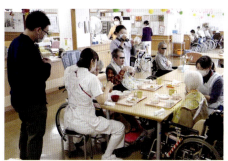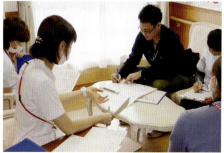

図1　多職種で行われるミールラウンドとその後に行われるカンファレンス

介護保険施設における栄養管理

介護保険施設（介護老人福祉施設、介護老人保健施設、療養病床施設）においては、施設入居高齢者の栄養状態を管理するため、栄養アセスメントに基づいた栄養管理が行われている。これには、咀嚼機能や嚥下機能の評価をもとに、食形態の選択や摂取量の決定が行われており、歯科医師、歯科衛生士にも協働が求められている。ここで重要なのは「ミールラウンドにおける食事観察」である（図1）。摂食嚥下機能評価というと、嚥下内視鏡検査や嚥下造影検査、RSST、改訂水飲みテストなどのスクリーニングテストがよく知られており、実際にいずれも大変有用で頻繁に利用されている。一方で、実際の食事場面の外部観察評価はとても重要である。たとえば、食事中に頻繁にむせる利用者に対して、上記の検査をしても誤嚥の理由がわからないことがある。そこで、食事観察を慎重に行うと、一口量が多すぎたり、掻き込むように食べてしまったり、途中でうとうとしてしまったりという原因がわかることがある。いわば、食事場面の観察なしに摂食嚥下機能の評価は成り立たない。このミールラウンドにおける食事観察評価と多職種におけるカンファレンスについて、平成24年度より、経口摂取を維持することが困難になっている高齢者に対し、詳細なアセスメントを行ったうえで、ケアプランに基づいた経口摂取のための支援を行った場合に算定される「栄養ケアマネジメント　経口維持加算」として始まった。栄養ケアマネジメントにおいても歯科医療者の積極的な参加が求められており、われわれの果たす役割は大きい。

（菊谷 武）

V 摂食嚥下リハビリテーション

臨床例題　―順次回答4連問―

1問目／4問

64歳女性。右側舌側縁に治らない口内炎を自覚し来院した。右側舌癌と診断され、右側舌半側切除、左右側頸部郭清術および左側前腕皮弁による再建術を受けた。術後の口腔内の写真を示す。術後に生じる機能障害はどれか。

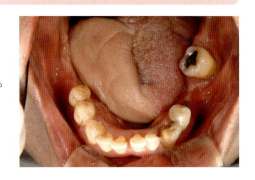

A．胃食道逆流
B．反回神経麻痺
C．食道入口部開大不全
D．口唇閉鎖不全
E．構音障害

> 口腔内写真より舌の運動障害による口腔期障害の1つとして構音障害が生じることが予測される。胃食道逆流と食道入口部開大不全は食道期障害の症状であり、反回神経麻痺は声帯の運動麻痺を引きおこすことから誤嚥のリスクが高まる咽頭期障害の1つであるが、食道癌術後の後遺症として見られることが多く、本症例の術後の後遺症としては考えにくい。さらに、本症例では口唇への外科的処置や運動神経麻痺の有無が明記されていないため、口唇閉鎖不全の有無は判断できない。

正答：E

2問目／4問

64歳女性。右側舌側縁に治らない口内炎を自覚し来院。右側舌癌と診断され、右側舌半側切除、左右側頸部郭清術および左側前腕皮弁による再建術を受けた。術後の構音障害や食物の咽頭への送り込み障害が顕著であった。食後の上顎義歯の写真を示す。今後行う摂食嚥下リハビリテーションのうち適切なものはどれか。

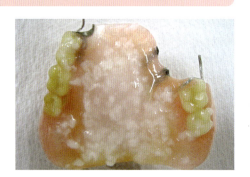

A．バルーン拡張法
B．軟口蓋挙上装置の作製
C．舌接触補助床の作製
D．開口訓練
E．頭部挙上訓練

> 舌挙上運動障害により上顎義歯の口蓋面に食渣が認められる。構音障害も認められることから口蓋に舌が接するよう、舌接触補助床を作製することで、機能障害の改善を図ることができる。

正答：C

3問目／4問

64歳女性。右側舌側縁に治らない口内炎を自覚し来院。右側舌癌と診断され、右側舌半側切除、左右側頸部郭清術および左側前腕皮弁による再建術を受けた。術後に構音障害や食物の咽頭への送り込み障害を訴えたため舌接触補助床を作製した。舌接触補助床作製直後と8カ月後の舌運動の変化を写真に示す。構音障害のうち改善された発音はどれか。

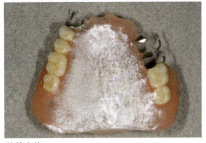
装着直後

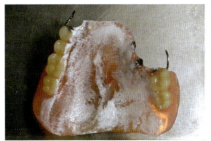
8カ月後

A. /t/　　B. /k/　　C. /h/　　D. /p/　　E. /b/

8カ月後の写真をみると、舌正中から前方にかけて舌が口蓋に接触していることがわかる。このことから、/t/の発音が改善していることが推測される。

正答：A

4問目／4問

64歳女性。右側舌側縁に治らない口内炎を自覚し来院。右側舌癌と診断され、右側舌半側切除、左右側頸部郭清術および左側前腕皮弁による再建術を受けた。術後構音障害を含めた口腔期障害が生じたため、舌接触補助床を作製し、舌の筋力トレーニングを主とした摂食嚥下リハビリテーションを継続した。舌運動の変化に合わせて舌接触補助床の口蓋面の調整を行った。術後1年半後の舌接触補助床の口蓋面を写真に示す。今後必要な治療はどれか。

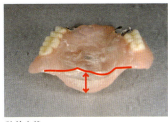
装着直後

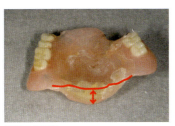
術後1年半後

A. 現状の舌接触補助床の使用を継続する
B. 口蓋部分の床全体の厚みをさらに多くする
C. 口蓋部分の後方の厚みを減らす
D. 舌運動機能を再評価し、機能に見合った舌接触補助床を新製する
E. 構音の改善がみられるため舌接触補助床の使用を中止する

舌接触補助床は、構音障害を含めた口腔期障害の改善とともに随時調整あるいは新製するべきである。調整・新製にあたっては定期的な舌機能評価を行うべきである。

正答：D

（阿部仁子、佐藤光保、植田耕一郎）

V 摂食嚥下リハビリテーション

臨床例題　―順次回答4連問―

1問目／4問

65歳の男性。嚥下困難を主訴として来院した。1カ月前まで左側の脳梗塞で入院していたという。入院中に胃瘻を造設しており、現在は経口摂取は行っていない。初診時に舌を挺出したときの写真を示す。
脳梗塞により障害が疑われるのはどれか。

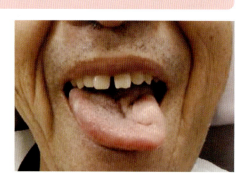

A．小脳
B．中脳
C．延髄
D．大脳新皮質
E．大脳辺縁系

A：× 小脳の脳梗塞では筋萎縮をともなう舌の偏位は生じないため誤答。
B：× 中脳の脳梗塞では筋萎縮をともなう舌の偏位は生じないため誤答。
C：○ 延髄の舌下神経核が障害されると、麻痺側の舌の筋萎縮と偏位が生じるため正答。
D：× 大脳の脳梗塞では筋萎縮をともなう舌の偏位は生じないため誤答。
E：× 大脳の脳梗塞では筋萎縮をともなう舌の偏位は生じないため誤答。

正答：C

2問目／4問

65歳の男性。嚥下困難を主訴として来院した。1カ月前まで左側の脳梗塞で入院していたという。入院中に胃瘻を造設しており、現在は経口摂取は行っていない。挺舌時の偏位により左の延髄の障害が疑われた。摂食嚥下機能を評価するため、嚥下造影検査を行うこととした。トロミ付きのバリウム水を嚥下したときの検査画像を示す。認められる異常所見はどれか。

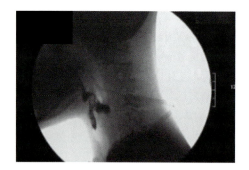

A．唾液誤嚥　　　D．食道逆流
B．水分誤嚥　　　E．鼻咽腔閉鎖不全
C．鼻腔逆流

A：× 唾液誤嚥は嚥下造影検査ではわからないため誤答。
B：○ バリウムのついた液体の誤嚥を認めるため正答。
C：× 鼻腔への逆流像は認められないため誤答。
D：× 食道からの逆流像は認められないため誤答。
E：× 鼻咽腔閉鎖不全は認められない誤答。

正答：B

3問目／4問

65歳の男性。嚥下困難を主訴として来院した。1ヵ月前まで左側の脳梗塞で入院していたという。入院中に胃瘻を造設しており、現在は経口摂取は行っていない。挺舌時の偏位により左の延髄の障害が疑われた。嚥下造影検査の結果、トロミ付きのバリウム水の誤嚥を認めたため、間接訓練を行うこととした。訓練中の写真を示す。
改善が期待されるのはどれか。

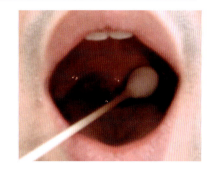

A．嚥下反射惹起　　D．嚥下時の喉頭挙上
B．嚥下時の舌圧　　E．嚥下時の声門閉鎖
C．嚥下時の咽頭収縮

A：○　冷圧刺激法は、嚥下反射惹起を高めるための訓練法なので正答。
B：×　冷圧刺激法は、舌の機能を高める効果はないため誤答。
C：×　冷圧刺激法は、咽頭収縮を高める効果はないため誤答。
D：×　冷圧刺激法は、喉頭挙上を高める効果はないため誤答。
E：×　冷圧刺激法は、声門閉鎖を高める効果はないため誤答。

正答：A

4問目／4問

65歳の男性。嚥下困難を主訴として来院した。左側の脳梗塞で入院していたという。入院中に胃瘻を造設しており、現在は経口摂取は行っていない。
間接訓練により嚥下反射の惹起が改善したため、直接訓練を開始できるかどうかを検討するため再度嚥下造影検査を行うことにした。トロミ付きのバリウム水の誤嚥は認められなかったが、嚥下後に図のような咽頭残留を認めた。この後にもう一度、バリウム水を嚥下するとき、適切な姿勢はどれか。

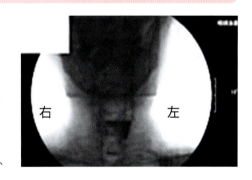

A．頸部伸展位　　　C．頸部突出位
B．頸部中間位　　　D．頸部左回旋位　　　E．頸部右回旋位

A：×　頸部伸展位は、咽頭残留を改善する効果はないため誤答。
B：×　頸部中間位は、咽頭残留を改善する効果はないため誤答。
C：×　頸部突出位は、咽頭残留を改善する効果はないため誤答。
D：○　患側への頸部回旋は、食塊を健側に誘導し、患側の残留を予防できるため正答。
E：×　健側への頸部回旋は、食塊を患側に誘導し、患側の残留を助長するため誤答。

正答：D

（中山渕利、佐藤光保、植田耕一郎）

各論

VI 構音機能のリハビリテーション

> **POINT**
> ①構音は、話し言葉を構成する要素の1つである。
> ②話し言葉は音声と構音で形作られる。
> ③構音には、呼吸、喉頭、咽頭、口腔、鼻腔の正確で適切な運動と知覚が、かかわる。

1 総論

1）構音とは

・人間は**話し言葉 speech** を使ってコミュニケーションをとっている。
・話し言葉は、まず声帯の上にある声道（喉頭、咽頭、口腔、鼻腔）で作られ、これを**構音 articulation** と呼ぶ。
・これに対し、**音声 voice** は喉頭の内部、声帯で作られ、構音はこの音声を声道の形を変えることで作られるものである。

2）日本語の構音

・音には、子音と母音の2つの形式がある。

（1）母音

・母音は声帯で発せられた振動音が、咽頭を通って口腔で共鳴することでその形の違いによって異なる音に聴取される。
・母音の違いを作る形の違いは舌と口唇によって作られる。つまり、舌と口蓋との距離、舌の前後の位置、口唇の丸めがあるかないかの3つの要素である。
・母音は、有声音である。有声音とは、声帯の振動が持続的に認められる音であり、逆に無声音は声帯振動がみられない音をいう。
・日本語の母音は [a]、[i]、[u]、[e]、[o] の5つの種類がある。先の3つの要素で説明すると、**表1**のようになる。

表1　日本語の母音

	舌と口蓋の距離	舌の前後の位置	円唇の有無
[a]	広	中	非円唇
[i]	狭	前	非円唇
[u]	狭	中	非円唇
[e]	中	前	非円唇
[o]	中	後	円唇

（2）子音

・子音は、声道の形を変えることで作られる雑音成分である。
・どの位置で作られるか（位置〈構音点〉）、どんな方法で作られるか（方法〈構音様式〉）で聴取される子音が変わる。
・日本語の子音の構音点は、**図1**に示される。
・日本語の構音方法には、破裂音・摩擦音・破擦音・接近音・弾音・鼻音などがある。

2. 構音機能と関連する解剖・生理

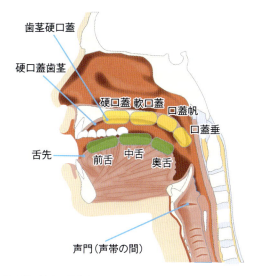

図1　日本語の子音の構音点

（3）話し言葉の超分節的要素（プロソディ）
- 話し言葉は、単なる音の羅列ではなく、話し手の意図や感情を表現するために、さまざまな超分節要素が加わる。これをプロソディという。
- プロソディには、アクセント、強弱（ストレス）、イントネーション（抑揚）、休止（ポーズ）などがある。

2　構音機能と関連する解剖・生理

- 発声発語にかかわる器官を図2に示す。言語音は、呼気の産出、呼気流を声に変換する喉頭の調節、個々の音を産生する構音運動の3つの過程で作られる。

（1）呼気の産出の解剖と生理
- 多くの音声言語は呼気を利用している。したがって、有効な音声にはまず十分な呼吸機能が必要となる。
- 呼吸は、肺の拡張と縮小によってある一定のリズムで吸気と呼気が繰り返されるもので、胸郭と横隔膜の運動によって制御されている。

（2）声帯の解剖と生理
- 声帯は、甲状軟骨の正中部内面と左右の披裂軟骨の声帯突起の間にある、筋と靭帯、粘膜からなる組織である。
- 声帯は左右の一対あり、左右の声帯の間隙を声門と呼ぶ。
- 声帯は呼気の流出に伴って声門下圧が上昇することによって開大し、続いて組織の弾性とベルヌーイ効果によって正中に引き寄せられ閉じる。この声帯の内転外転の繰り返しの

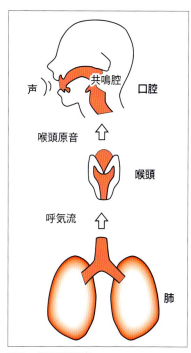

図2　発声発語器官

結果、声帯粘膜に波動が生じ、声帯原音（喉頭原音）となる。

（3）構音器官の解剖と生理

①舌

- 舌は構音機能に最大にかかわる器官である。舌の高さ、前後の位置を変えることで声道の形が変化し、さまざまな音が作られる。舌は内舌筋と外舌筋で構成される（**表2**）。

表2　舌筋群

	名称	主な機能
外舌筋	オトガイ舌筋	・舌の突出・後退・下制 ・舌骨の安定挙上
	舌骨舌筋	・舌の下制、舌骨の安定
	茎突舌筋	・舌の後退・挙上
	口蓋舌筋	・奥舌の挙上
内舌筋	上縦舌筋	・舌尖の挙上、舌の短縮
	下縦舌筋	・舌尖の下制、舌の短縮
	横舌筋	・舌の幅を狭める ・垂直舌筋とともに舌側部挙上
	垂直舌筋	・舌を平らにし幅を広げる

②口唇

- 口唇を囲む口輪筋と、口唇を停止部とする多くの筋で構成される。
- 口唇は両唇音を作る器官である。
- 母音の [o] では丸めを作り、[i] では口角を横にひく動作を行う。

③軟口蓋

- 鼻音の産生時以外は、鼻咽腔閉鎖機能によって軟口蓋挙上と咽頭側壁の収縮がおこり、鼻腔への通路は閉鎖される。

④硬口蓋

- 舌とともに硬口蓋音を作る。
- 硬口蓋の欠損や高口蓋のような形態は構音に影響を与える。

⑤歯茎部

- 舌とともに歯・歯茎音を作る。特に前歯の欠損は構音に影響を与える。

⑥下顎

- 下顎は音声の産生とは直接かかわらないが、口腔・咽頭の容積を変化させる、舌や口唇が効率よく動くように協調するなどの働きをする。

3　構音障害の原因と病態

1）構音障害の原因

表3　器質性構音障害・運動障害性構音障害の原因疾患

器質性 構音障害	先天性疾患	口唇口蓋裂、粘膜下口蓋裂、先天性鼻咽腔閉鎖不全症、舌小帯付着異常
	後天性疾患	口腔・中咽頭がん術後、下顎前突症

運動障害性 構音障害	病変レベル	
	上位運動ニューロン	脳血管疾患、脳炎、脳腫瘍、頭部外傷、多発性硬化症など
	下位運動ニューロン	脳血管疾患、脳炎、脳腫瘍、頭部外傷、神経 Behçet 病、重症筋無力症、多発性筋炎、筋ジストロフィー症など
	錐体外路	Parkinson 病、黒質変性症、Huntington 舞踏病、ジストニアなど
	小脳	脳血管疾患、脳炎、脳腫瘍、脊髄小脳変性症など
	複数の神経障害	筋萎縮性側索硬化症、Wilson 病、シャイ・ドレーガー症候群など

4．構音障害の評価、診断

・構音障害は、器質性構音障害、運動障害性構音障害、機能性構音障害の３つに分類される。器質性構音障害と運動障害性構音障害の原因疾患は**表3**に示す。
・器質性構音障害は、発声発語器官の欠損や余剰などの器質的なことで生じた運動障害である。
・運動障害性構音障害は、発声発語器官に生じた運動障害で、中枢・末梢神経系夜勤の異常が原因である。成人のコミュニケーション障害のなかでも発現頻度が高い。
・これらの器質的な問題も運動の問題も心理的な問題もないにもかかわらず、誤った構音様式を習得していることもある。これらを機能性構音障害と呼ぶ。

2）構音障害の症状

（1）音の誤り

①誤りの種類

・音の誤りには、歪み・置換・転置・省略・付加がある。

②誤りの一貫性

・同じ音をどのような状況でも誤ることを一貫性があるといい、運動や器質的なことが原因である構音障害では、多くの場合一貫性がある。

③誤りの自覚

・誤りを自覚し、自己修正しようとする行動がみられることがある。

（2）声の障害

・声の大きさ、高さ、長さ、質に異常がみられることがある。
・質の異常のことを嗄声と呼ぶ。嗄声には、粗造性・気息性・無力性・努力性の４種類がある。

（3）プロソディの障害

・正常なアクセントやイントネーション、ストレス、音節の間のポーズが表現できないことがある。

3）原因と病態との関連

（1）運動障害性構音障害

・病変が上位運動ニューロンのレベルにあったときは痙性構音障害、下位運動ニューロンでは弛緩性構音障害、錐体外路では運動低下性（あるいは過多性）構音障害、小脳では失調性構音障害、複数の神経障害ではいくつかの症状が混合する症状がみられる。

（2）器質性構音障害

・舌切除後の構音障害は、切除範囲が大きいほど重度になる。また、切除範囲では側方型の切除に比べて前方型切除では明瞭度の低下が大きい。

4 構音障害の評価、診断

1）構音障害の評価

（1）発声発語器官の形態・運動・感覚の検査

・発声発語器官の形態を評価する。
・運動の要素は、可動域、筋力（瞬発性・持続性）、巧緻性、速度、安定性、効率性などがあり、そ

VI 構音機能のリハビリテーション

れぞれについて評価する。
- 安静時との差、左右差、異常な運動についての評価を行う。
- 異常な運動とは、正常な動作では出現しない運動で、振戦、線維束攣縮などがある。
- 口腔内の表在感覚・深部感覚などの感覚も評価する。

（2）発話機能の検査

- 話し言葉の評価は、必ず録音して保存する。

①構音検査[1]

- 構音の正誤、および誤り方、誤りの一貫性や被刺激性、誤りの自覚の項目を評価する。サンプルと

図3 単音節復唱検査

するのは、単音節（**単音節復唱検査**）（図3）、単語、文章、会話である。

②オーラルディアドコキネシス

- 単音節をできるだけ速く繰り返し構音させ、その回数、正確さ、リズムを評価する方法である。通常「パ」「タ」「カ」「パタカ」の音節を使用する。

③パラトグラム検査

- **パラトグラム　palatogram** の手法を用いて舌と口蓋の接触を評価することができる。
- パラトグラム検査には、静的なパラトグラム検査と動的なパラトグラム検査がある。
- 静的なパラトグラムは、表面に印象材などの粉末を散布させた口蓋床を装着した状態で目標音を言わせた後、ただちに口腔外に出し確認する。舌が接触した部位は粉末が湿って色が変わるので、接

4．構音障害の評価、診断

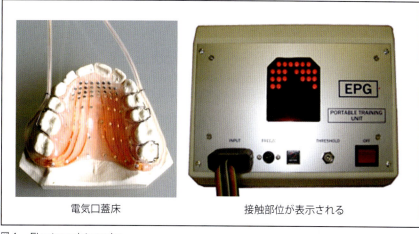

電気口蓋床　　　　　　　　接触部位が表示される

図4　ELectoropalatography

触した位置と範囲を評価できる。
・動的なパラトグラムは、電気口蓋床を用いたElectoropalatography（図4）がよく使われる。電極を埋め込んだ電気口蓋床を装着し、目標音を発音させる。静的パラトグラムと違い、構音活動の動態が時間軸で評価できる。

④声の検査
・声の正常・異常はその人の年齢、性別、環境や出身によって判断する。
・声の4つの属性（大きさ、高さ、長さ、質）について評価する。
・このうち、長さの評価に発声持続時間（Maximum Phonation Time：MPT）⚠ がある。これは、通常「あー」の音でどのくらい最大限に伸ばせるかの時間を秒単位で測定する。通常、成人では10秒未満が異常と判定される。

⑤プロソディの検査
・リズム、アクセント、抑揚、文章における音の高さ（たとえば疑問文の文末など）、ポーズを、文章や単語、会話などで評価する。

⑥共鳴の検査
・日本語の場合、/n/、/m/、/N/以外の音は口腔で共鳴する。鼻咽腔閉鎖不全の場合は呼気が鼻腔を通過することによって鼻腔共鳴となる。

⑦発話明瞭度⚠の検査
・これまでの検査が、反応の正誤を測定しているのに対し、発話明瞭度は「どのように・どのくらい普通に聴こえるか」についての指標である。
・代表的なものが、100音節明瞭度と会話明瞭度である。100音節明瞭度は日本語の100音節をランダムに患者に提示したものを、その患者を直接知らない聴覚障害のない検者に聞かせ、日本語のどの音に聴こえたかを書かせる。正しく聞き取れたものが発話明瞭度となり、通常5人の平均をとる。

表4　会話明瞭度

1	よくわかる
2	1と3の間
3	ときどきわからない言葉がある
4	3と5の間
5	内容を知っていればわかる
6	5と7の間
7	ときどきわかる言葉がある
8	7と9の間
9	わからない

217

- また、会話明瞭度（**表4**）は、その人の会話を聞いて、ごく普通の人がどの程度聞き取れるかを、熟練した評価者が9段階（あるいは5段階）[2)] で判断する。

（3）呼吸機能の検査

①安静時呼吸の状態
- 安静時の呼吸状態を視診し、胸式・腹式呼吸の様式を評価する。
- 呼吸数や肺活量、最大呼気圧、呼気量を測定することもある。

②呼気持続時間⚠の測定
- 呼気の最大持続時間を、/s:/ と長く言わせて測定する。

（4）鼻咽腔閉鎖機能⚠の検査
- 話し言葉に必要な鼻咽腔閉鎖機能は、先に述べた共鳴を聴覚的な判定で行うほか、ブローイング、鼻息鏡での計測がある。
- **ブローイング**にはハードブローイングとソフトブローイングの2種類がある。コップに水を入れ、ストローで吹かせる。強い呼気を出させるのがハードブローイングで、弱い息で長く吹かせるのがソフトブローイングである。
- 発声時（「あー」あるいは「えー」）あるいはブローイング時に鼻息鏡（**図5**）を鼻孔の下にあてがい、曇りの有無とその程度、左右差を測定する。

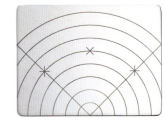

図5　鼻息鏡

2）他の障害との鑑別診断

- 構音障害と鑑別診断する必要のある音の障害の症状を示すものには、失語症、認知症、聴覚障害がある。
- これらは、構音障害と原因疾患が同じ場合もあること、またほかの疾患が合併しておこることもあり、鑑別診断は難しいことも多いが、対応が全く異なることから、注意が必要である。
- 発話行動は**図6**に示すような過程で表現される。考えていることは「概念・意味」であり、それをまず理解できているかが大切である。そこから「言語」というシグナルに変換する。これを喚語と呼ぶ。喚語された「言語」は言語音の選択と配置がなされ、その音に見合った行動が企画される。その企画どおりに運動が遂行され、発話として完成する。
- これらの発話過程に従って、構音障害と鑑別する必要のある発話障害の特徴を**表5**に示す。これらの障害は、音の障害という症状は類似していても、発話過程のどこを障害されているかが異なる。したがって、対応法も変わるので鑑別診断は慎重にすべきである。

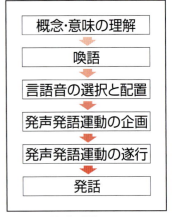

図6　発話行動の過程

表5 構音障害と他の障害の特徴

	概念・意味の理解	喚語	音の選択と配置	発声発語運動の企画	運動の遂行時の音の誤り	音の誤りの原因
構音障害	障害されない	障害されない	障害されない	障害されない	歪む、省略などがある　誤りは基本的には一貫している	発声発語器官の運動・形態の障害
失語症	障害されない	障害される	障害される	障害されることがある	一貫しない誤りがある	大脳の言語野の損傷
認知症	障害される	障害される	障害されることが多い	障害されることがある	一貫しない誤りがある	脳の変性や全般的な機能低下
聴覚障害	障害されない	障害されない	障害されない	障害されない	特有の歪みあり	聴力損失

5 構音障害への対応

1）障害の整理

- リハビリテーション医学では、国際生活機能分類（ICF：International Classification of Functioning, Disability and Health）の観点からさまざまな側面において評価する（図7）。

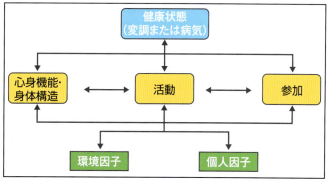

図7　国際生活機能分類（ICF）

2）予後の予測と達成目標の設定

- 現在の状況を、疾患とその重症度、年齢、治療内容、意欲、発症経過などさまざまな要素から、機能の予後を予測し、可能な達成目標を設定する。
- 目標はおおむね数週間で達成できる短期目標と、数カ月で達成する長期目標がある。
- 障害は可逆的な疾患だけでなく、進行性の疾患が原因であることもある。症例の立場や疾患の特性を考えたうえで目標や支援方法を考えるべきである。

3）運動機能訓練

- 運動の要素には、可動性・筋力（瞬発性・持続性）・速度・巧緻性・安定性・効率性などがある。
- 運動には自動運動・自動介助運動・他動運動の3つの方法があり、筋の収縮には等尺性・等長性・

VI 構音機能のリハビリテーション

等速性などがある。

・これらを考慮しながら必要な運動の要素と方法を選択し、プログラムを作る。

4) 感覚機能訓練

・正常な運動の発現には感覚機能が整うことが必要であり、可能であれば感覚賦活をはかる訓練を計画する。

5) 発話機能の訓練

(1) 構音訓練

・誤っている音の原因となる運動障害に対する訓練をしながら構音の改善を図る。

・構音訓練は、単純なものから開始し、単音節・単語・文章・長文・会話の順に実施する。

(2) 話し方の訓練

・発話速度を低下する、声量を向上させることによって明瞭度を改善させることができる。

(3) 代償法の開発

①代償構音

・音響学的に正しい音を目標にはできない場合は、代償的な動きを考案し、それと聴こえる音を産生することが目標となる。

②補綴装置の使用（→各論Ⅱ章「2 歯の欠損への対応」参照）

・補綴装置は、発話明瞭度の改善だけでなく、運動機能の賦活、疲労の改善、主観的評価の改善につながる[3]。

③コミュニケーション代替手段　Augmentative and Alternative Communication：AAC　の使用

・AACには、書字、文字盤、トーキングエイドや環境設定も含めたコンピュータを使用したものなどがある。

6) 心理的支持

・構音障害のある人は、情報の伝達が難しいことから社会との遮断が生じることもあり、負の体験をもつことが多い。リハビリテーションの継続には、心理的支持が必要である。

7) 環境設定

・コミュニケーションは、必ず相手が必要であるので、話し相手のコミュニケーション能力の向上も大切なリハビリテーションの1つである。

(西脇恵子)

文献

1）日本コミュニケーション障害学会編：新版構音検査，千葉テストセンター，東京，2010.
2）伊藤元信：単語明瞭度検査の感度. 音声言語医学，34(3)，237-243，1993.
3）西脇恵子：舌接触補助床の構音障害に対する効果. 日本顎顔面補綴学会誌，36(2)，75-77，2013.

●人工舌● column

舌の外科的切除や運動障害によって生じた構音障害の改善のために舌接触補助床（PAP）が用いられる。しかし、広範囲に及ぶ舌亜全摘や舌全摘手術を受けた場合には、通法どおりにPAPを作ると口いっぱいになるくらい大きくなってしまう。その結果、口腔の共鳴腔が不足し、不明瞭な構音となってしまう。舌がなくなった部分をPAPで補うのではなく、もともとの舌の位置にそのおおまかな容積を再現したほうが装着感に優れ、より自然な調音が可能となるため、人工舌（舌の補綴）による治療が行われている。

①人工舌にはPAPの併用が必要

構音障害の改善には呼気の流路をコントロールする必要がある。人工舌による治療では、弾性を有するソフトプレスシートで作製されたPAPの併用により、呼気漏出路をコントロールして容易に調音点を作ることができるようにする。

通常ではPAPは粘膜調整材（ティッシュコンディショナーなど）を使って舌の可動域を印記することが多いが、人工舌は舌とは異なり、細かな動きをすることができない。PAPの形態が複雑になると人工舌との接触が難しくなるため、口蓋部はフラットな形態にしたシンプルな構造が付与される。

②閉鎖が必要な部位

人工舌とPAPにより閉鎖が必要な部分は、パラトグラムを参考にするとわかりやすいが、前方部（サ行、タ行、ナ行）と後方部（カ行）である（図1赤線および黄線）。

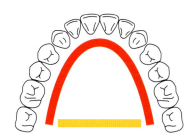

図1　人工舌とPAPにより閉鎖が必要な部位

③人工舌の構造

人工舌の構造は残存舌の状態によって異なる。

＜舌亜全摘症例＞

残存舌が存在する場合には、人工舌の一部が残存舌を覆い、残存舌の機能を補助するような人工舌が作製される（図2a）。

＜舌全摘症例＞

残存舌がないため、図3のようなシリコーン製の人工舌が用いられる。下顎運動によって人工舌を動かし、PAPと接触させて調音を行う（図2b）。

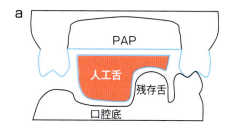

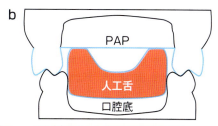

図2　a 舌亜全摘症例　b 舌全摘症例の模式図

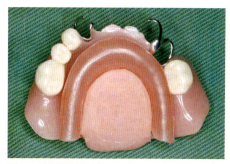

図3　舌全摘症例に用いるシリコーン製の人工舌

（皆木省吾、川上滋央）

文献
1）皆木省吾，川上滋央，佐藤匡晃，兒玉直紀：夢の会話プロジェクトー舌切除患者への人工舌形態の確立ー．日本顎顔面補綴学会雑誌，2017;39（2）:36-41.

VI 構音機能のリハビリテーション

臨床例題 －順次回答2連問2題－

1問目／4問

60代女性。最近言葉がもつれるという主訴で来院した。既往に3年前に脳梗塞があったが、身体の運動障害もなく、大きな問題はなかったという。初診で声を聴いたところ開鼻声があったことから、「あー」発声時の鼻漏出を鼻息鏡で測定すると図のような所見が出た。
このことからまず考えられる障害は次のうちどれか。

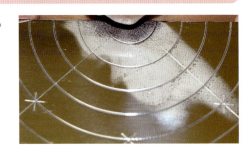

A．舌の感覚障害　　　D．左側上肢の運動障害
B．喉頭調節の障害　　E．鼻咽腔閉鎖機能障害
C．閉塞性呼吸障害

A：× 鼻漏出の所見だけでは舌の感覚障害は予測できない。
B：× 喉頭調節は音声に関連するので共鳴とは関係がない。
C：× 閉塞性呼吸障害は軟口蓋挙上不全を伴わない。
D：× 左側上肢の運動障害があることとは直接的な関連はない。
E：○ 口腔と鼻咽腔の閉鎖機能障害があると考えられる。
　鼻漏出があるということは、発声時に十分な軟口蓋挙上不全があることが考えられる。

正答：E

2問目／4問

60代女性。最近言葉がもつれるという主訴で来院した。既往に3年前に脳梗塞があったが、身体の運動障害もなく、大きな問題はなかったという。初診で声を聴いたところ開鼻声があったことから、「あー」発声時の鼻漏出を鼻息鏡で測定すると図のような所見が出た。
考えられる本症例の発話の特徴はどれか。誤っているものを1つ選べ。

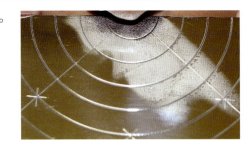

A．発話持続時間の短縮　　D．声の翻転がある
B．発話速度がゆっくりになる　E．開鼻声がある
C．母音が鼻音化する

A：× 呼気が口腔だけでなく鼻腔からも流出されることから、呼気を効率よく使うことができず、その結果、発話持続時間が短くなることが予測される。
B：× 鼻漏出があることから、発話に努力が必要で易疲労性があり、発話速度が緩慢になることがある。
C：× 過度の鼻腔共鳴になることから、音は鼻音化する。
D：○ 喉頭調節が関係する声の高さの調節は、鼻漏出とは直接関連はない。
E：× 鼻漏出しているので声は開鼻声になる。
　本症例は呼気の鼻漏出が検出されている。

正答：D

臨床例題

3問目／4問

60代男性。最近言葉がもつれるという主訴で来院した。筋萎縮性側索硬化症の診断を受けているが、歩行は自立しており、日常生活動作に問題はない。診断名から予測される発話の症状はどれか。2つ選べ。

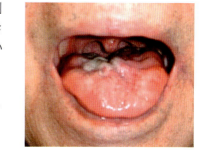

A．発話時に単発性のけいれん様の動きがある
B．舌の前方を構音点とする子音が歪む
C．過度の鼻腔共鳴がある
D．声の振戦がある
E．爆発的な大きさの声が出る

> A：× これはミオクローヌスであり、本疾患との関連はない。
> B：○ 舌の運動障害があることから舌に構音点がある子音は歪むことが考えられる。
> C：○ 球麻痺症状があることから鼻咽腔閉鎖機能不全がある。したがって、過度の鼻腔共鳴があることが考えられる。
> D：× 喉頭の筋緊張の変動からくる症状であるので、本疾患の症状ではない。
> E：× 小脳症状であることから、本疾患の症状ではない。
>
> 筋萎縮性側索硬化症の臨床的特徴は、疲労、けいれん、線維性束攣縮、筋の萎縮、筋力低下、痙性に伴う深部腱反射の亢進である。本症例は、初発症状が球麻痺によるタイプであると考えられる。
>
> 正答：B、C

4問目／4問

前問の患者にOral diadochokinesis検査をした。使った音節は「パ」「タ」「カ」の3種類であったが、それぞれの構音点に必要な動きを観察評価することが目的であった。3つの子音の構音点について正しいものを選べ。

A．「パ」は舌の先端、「タ」は舌の後方、「カ」は舌の中央が構音点である
B．「パ」は口唇、「タ」は舌の中央、「カ」は舌の後方が構音点である
C．「パ」は舌の後方、「タ」は舌の前方、「カ」は舌の中央が構音点である
D．「パ」は口唇、「タ」は舌の前方、「カ」は舌の後方が構音点である
E．「パ」は舌の先端、「タ」は舌の前方、「カ」は舌の後方が構音点である

> 「パ」の子音は/p/で口唇破裂音である。「タ」の子音は/t/で歯歯茎部破裂音であり、「カ」の子音は/k/で軟口蓋破裂音である。したがって、構音点は/p/は口唇、/t/は舌の前方と歯・歯茎部、/k/は舌の後方と軟口蓋である。
> これらのことから、正解はDである。
>
> 正答：D

（西脇恵子）

索引

欧文・数字

5期モデル **180**、186

ADL →日常生活動作（ADL）

Alzheimer 型認知症　72、**134**

Alzheimer 病　54、86、**134**

BDR 指標　82

BMI　83

Borches 法　110

Candida albicans　108

CHS 基準　8

Cohn の段階理論　11

EQ-5D（Euro QOL）　83

FAST 分類　**86**、133

Functional Independence Measure（FIM）　→機能的自立度評価表（FIM）

Glasgow Coma Scale（GCS）　150

GOHAI　83

Hippocrates 法　110

Hunter 舌炎　108

IADL Scale　82

Japan Coma Scale（JCS）　150

Lewy 小体型認知症　135

Livne & Antonak の障害に対する心理社会的適応モデル　11

MCI（軽度認知障害）　85、**133**、157

Mini-Mental State Examination（MMSE）　**85**、133

MNA-SF　84

MoCA　85

OHIP-J54　83

Osler-Rendu-Weber 症候群　105

Parkinson 症候群　137

Parkinson 病　120、**137**、156

Parkinson 病の 4 大症状　137

PDCA サイクル　171

PEM　203

Plummer-Vinson 症候群　108

QALY　83

QOL（quality of life）　22、**82**

Ramsay Hunt 症候群（Hunt 症候群）　106、**113**

RPP（Rate Pressure Product）　149

SF-12　83

SF-36　83

SF-8　83

Sjögren 症候群　109、**114**、121

SOAP 記載法　79

Stevens-Johnson 症候群　106

Sturge-Weber 症候群　105

Tooth wear　97

t-PA（組織プラスミノゲン活性化因子）　131

Warthin 腫瘍　114

WHO QOL26　83

α-シヌクレイン　135

和文

あ

アクシデント　146

悪性黒色腫　105

悪性腫瘍　105

悪性貧血　108

悪性リンパ腫　105

アシクロビル　120

アセトアミノフェン　119

アドバンスディレクティブ　24

アミロイドβ（Aβ）沈着　134

アムホテリシン B　108

アレルギー性疾患　91

安静時唾液　188

安楽いす型（依存型）　11

い

医科歯科連携　115

意識レベル　148

医師の職業倫理　21

移乗　154

囲続結紮　110

胃食道逆流症　97

一過性脳虚血発作　129

遺伝性早老症　51

医療安全　146

医療過誤　148

医療危機管理（リスクマネージメント）　146

医療廃棄物処理　147

医療保険　44

胃瘻（PEG）　180、**188**

インシデント　146

咽頭　70、**184**

咽頭期（嚥下第二期）　180

院内感染対策　146
インフォームドコンセント　92
インプラント　**101**、176
インプラント体　176

う

ウェアリング・オフ　138
齲蝕　96
うつ病　59、92、**144**
運動障害性咀嚼障害　**74**、172

え

栄養支援チーム（NST）　207
栄養評価　83
栄養療法　207
エナメル質　62
エプーリス　105
嚥下障害　180
嚥下性無呼吸　187
嚥下造影検査（VF）　73、**192**
嚥下中枢　132
嚥下内視鏡検査（VE）　73、**192**
嚥下のパターン発生器（CPG）　183
塩酸ドネペジル　134
円熟型　11
炎症　**105**、119

お

オーラル（口腔）ジスキネジア　95、**113**、120、137
オーラルディアドコキネシス　74、89、**192**、216
オーラルフレイル　**76**、175
オッセオインテグレーション　176
音声　212
温度覚　71

か

介護技術　152
介護支援専門員（ケアマネジャー）　37
介護支援専門員実務研修　37
介護支援専門員実務研修受講試験　37
介護認定審査会　36、**82**
介護福祉士　46
介護保険制度　34
介護保険法　35
介護予防事業　38
介護予防・生活支援サービス事業　42
介護予防・日常生活支援総合事業（総合事業）　38
介護老人福祉施設　39
介達骨折　109
改訂長谷川式簡易知能評価スケール（HDS-R）　85

改訂水飲みテスト（MWST）　73、**191**
下咽頭（咽頭喉頭部）　184
下顎窩　68
下顎角　68
かかりつけ歯科医　93、**161**
顎関節　68
仮性（偽性）球麻痺　132
下腿周囲長　84
片手すくい法　147
片麻痺　131
顎骨　68
カッツ指数　81
活動性根面齲蝕　96
合併症　148
化膿性唾液腺炎　114
ガムテスト　114
仮面様顔貌　138
硝子化　68
加齢　50
加齢遺伝子　52
感音障害　15
感覚　71
環境改善的アプローチ　201
眼瞼下垂　113
肝硬変　174
看護師　45
肝疾患　18
感受性亢進　136
関節覚　71
間接訓練　195
関節結節　68
関節疾患　19、**139**
関節リウマチ　139
感染症　141
感染性心内膜炎　4、**171**
顔面神経麻痺　113
管理栄養士　46
緩和ケア　22、**167**

き

義歯　**98**、170
義歯安定剤　102
義歯性口内炎　103
義歯性線維腫　105
義歯洗浄剤　103
器質性咀嚼障害　**74**、175
義歯粘着剤　102

225

義歯補綴　98

気道異物　188

機能形態障害　195

機能的自立度評価表（FIM）　81

揮発性硫黄化合物（VSC）　115

虐待　**25**、26

嗅覚　71

救急救命士　46

球麻痺　132

仰臥位　143

狭心症　112

巨赤芽球性貧血　108

居宅介護支援　37

居宅療養管理指導　37

筋萎縮性側索硬化症　36、**137**

菌血症　105

菌交代現象（菌交代症）　108

筋腫　105

筋組織　53

く

空胞変性　63

楔状欠損　97

区分支給限度基準額　36

くも膜下出血　130

クラウンブリッジ　100

車いす　152

クレアチニンクリアランス　9

け

ケアプラン　**37**、165、172

経管栄養　110

経口栄養　207

経済的虐待　25

経静脈栄養　110

経腸栄養　188

軽度認知障害（MCI）　85、**133**

経鼻栄養　188

経皮的動脈血酸素飽和度（SpO2）　150

頸部聴診法　192

血圧　55、148

血液検査　80

血管腫　105

血管性認知症　135

結晶性知能　10

血栓塞栓症　123

健康格差　3

健康寿命　6

健康障害　6

健康増進法　44

健康日本 21（第二次）　3

言語性 IQ　10

言語聴覚士　46

幻視　135

原生象牙質　62

見当識　58

こ

構音　212

構音機能　213

構音障害　15、**214**

口蓋筋　184

口角下垂　113

口角びらん症　109

硬化象牙質　63

後期高齢者　29

後期高齢者医療制度　34、**43**

抗凝固薬　119

口腔　183

口腔咽頭吸引　118

口腔衛生管理　171、**195**

口腔衛生状態　164

口腔外ケア　166

口腔カンジダ症（鵞口瘡）　**108**、112

口腔乾燥症（ドライマウス）　**114**、121

口腔関連 QOL　83

口腔期（嚥下第一期）　180

口腔機能管理　169、**195**

口腔機能向上　157

口腔機能障害　76

口腔機能低下症　**76**、175

口腔ケア　170、**195**

口腔ケアマネジメント　171

口腔健康管理　161、172、**195**

口腔水分計　77、114

口腔粘膜　65

口腔粘膜疾患　106

口腔扁平苔癬　107

口腔保健　2

口腔保健支援センター　44

高血圧　144

高血圧症　120

抗血栓療法　123

咬合干渉　64

咬合性外傷　64

高次脳機能障害　132

口臭　115

溝状舌　108

口唇ヘルペス（口唇疱疹）　106

抗精神病薬の長期投与　113

硬組織疾患　109

喉頭　70、**185**

喉頭挙上　187

行動・心理症状（BPSD）　134

更年期障害　56

抗 Parkinson 病薬　113

紅板症　107

咬耗　97

高齢化社会　27

高齢化率（老年人口率）　27

高齢者医療確保法　34

高齢社会　27

高齢者虐待防止法　44

高齢者歯科医学（老年歯科医学）　2

高齢受給者　43

誤嚥　142

誤嚥性肺炎　141

呼気持続時間　218

呼吸　148

呼吸器疾患　**18**、156

国際障害分類（ICIDH）　195

国際生活機能分類（ICF）　**195**、219

国民医療費　32

骨折　109

骨粗鬆症　**20**、56

コミュニケーション　**14**、176、212

コミュニケーション代替手段（AAC）　220

コミュニティ・オーガニゼーション　15

根面齲蝕　96

さ

サービス利用契約　35

座位　143

在宅医療　16

在宅サービス　35

作業療法士　45

サクソンテスト　114

サルコペニア　**6**、140

三叉神経痛　111

酸蝕　97

し

歯科医師　45

歯科医療費　33

歯科衛生士　45

歯科技工士　45

視覚　71

視覚障害　15

歯科口腔保健の推進に関する法律　44

歯科口腔保健法　44

刺激時唾液　188

自己免疫疾患　58

歯根膜　64

脂質異常症　130

歯周疾患検診　44

歯周組織　63

糸状乳頭　109

歯髄　63

歯性上顎洞炎　105

姿勢反射障害　137

自責型（内罰型）　11

施設サービス　35

歯槽弓　68

歯槽骨　64

死帯　63

失語　59

失行　59

失語症　15

失認　59

シナプス　53

歯肉　63

篩分法　88

脂肪腫　105

社会参加　15

社会性の虚弱　7

社会福祉士　46

社会保障　34

社会保障制度　34

終末期ケア　23

周術期口腔機能管理　115

周術期専門的口腔衛生処置　117

修復象牙質　63

主観的包括的アセスメント（SGA）　84

手段的日常生活動作（IADL）　82

腫瘍　105

腫瘍類似疾患　105

循環器疾患　91

準備期（咀嚼期）　180

上咽頭（咽頭鼻部）　184

漿液腺　113

227

照会状　80

消化器疾患　91

小球性低色素性貧血　108

少子高齢化　27

硝子様変性　63

小唾液腺　113

常同行動　136

上皮組織　53

上皮内癌　107

情報提供　161

静脈栄養　188

初回通過効果　8

触圧覚　71

食育基本法　44

食事指導　204

食事バランスガイド　204

食道　186

食道入口部開大　187

食道期（嚥下第三期）　180

助産師　45

自律神経失調症状　56

自律神経症状　136

自律尊重原則　21

歯列　64

新オレンジプラン　157

神経・筋疾患　137

神経疾患　111、137、**144**

神経鞘腫　105

神経線維腫　105

神経組織　53

人工栄養療法　174

人口構造　28

人工舌　221

人工唾液　121

人口ピラミッド　28

心疾患　**18**、171

心臓弁膜症　139

身体的虐待　25

身体の虚弱　6

心電図　149

振動覚　71

腎尿路疾患　18

心肺蘇生　23

深部感覚　71

深部静脈血栓症　141

心不全　**20**、149

深部痛覚　71

心理的アプローチ　201

心理的虐待　25

診療計画　92

診療放射線技師　45

す

随意（性）嚥下　183

水痘帯状疱疹ウイルス（VZV）　106

スクリーニング検査　85、**191**

せ

生活支援　160

生活自立度　82

正義原則　21

精神機能　9

精神心理の虚弱　7

精神保健福祉士　46

正中菱形舌炎　109

性的虐待　25

生物学的利用率　8

声門閉鎖　187

咳テスト　192

舌　69

舌圧検査　192

舌運動　89

石灰変性　63

舌筋　183

舌骨上筋群　186

摂食嚥下機能　72

摂食嚥下障害　73、**188**

摂食嚥下リハビリテーション　182

舌接触補助床（PAP）　**200**、221

絶対ピラミッド　29

舌痛症　112

セビメリン塩酸塩水和物　114

セメント質　63

線維腫　105

前癌状態　107

前癌病変　107

前期高齢者　29

穿孔　68

先行期（認知期）　180

善行原則　21

全身疾患　119

全身的偶発症　151

喘息　120

前庭感覚（平衡感覚）　71

前頭側頭型認知症　135

腺房細胞癌　114
専門的口腔ケア　168
腺様嚢胞癌　114
せん妄　**59**、134

そ

象牙細管　63
象牙質　62
装甲型（自己防衛型）　11
相互作用　87
相対ピラミッド　29
側臥位　143
組織　53
咀嚼　60、61、75、**87**
咀嚼機能　172
咀嚼障害　172
咀嚼能力検査　192

た

ターミナルケア　23
体位　143
大うつ病性障害　59
体温　150
第3次食育推進基本計画　44
第三象牙質　63
代謝性疾患　129
代償的アプローチ　198
帯状疱疹　**106**、120
体性感覚　71
大唾液腺　113
第二象牙質　62
唾液　67
唾液腺　66
唾液腺疾患　113
唾液分泌量　90
多形滲出性紅斑　106
多形腺腫　114
多剤併用（多剤服用）　**9**、87、119
多職種協働　165、**170**
多職種連携　92、162
脱臼　110
単音節復唱検査　216
単純性ヘルペス（HSV）　106
単純疱疹　120

ち

地域包括ケアシステム　162
地域包括支援センター　37
チーム医療　5、**115**

地図状舌　109
遅発性ジスキネジア　113
中咽頭（咽頭口部）　184
中核症状　133
中心静脈栄養　188
超音波洗浄　103
聴覚　71
聴覚障害　15
超高齢者　29
超高齢社会　27
長寿命遺伝子　52
超分節的要素（プロソディ）　213
腸瘻　188
直接訓練　196
直達骨折　109
治療計画　98
治療的アプローチ　195

つ

痛覚　71

て

低栄養　203
鉄欠乏性貧血　112
テロメア　53
伝音障害　15
てんかん　**119**、151
電気味覚検査　90
転写　51
転倒・骨折　19、119、**140**

と

動作性IQ　10
糖尿病　144
糖尿病性ニューロパチー　112
糖尿病性網膜症　15
透明象牙質　63
特殊感覚　71
特別養護老人ホーム　35
ドパミン　137
ドパミン前駆物質　138

な

内分泌疾患　91
軟口蓋拳上　184
軟口蓋拳上装置（PLP）　200

に

肉腫　105
日常生活自立度　82
日常生活動作（ADL）　20、**81**、109

229

日本摂食嚥下リハビリテーション学会嚥下調整食分類
2021　199、**205**

乳頭腫　105

認知機能　6、**85**

認知機能障害　135

認知症　15、53、**133**

認知障害　85

認知性の虚弱　7

ね

寝たきり状態　19

寝たきり度　19、82

粘液腺　113

粘表皮癌　114

の

脳血管疾患（脳血管障害）　20、**128**

脳梗塞　113、**129**

脳卒中　129

脳内出血（脳出血）　129

能力障害　198

は

歯　62

バーセル指数（Barthel Index：BI）　81

肺炎　141

倍加年数　27

敗血症　105

バイタルサイン　148

廃用症候群　6、131、**140**

白内障　**15**、144

白板症　107

白血病　91

発声　189、**213**

発声・構音障害　189

発声持続時間　217

発声発語器官　215

発話明瞭度　217

話し言葉　212

歯の喪失　**90**、181、204

パラトグラム　216

パラトグラム検査　89、**216**

パルスオキシメータ（パルスオキシメトリ）　148

半座位（ファーラー位）　143

反射性嚥下　183

反復唾液嚥下テスト（RSST）　73、**191**

ひ

鼻咽腔閉鎖　187

鼻咽腔閉鎖機能　218

鼻咽腔閉鎖機能検査（ブローイング）　218

非活動性根面齲蝕　96

鼻腔　184

鼻唇溝消失　113

ビスホスホネート製剤　80、**110**、120

泌尿器　55

非薄化　68

皮膚　**53**、65、71

皮膚感覚　71

百寿者　29

ヒヤリ・ハット　146

標準予防策　146

病診連携　163

病的骨折　110

日和見感染症　108

ピロカルピン塩酸塩　114

貧血　108

ふ

フードテスト　191

副作用　119

福祉施設　35

福祉の措置　35

副腎皮質ホルモン薬　120

服薬アドヒアランス（服薬遵守）　**9**、119

服薬カレンダー　119

服薬コンプライアンス　9

不随意運動　139

不整脈　149

プラーク（口腔バイオフィルム）　170

フレイル　**6**、140

フレイルサイクル　7

フレイルの3要素　6

ブローイング　218

プロセスモデル　186

プロトロンビン時間国際標準比（PT-INR）　123

プロフェッショナルケア　170

プロブレムリスト　91

憤慨型（外罰型）　11

へ

閉眼不能　113

平均寿命　30

平均余命　30

ヘリコバクター・ピロリ菌　56

ヘルスプロモーション　2

変性萎縮　63

ほ

蜂窩識炎　105
訪問介護員（ホームヘルパー）　46
訪問歯科診療　160
訪問歯科診療器材　163
ホームケア　103
ホームリライナー　102
保健師　45
保健指導　44
補綴象牙質　63
翻訳　51

ま

まだら認知症　135
末梢静脈栄養　188
摩耗　97
慢性再発性アフタ　106
慢性腎臓病　130
慢性閉塞性肺疾患（COPD）　55

み

味覚　71
味覚障害　114
ミコナゾール　108、**120**
ミニメンタルステート検査（MMSE：Mini-Mental State Examination）　**85**、133
脈拍　148
味蕾　71

む

無危害原則　21
無症候性脳血管障害　128

め

メインテナンス　121
メタボリックシンドローム　130
免疫　57
メンデルゾーン手技　199

も

毛舌（黒毛舌）　108
網様萎縮　63
モニタリング　148
問題指向型システム（POS）　79

や

薬剤関連顎骨壊死　110
薬剤師　45
薬剤性口内炎　106
薬剤性歯肉増殖症　105
薬物カスケード　9

薬物性ジスキネジア　113
薬物動態　8
薬物有害事象　119

ゆ

有郭乳頭　109

よ

要介護　36
要介護認定　36
要支援　36
抑うつ　59
予防給付　40

ら

ライフステージ　4、**162**

り

理学療法士　45
リスボン宣言　21
立位　143
リビングウィル　24
流動性知能　10
緑内障　15
リライン　99
臨床検査技師　45
臨床的認知症尺度（CDR）　85
リンパ管腫　105

れ

レボドパ（L-dopa）　138

ろ

老化　50
老化遺伝子　52
老研式活動能力指標　82
老視　15
老人居宅介護等事業　35
老人短期入所事業　35
老人デイサービス事業　35
老人斑　134
老年医学　2
老年学　2
老年化指数　29
老年症候群　5
老年人口　29
老年病　20
ロコモティブシンドローム　6、109、**140**
濾紙ディスク検査　90

この度は弊社の書籍をご購入いただき、誠にありがとうございました。
本書籍に掲載内容の更新や訂正があった際は、弊社ホームページ「追加情報」
にてお知らせいたします。下記のURLまたはQRコードをご利用ください。

https://www.nagasueshoten.co.jp/extra.html

よくわかる高齢者歯科学

ⓒ 2018. 1.30 第1版 第1刷	編集主幹	佐藤裕二　植田耕一郎　菊谷 武	ISBN 978-4-8160-1339-3
2020. 6.25 第1版 第2刷	発 行 者	永末英樹	
2022. 2.24 第1版 第3刷	印　　刷	株式会社 サンエムカラー	
	製　　本	新生製本 株式会社	

発行所　株式会社　永末書店

〒602-8446　京都市上京区五辻通大宮西入五辻町69-2
（本社）電話 075-415-7280　FAX 075-415-7290　（東京店）電話 03-3812-7180　FAX 03-3812-7181
永末書店 ホームページ　https://www.nagasueshoten.co.jp

＊内容の誤り、内容についての質問は、編集部までご連絡ください。
＊刊行後に本書に掲載している情報などの変更箇所および誤植が確認された場合、弊社ホームページにて訂正させていただきます。
＊乱丁・落丁の場合はお取り替えいたしますので、本社・商品センター（075-415-7280）までお申し出ください。
・本書の複製権・翻訳権・翻案権・上映権・譲渡権・貸与権・公衆送信権（送信可能化権を含む）は、株式会社永末書店が保有します。
・本書を代行業者等の第三者に依頼してスキャンやデジタル化することは、たとえ個人や家庭内の利用でも著作権法違反です。
　いかなる場合でも一切認められませんのでご注意ください。

JCOPY　＜出版者著作権管理機構　委託出版物＞
本書の無断複製は著作権法上での例外を除き禁じられています。複製される場合は、そのつど事前に、出版者著作権管理機構（電話 03-5244-5088、FAX 03-5244-5089、e-mail: info@jcopy.or.jp）の許諾を得てください。